栄養科学イラストレイテッド

食品学Ⅰ

食べ物と健康　食品の成分と機能を学ぶ

編／水品善之，菊﨑泰枝，小西洋太郎

改訂
第2版

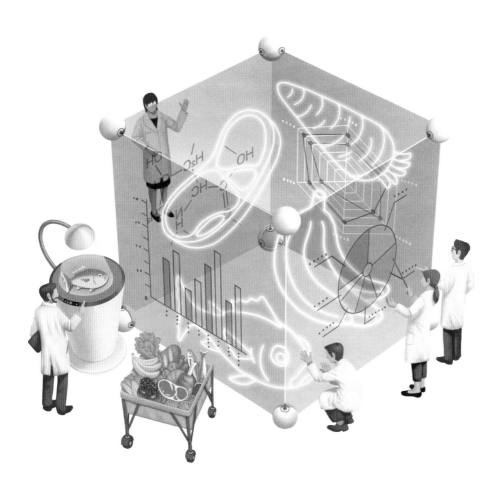

羊土社
YODOSHA

改訂第2版の序

　本書は，食品学の基礎を理解して，栄養指導や食事設計・調理の実践に役立てるためのテキスト（教科書）をコンセプトとしている．したがって，管理栄養士をめざす学生の管理栄養士国家試験に準拠する構成となっているが，一方で生物学や農学の分野における食品学の参考書としても活用いただける内容となっている．

　今回の改訂の方針は，主に次の2つであった．1つは最新の「平成30年度管理栄養士国家試験出題基準」に対応するように章立てを変更した．もう1つは，「日本食品標準成分表2020年版（八訂）」に対応した内容にアップデートした．また，2015年に第1版が発行されてからこれまでに読者の方々から修正のご指摘やご提案をいただいたので，これらを本書に反映させた．一方で，読者の多くの方々から現在のボリュームでちょうどよいとの評価をいただいているので，できるだけページ数を増やさないように努めた．

　食品を取り巻く法律については，近年の大きな動きとして，2015（平成27）年4月1日に食品表示法が施行された．この新法は，現行の法律（JAS法，食品衛生法，健康増進法）の義務表示の部分を1つにしたものである．さらに，新法のもとで機能性表示食品制度も導入された．本書は，これら法・制度などの改正・公表の変化にもいち早く対応している．

　本書は，羊土社の「栄養科学イラストレイテッド」シリーズの1つであり，その名のとおりに全体の構成として，図表を多くカラー刷りにすることで，他の教科書よりも親しみやすく，見やすく，かつ理解しやすくなるように心がけた．また，各章の冒頭にポイントと概念図を明示することで，その章の概要を理解しやすくした．コラムでは，各章に関連する身近な話題を提供することで，より興味をもってもらえるように配慮した．章末のチェック問題では，学んだ内容を確認・復習できるように，章末のコーナーでは，学んだ内容が日常の場面でどのように活きてくるかイメージしながら楽しく読めるように工夫した．

　本書が食品学の入門書として，食べ物と健康に興味のある多くの方の手にとっていただけることを願っている．

2021年8月

執筆者を代表して
水品善之

栄養科学イラストレイテッド

食品学Ⅰ

食べ物と健康　食品の成分と機能を学ぶ

改訂第2版

◆ 改訂第2版の序 ────────────────── 水品善之

第 4 章 食品の三次機能（食品の健康機能性） 124

第 5 章 食品成分の変化 140

第6章　食品の物性　164

第 7 章　食品の表示と規格基準　178

Column

■**正誤表・更新情報**

https://www.yodosha.co.jp/textbook/book/6793/index.html

本書発行後に変更，更新，追加された情報や，訂正箇所のある場合は，上記のページ中ほどの「正誤表・更新情報」を随時更新しお知らせします.

■**お問い合わせ**

https://www.yodosha.co.jp/textbook/inquiry/index.html

本書に関するご意見・ご感想や，弊社の教科書に関するお問い合わせは上記のリンク先からお願いします.

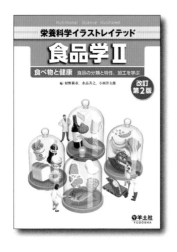

食品学Ⅱ 改訂第2版

食べ物と健康
食品の分類と特性、加工を学ぶ

編／栢野新市，水品善之，小西洋太郎

定価 2,970円（本体 2,700円＋税10%）　B5判
232頁　ISBN 978-4-7581-1366-3

目次概略

栄養科学イラストレイテッド

食品学Ⅰ

改訂第2版

人間と食品（食べ物）

Point

1 人間は，食物連鎖のピラミッドの頂上に位置し，生物濃縮の影響を受けやすいことを理解する

2 生活習慣病の定義とその発生要因を理解する

3 日本型食生活のPFC比率（栄養バランス）のよさを理解する

4 地産地消は，フードマイレージ（食料総輸送距離）を低減させて，食品トレーサビリティ（追跡可能性）のコストを低下させることを理解する

5 日本は，先進国のなかでフードマイレージの数値が最も大きく，食料自給率が最も低いことを理解する

6 食品ロスと食品ロス率の定義を理解する

概略図 **人間と食品のかかわりの歴史的変遷**

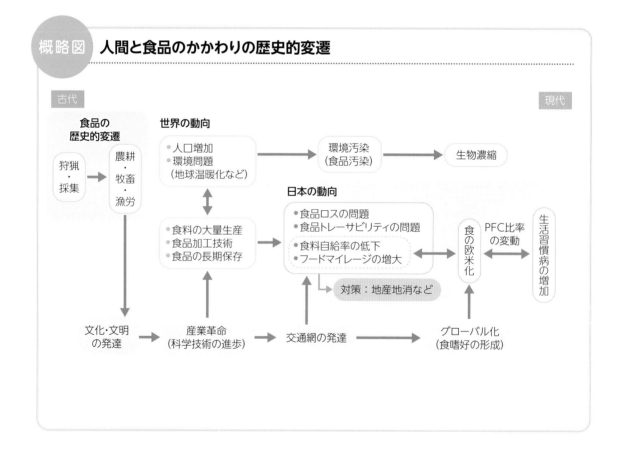

1 食文化と食生活

A. 食文化とその歴史的変遷

1）人間と食料

人類が地球上に出現した当時は，他の動物と同様に，いかにして食料を入手するかが生きるために欠かせない最も重要な仕事であった．人類は，採集・狩猟により食料を確保しながら移動生活を送っていた．人間ははじめから動植物を食する雑食性だったと考えられており，この食性の広さが今日の人類の発展をもたらしたといえる．

2）道具の使用

人類は約150万年前に木や石のような道具を使うようになった．皮をむく・切る・刻む・混ぜるなど，人の力では不可能な作業が道具の使用で可能となり，食材の範囲が大幅に拡大された．

3）火の使用

人類は約50万年前には火を使うようになった．火の使用は，加熱による食べ物の風味向上，腐敗防止と安全性の向上，食品の軟化による食材の拡大など，その後の食生活を大きく変えることになった．

4）農耕と牧畜の始まり

新石器時代にはいくつかの地域で農耕が始まった．日本では，縄文時代晩期に起こった水田出現が，稲作を主とした農業社会である弥生時代の始まりとされている．農耕，すなわち植物の栽培と農作物の収穫によって安定した主食の確保が可能となり，その地域に定住するようになった．また，野生動物の家畜化を試みて飼育・繁殖を管理し，目的にあわせて改良し食料として利用する，牧畜を行うようになった．

農耕と牧畜により豊かで安定な食料供給ができるようになり，文化・文明が生まれた．

5）食料・食品の保存

その地域に定住しての農耕，牧畜，漁労によって得た食料は，乾燥・貯蔵したり，燻製（くんせい）にしたり，塩漬け（塩蔵）・砂糖漬け（糖蔵）にしたり，発酵させたりして保存するようになった．このような食品保存の技術によって，食事に変化をもたせることができるだけでなく，天災地変などに備えて備蓄できるようになった．

Column

人類の飽食・肥満カレンダー

人類の歴史を1年にすると図Aのようになる．氷河時代は7月から12月31日の朝5時までであり，そこから急速に文明が発展して現在（次年の1月1日0時）に至ることがわかる．飽食の時代は12月31日23時56分51秒から始まったばかりであるが，それまでの期間は飢餓状態であった．人類の進化速度からすると，急な飽食の環境に適応しきれないために生活習慣病を発症すると考えられる[1]．

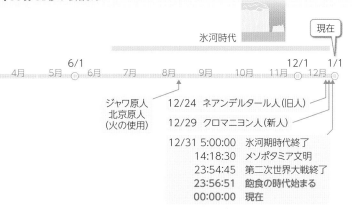

図A　人類の歴史を1年間に当てはめる

6) 食料・食品の大量生産

18世紀にイギリスで起こった産業革命以降，世界の人口は増加の一途をたどった．科学技術などの進歩により食料の増産・大量輸送・長期保存が可能になるに伴い，食料・食品の商品化の傾向が強まってきた．食料は，生産の効率化や，他国からの輸出入も行われ，20世紀には食品産業が大規模に発展した．

7) 食品の加工技術の発達

食物が食卓に至るまでの過程は，さまざまに合理化され，外部化されるようになっている．インスタント食品・冷凍食品・レトルトパウチ食品などの加工食品が急速に発展した．調理済み食品・半調理済み食品なども大量生産されるようになった．

8) 現代の食品の問題

食品の利便性・効率性・経済性が求められてきた結果，世界的規模で加工食品の生産が行われるようになっている．一方で，どのような食材を使っているか，どのような過程でつくられているか不明なことが多く，生産現場の実態や食品の生産・消費がもたらす環境問題などが把握しにくくなっている．それに伴って，食品表示やトレーサビリティなどの食の安全と安心を担保する新しい対策が必要になっている．

9) 新しい食品の開発

食品加工により損失した成分を添加したり，エネルギーや有益な栄養素だけを増強させた食品が注目されている．病者や乳幼児・高齢者向けの食品や，特定保健用食品，栄養機能食品など，新しい食品も登場しており，利用についての正確な知識が必要とされている．

B. 食生活の時代的変化

1）日本の食料消費量の時代的変化

日本は，第二次世界大戦後の昭和25（1950）年から昭和30（1955）年は食料不足に陥った．そして，経済成長に伴って食生活の欧米化（洋風化）が進むとともに，肉や乳製品の消費量が増加した．昭和40（1965）年の消費量を100とすると，平成7（1995）年の肉の消費量は約350，乳製品の消費量は約250にまで増えている（図1）．一方で，日本の伝統的な主食である米の消費量は減少している．

2）近代日本の食生活の変化

日本人の食生活（＝食事行為のしかた）の変化を考えてみよう．第二次世界大戦後からおおむね昭和35

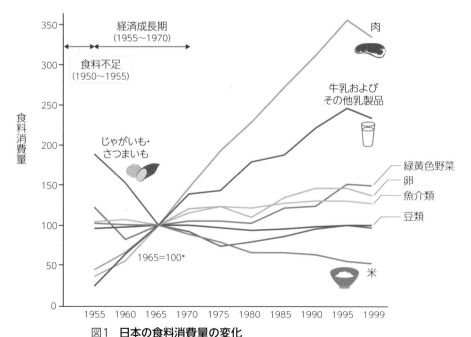

図1 日本の食料消費量の変化
＊ 経済成長期後半，昭和40（1965）年の消費量を100とする．
（文献2をもとに作成）

（1960）年ごろまでは，家庭内食（＝家庭内食生活，「**内食**（ないしょく，うちしょく）」）が家庭生活一般のあり方であった．昭和40（1965）年代になると，チェーンレストランなど外食産業の発展に伴って，「**外食**」生活が追加されるようになった．そして，食生活全体に占める外食の割合は増加を続けた．

昭和60（1985）年代になると，持ち帰り弁当やスーパーの総菜の購入，平成になってから（1990年代）はコンビニエンスストアの台頭に伴って，弁当，サンドイッチ，おにぎりなどの購入と，これら調理済み食品への依存割合が増加している．この行為は内食と外食の中間的な意味合いで「**中食**（なかしょく，ちゅうしょく）」という．現在では，

　　消費者の食生活 ＝「**内食**」＋「**外食**」＋「**中食**」

という等式が概念的に定立している．

C. 食物連鎖

1）食物連鎖とは

地球上の生物は，**生産者**（植物），**消費者**（動物），**分解者**（微生物など）からなる生態系をつくっている．生産者 → 一次消費者 → 二次消費者 → 三次消費者 → 高次消費者 → 分解者という，食べるもの（**捕食生物**）と食べられるもの（**被食生物**）との関係で結びついた生物間のつながりを**食物連鎖**（フードチェーン）という．

例えば，食物連鎖のピラミッド（**生態ピラミッド**）（図2）の底辺に位置する生産者である植物は光合成を行い，炭水化物をつくる．エネルギーの多くは呼吸反応で熱として放出されるが，残りのエネルギーを木や草の組織としてバイオマス※1に変えている．そして，一次消費者である草食動物がこれらを食べ，さらに，二次，三次以上の高次消費者が一次，二次消費者を食べる．また，消費者である動物の死骸は分解者である菌類・微生物などが分解している．こうして食物連鎖は成り立っている．なお，ピラミッドの上部にいくほど構成者の数は減り，個体は大型化していく．

2）食物連鎖における人間

人間は，雑食性の高次消費者として生態ピラミッドの

※1　バイオマス：生物（バイオ）の量を物質の量（マス）として表現したもの．エネルギー源として利用できる生物体のこと．

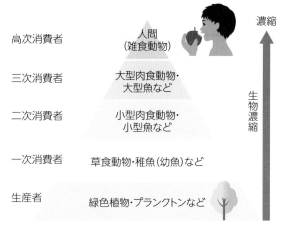

図2　食物連鎖のピラミッド（生態ピラミッド）

頂上に位置している（図2）．したがって，人間活動や環境破壊などによって食物連鎖のバランスが崩れると，同じ生態系で生きている人間にも影響が及んでくる．

3）生物濃縮

生物が外界から取り込んだ物質を，環境中よりも高い濃度で生体内に蓄積する現象を生物濃縮という．食物連鎖において栄養素が濃縮されることは人間にとって有益であるが，この連鎖に有害物質が混入すると，最終摂食者である人間に重大な健康被害をもたらすことになる．

具体例として，メチル水銀による水俣病，カドミウムによるイタイイタイ病，シガテラ毒による食中毒などがある．水俣病によるメチル水銀は，プランクトン類から小魚，小魚から大魚，大魚から人間へと濃縮された．

2 食生活と健康

A. 食生活と健康維持・管理

世界保健機関（WHO）憲章では，健康とは「病気ではなく，虚弱ではなく，身体的にも精神的にも社会的にも健全で順応した生活が営めること」としている．健康の保持・増進には，生体にとって必要なエネルギーと栄養素を過不足なく摂取することが必要である．

日本では，健康づくりの政策として，平成12（2000）

年に「食生活指針」(旧文部省, 旧厚生省, 農林水産省の共同),「21世紀における国民健康づくり運動（健康日本21）」(旧厚生省), 平成17 (2005) 年に「食事バランスガイド」(厚生労働省, 農林水産省), 平成19 (2007) 年に「新健康フロンティア戦略アクションプラン」(内閣官房, 内閣府, 文部科学省, 厚生労働省, 農林水産省, 経済産業省) を策定した. また, 平成17 (2005) 年に「食育基本法」〔内閣府, 平成28 (2016) 年度からは農林水産省〕が施行され, 栄養教諭制度も開始された. 現在, 国民の多くが量・質ともに豊かで多様な食生活を享受しているが, その実態にはさまざまな問題がある.

B. 食生活と生活習慣病

1）日本人の死因の変遷

食物の欠乏・過剰摂取（栄養素の不足・過多）が疾病を起こす原因となっている.

昭和20 (1945) 年以降, 昭和26 (1951) 年までは, 死因の第1位は感染症の結核であった. 栄養素の欠乏が発症の主な要因と考えられる. 一方, 昭和56 (1981) 年以降は第1位が悪性新生物（腫瘍, がん）であり, 令和元 (2019) 年の全死亡者に占める割合は27.3％となっている. 心疾患は, 昭和60 (1985) 年に脳血管疾患にかわり第2位となり, その後も死亡数・死亡率ともに上昇傾向を示している（図3）. これらの発症には栄養素の過多が影響していると考えられる.

2）生活習慣病

平成8 (1996) 年, 公衆衛生審議会の意見具申により, 生活習慣病の概念が導入された. 生活習慣病は, 「食生活, 運動習慣, 休養, 喫煙, 飲酒等の生活習慣が, その発症・進行に関与する疾患群」と定義されており, 疾病の発症要因には

Column

生活習慣と糖尿病との関係

生活習慣病の代表である糖尿病の患者数は1970年代から急激に増加しているが, これは図Bのように自動車の台数の増加および脂肪摂取量の増加と相関している. 自動車の台数は運動量の低下, 脂肪摂取量は食の欧米化（洋風化）を表しており, 運動習慣や食習慣が病気と密接に関連することを示唆している.

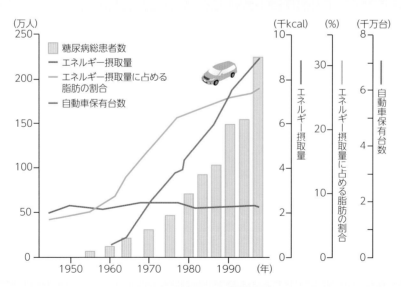

図B 糖尿病患者数と生活習慣の推移

(文献3より引用)

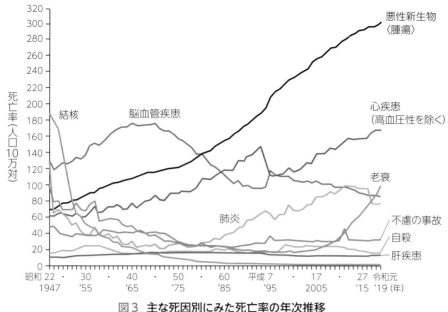

図3 主な死因別にみた死亡率の年次推移
（文献4より引用）

①加齢や遺伝的要因

②外部環境要因

③生活習慣要因

があげられる．具体的には，心疾患，高血圧，糖尿病，悪性新生物などを指す．

3）PFC比率と日本型食生活

　PFC比率とは，エネルギー源としての**たんぱく質**（**P** = protein），**脂質**（**F** = fat），**炭水化物**（**C** = carbohydrate）のエネルギー産生栄養素（三大栄養素）の頭文字をとったもので，各栄養素から供給されるエネルギーの比率（熱量比率）を表す．日本人の食事摂取基準（2020年版）では，炭水化物にアルコールも含めた形で「エネルギー産生栄養素バランス」と表現されている．適正目安は，

　・1歳以上50歳未満の男女共通で

　P：13〜20％，F：20〜30％，C：50〜65％

である．

　「日本型食生活」は，昭和55（1980）年，アメリカで目標とするPFC比率が当時の日本人の平均的な食事と近似だったことから，理想のパターンとして評価されるようになった．主食である米を中心として，水産物・畜産物・野菜など多様な副食（主菜と副菜）から構成され，栄養バランスが優れているといわれる．

　国が行っている国民健康・栄養調査では，昭和35（1960）年度の脂質エネルギー（F）比率は10.6％であった．それ以降，炭水化物エネルギー（C）比率が低下し，脂質エネルギー比率が増加（2014年，29.4％）していっており，いわゆる食の欧米化（洋風化）が進んでいる（p.18 Column参照）．

C. 食嗜好の形成

1）食嗜好の複合性

　嗜好とは，何を好むか，何を選ぶかという好き嫌いの特性である．食の嗜好性，すなわち「おいしさの感覚」は，味覚だけでなく視覚・嗅覚・触覚・聴覚を相互に作用させた総合的な判断によって評価される．食嗜好は，

①生体内部環境（生理および心理状態）

②社会環境（経験，文化，経済，習慣，宗教，教育，健康および食に関する情報など）

③外部環境（気候，風土，喫食環境，食卓構成など）

④食べ物の状態（味，香り，外観，温度，テクスチャーなど）

が複雑にからんで影響を受ける．

2) 先天的要因と後天的要因

先天的要因とは，人種，民族，性別，遺伝的体質，個人的体質などがあり，これらが食嗜好に大きな影響を与える．生まれて間もない乳児は甘味やうま味を好むが，やがて塩味，酸味，苦味も好むようになり，味覚が完成されていく．これは，成長とともに学習によって獲得する後天的な嗜好である．

後天的な嗜好形成には，特に

①経験

②心理的影響

③風土的な影響

④生理的要因（アルコール分解不全・食物アレルギーなど）

といった要素が影響すると考えられる．

3) ライフステージによる変化

胎児期では，胎齢3カ月以降，羊水に含まれているアミノ酸やグルコース，あるいはナトリウムなどの電解質の味を認知していると考えられている．乳児期は，授乳をとおして栄養分が与えられ，甘味，苦味，酸味，塩味，うま味を認知するようになる．離乳期から幼児

期は，精神機能や運動機能の発達が著しい時期であり，食生活の基礎がつくられる．個人の嗜好は10〜20歳代にかけて急速に発達し，30歳代でほぼ安定する．

一方，次のような理由によって食嗜好は減退，変化する．

①高齢化〔味覚減退，活動量低下 → 摂食量減少 → 微量栄養素の不足（亜鉛など）→ 味覚障害，栄養状態の低下〕

②医薬品（薬剤性の味覚障害による嗜好の変化，減退）

③ダイエット（栄養素欠乏による嗜好の変化，減退など）

3 食料と環境問題

A. フードマイレージ（食料総輸送距離）の低減

1) フードマイレージとは

現在の日本人は，豊かで利便性・簡便性に富んだ食生活を手に入れているが，これは大量の輸入農産物や，海外の安い人件費などを背景として製造される安価な

Column

日本におけるPFC比率の推移

PFC比率は，食生活の栄養的バランスを大まかにみる一つの指標である．日本では，昭和55（1980）年度のエネルギー比率が，たんぱく質（P）14.9％，脂質（F）23.6％，炭水化物（C）61.5％となり，PFC比率の適正目安に達したことから，理想的な食事のパターンである「日本型食生活」として脚光を浴びた（図C）．しかし，これは変化する

通過点に過ぎず，脂質の割合は増え続け，近年は，脂質は上限値を超え，炭水化物は下限値近くまで低下している．

日本人の食事摂取基準（2015年版）からは各栄養素の絶対量に重点が置かれ，PFC比率を指標として重要視することはなくなった．

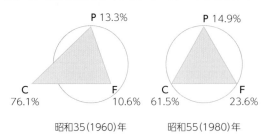
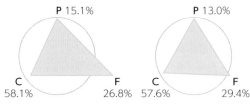

P=たんぱく質　F=脂質　C=炭水化物

※円周線はその当時の適正比率を示す

図C　エネルギーの栄養素別摂取構成比パターン
（文献5より引用）

半加工品・加工品などによって支えられて成り立っている．これを理解するため，輸入食料の量および輸送距離を総合的・定量的に示す**フードマイレージ（食料総輸送距離）**の概念が導入された．

フードマイレージは，イギリスの消費者運動家ティム・ラングらが平成6（1994）年に提唱し，「地域内で生産された食料を消費することにより，輸送による環境汚染を低減させる」という趣旨に基づいている．その指数は，次式によって算出される．

フードマイレージ〔t（トン）・km〕
＝ 食料輸入重量（t）× 輸送距離（km）

食料が輸入される際に，その輸送にかかるエネルギーを簡易に比較できるようにした環境負荷の近似値であり，数値は少ないほど望ましい．

2）日本のフードマイレージ

平成13（2001）年における日本の食料輸入総量は約5,800万tであり，これに輸送距離を乗じたフードマイレージは約9,000億t・kmとなる．

図4は，各国の食料輸入量（横軸）と食料の平均輸送距離（縦軸）の関係を示しており，この面積がフードマイレージの大きさになる．日本のフードマイレージを100％とした場合，韓国とアメリカは約30％，イギリスとドイツは約20％，フランスは約10％であり，

日本のフードマイレージは非常に高く，食料供給を外国に依存していることを意味している．

海外からの食料の輸入については，生産国で生産のために使用した農薬およびポストハーベスト（収穫後）の農薬の残留問題，輸送・保蔵中の変化といった**生産履歴管理（トレーサビリティシステム）**の構築など，食の安全性，信頼性にも問題を残している．

B. 食料生産と食料自給率

1）日本の食料自給率

食料自給率とは，食料消費が国内生産によってどのくらいまかなえているかを示す指標である．日本の供給熱量ベースの食料自給率は，昭和40（1965）年度に73％あったが，平成元（1989）年度に50％を切るなど，長期的には低下傾向が続いており，近年は40％前後で推移している（生産額ベースでは70％前後で推移している）．この数値は先進国のなかで最低水準である．

日本の食料自給率が低い理由は，
①100％自給可能な米の消費の低下
②小麦，油糧種子（大豆など）等，自給率が低い作物の消費が増加
③自給率が低い家畜用飼料（とうもろこしなど）の増加
④農地面積の減少など国内供給力の低下
⑤食の外部化の進展に伴う加工・業務用需要の高まり

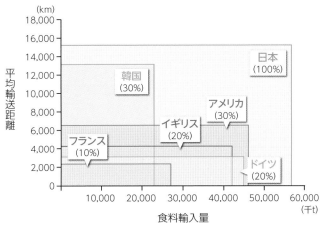

図4　6か国の食料輸入量とその輸送距離
面積がフードマイレージの大きさを表している．
（文献6をもとに作成）

に，国内農業が十分対応し切れていないことなどがあげられる（図5）.

2）世界の食料生産

　世界の穀物需給は，近年，生産量が消費量を下回っており，期末在庫率※2は低水準にある．世界の食料需給は中長期的には逼迫（ひっぱく）する可能性が指摘されており，その理由は，

①世界的な人口増加や開発途上国の経済発展などに伴い，穀物等の需要増大が見込まれること

②農業生産は水資源の不足，地球温暖化など多くの不安定要因を抱えていること

③アメリカをはじめとする世界各国での燃料用バイオエタノール※3需要の増大は，世界の食料需給に大きな影響を及ぼす可能性があること

※2　期末在庫率：総需要量に対し，在庫量がどの程度あるかを示す.
※3　バイオエタノール：さとうきびやとうもろこしなどの植物からつくられる.

などがあげられる．日本は世界最大の農産物輸入国であり，しかも，特定国への依存が高く，輸入先国における作柄，作付の変動など，世界の食料需給の影響を受けやすい状況にある.

C. 地産地消

1）地産地消

　地産地消とは，「地域生産・地域消費（地元生産・地元消費）」の略語であり，地域で生産された産物をその地域で消費すること，すなわち地域内での**自給自足**のことである．この利点としては，

①農産物の輸送距離（フードマイレージ）が小さくなり，環境にやさしい

②食品トレーサビリティ（追跡可能性）のコストが低下する

③消費者にとっては，生産者の顔が見え，生産地や生産方法が明らかで，新鮮で安全な農産物を購入する

Column

日本のフードマイレージはなぜ大きいのか

　図4をみると，日本のフードマイレージが大きいのは一目瞭然であるが，欧米諸国と比較すると，日本は食料の平均輸送距離が著しく大きい．すなわち，欧米諸国は横長の形であるが，日本と韓国は縦長になっており，これは日本の位置が大きく関係している.

　日本と韓国のような東アジアは欧米諸国からは「極東（Far East）」とよばれており，欧米を中心とする世界地図（図D）では，確かに東の端に位置している．したがって，日本をはじめとする東アジア諸国が欧米やオセアニアから食料を輸入しようとすれば必然的に輸送距離が長くなってしまう．仕方がないことだが，そういう意味では日本は地理的に不利な位置にあるといえるだろう.

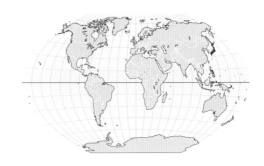

図D　欧米を中心とする世界地図

食品トレーサビリティとは

　食品事故などの問題があったときに，食品の移動ルートを書類等で特定し，さかのぼって追跡して，原因究明や商品回収などを円滑に行えるようにするしくみを「食品トレーサビリティ」という．トレーサビリティとは，英語のtrace（追跡）とability（できること）を合わせた言葉で「追跡可能性」と訳される．具体的には，食品の移動ルートを把握で

きるよう，生産，加工，流通などの各段階で，商品の入荷と出荷に関する記録等を作成・保存しておくことである.

　食品トレーサビリティの取り組みは，食品をどのように生産・製造したか（例：農薬・肥料・飼料等の使用状況，原材料の原産地名などの情報）を表示する取り組み（単なる「情報提供」）とは異なる.

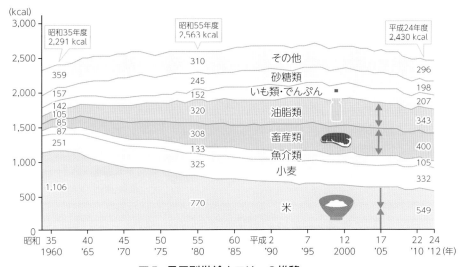

図5 品目別供給カロリーの推移
米の減少と油脂類・畜産類の増加が顕著である．
（文献7より引用）

機会が得られる

④生産者にとっては，消費者の反応が直接わかる

⑤消費者と生産者の信頼関係を構築できるので，地域農業の活性化につながる

⑥地域の食文化を維持することができる

⑦日本の食料自給率の向上につながる

などがあげられる．

ただし，地産地消に固執しすぎると，経済合理性・食品の多様性・天候や自然災害による安定供給性が失われるといった点が懸念されている．

2）旬産旬消

旬産旬消とは，「旬の季節にとれたものをそのときに食べる」ということである．四季の変化がある日本では，昔から海や山の幸のなかでも出盛りのものを「旬の味」として楽しんできた．近年は，農業技術革新などにより季節外れの野菜をつくることが可能となってきたことや，流通・外食産業からは年中同じ野菜の安定供給の需要があることから，野菜や果物の季節感がなくなっている．

季節外れの作物は，露地栽培ではなくハウスなどで栽培される．その生産には肥料，農薬，土地設備，農機具，光熱など多くの生産投入エネルギーが使用されている．例えば，きゅうりの旬である夏秋どりの場合は，生産量1 kgに対して996 kcalのエネルギー量がかかるのに対して，季節外の冬春どりの場合は，5倍以上にあたる5,054 kcalがかかる（図6）．このことから，旬の時期に旬のものを食べるという生活をすることは，かなりのエネルギー削減をすることになる．

さらに，季節外れのものは栄養価が下がる傾向がみられる．カロテンでは，トマトが旬の7月では11月の約2倍，にんじんが旬の6月では1月の約2.5倍も多く含まれている．また，ビタミンCではさらに変動が大きく，ほうれんそうは旬の12月では9月の約4倍になっている．このように，食材の季節性において，旬の食材は栄養価が高いという利点を知っておくべきである．

D. 食べ残し・食品廃棄の低減

1）食品ロス

現在，日本では，年間約1,800万tもの食品が廃棄されている．このうち飼料・肥料・エネルギーなどに利用されているのは約400万tで，残りの約1,400万tは焼却，埋立てなどで処理されている．これら食品由来廃棄物のうち，食品ロスが年間約500〜800万t含まれている[9]．

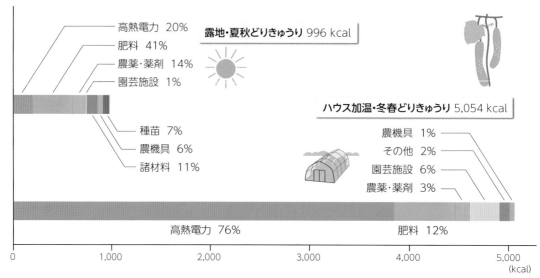

図6 きゅうり1 kgあたりの生産投入エネルギー量の内訳
（文献8より引用）

食品ロスとは，純食料のうち，食品の廃棄（①直接廃棄および②過剰除去）や③食べ残しをいう．①〜③の定義は次のとおりである．

①**直接廃棄**：賞味期限切れなどで，料理・食品として提供されずに廃棄したもの

②**過剰除去**：だいこんの皮の厚むき，食肉の脂肪の除去，魚の皮の除去など，「食品成分表」の廃棄率を上回る除去をしたもの．腐敗などによる除去も含まれる

③**食べ残し**：料理・食品として提供されたもののうち，食べ残して廃棄したもの

2）食品ロス率

食品ロス率は次のように算出される．

食品ロス率（%）
$$= \frac{食品ロス（①+②+③）量}{食品使用量} \times 100$$

平成26（2014）年度の日本の世帯における食品ロス率は3.7％であり，内訳は過剰除去が2.0％，直接廃棄が0.7％，食べ残しが1.0％である．日本の外食産業における食品ロス率〔平成21（2009）年度〕は，結婚披露宴が19.6％，宿泊施設が14.6％，宴会が14.0％の順に高い．家庭での食品ロスと比較して外食産業における食品ロスは大きく，外食産業は無駄が多いと考えられている．

この状況を受けて，ホテルやコンビニエンスストアでは，食品リサイクル法のもと，自社で生じた廃棄物を回収し，飼料や肥料などに再生して活用する食品リサイクルの取り組みが進められている．また，家庭内では食べる分だけ購入し，料理することを心がけ，食品ロスを減らす努力が必要である．

日本は世界最大の農産物輸入国として，大量かつ多種多様な食品を輸入する一方で，大量の食べ残し・廃棄による食品ロスを生じさせている．世界の8億人にのぼる人々が栄養不足の問題を抱えているといわれているなかで，「輸入してまで食物を食べ残す」という行為は倫理的にも問題である．

食べ物と健康

もしも食料輸入が止まったら

日本は農畜産物の多くを輸入に依存しているため，現在の食生活を続けたまま，国産で需要をまかなうことは困難である．現在の食料自給率の水準で，食料輸入ができなくなった場合の食事メニュー例を考えてみる（図）．

大人のふつうの生活に必要な1日あたり2,000kcalを国内生産物だけでとることを前提とする．食料自給率を現在の約40％から100％に上げるには，熱量効率の高い作物に代える必要があり，多くの農地がいもと米用に転換する必要がある．典型的な献立は，朝食と夕食の主食は茶碗1杯のご飯，おかずは焼

きいもか粉吹きいもが朝夕1皿ずつの他，朝食はぬか漬け1皿，夕食は1切れの焼き魚だけである．昼食は焼きいも2本，蒸かしいも1個とりんご4分の1個だけである．一方，多量の飼料がいる畜産物は，生活に必要なカロリーをまかなうには非効率なので，肉は9日に1食，卵は7日に1個，牛乳は6日にコップ1杯と，めったに口にできなくなる．原料となる小麦の大部分を輸入するうどんは2日に1杯となる[11]．

この食事メニューから，ふだんの食卓がいかに輸入に頼っているかを考えさせられる．

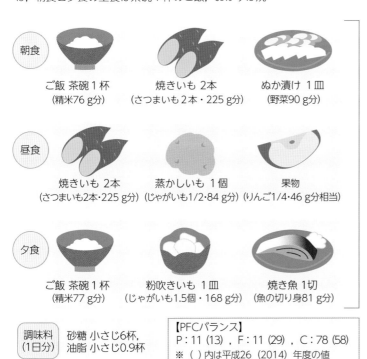

朝食
ご飯 茶碗1杯
（精米76g分）
焼きいも 2本
（さつまいも2本・225g分）
ぬか漬け 1皿
（野菜90g分）

昼食
焼きいも 2本
（さつまいも2本・225g分）
蒸かしいも 1個
（じゃがいも1/2・84g分）
果物
（りんご1/4・46g分相当）

夕食
ご飯 茶碗1杯
（精米77g分）
粉吹きいも 1皿
（じゃがいも1.5個・168g分）
焼き魚 1切
（魚の切り身81g分）

調味料（1日分）　砂糖 小さじ6杯，油脂 小さじ0.9杯

【PFCバランス】
P：11（13），F：11（29），C：78（58）
※（）内は平成26（2014）年度の値

＋

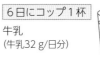

2日に1杯
うどん
（小麦55g/日分）

2日に1杯
みそ汁
（みそ10g/日分）

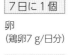

4日に3パック
納豆
（大豆36g/日分）

6日にコップ1杯
牛乳
（牛乳32g/日分）

7日に1個
卵
（鶏卵7g/日分）

9日に1食
食肉
（肉類12g/日分）

図　国内生産のみで約2,000kcalを供給する場合の食事メニュー
（文献10より引用）

文　献

1）　清野　裕：肥満と節約遺伝子. 肥満研究，10：249-250，2004
2）　「国民栄養調査」（農林水産省），2019
3）　「糖尿病 NICEBOOK」（矢作直也，大西由希子／著），SCICUS，2010
4）　「令和元年（2019）人口動態統計月報年計（概数）の概況」（厚生労働省）（https://www.mhlw.go.jp/toukei/saikin/hw/jinkou/geppo/nengai19/dl/gaikyouR1.pdf）
5）　「国民栄養調査，日本人の栄養所要量」（厚生労働省），2019
6）　中田哲也：食料の総輸入量・距離（フード・マイレージ）とその環境に及ぼす負荷に関する考察. 農林水産政策研究，5：45-59，2003
7）　「令和元年度食料需給表」（農林水産省）
8）　「家庭生活のライフサイクルエネルギー」（資源協会／編），あんほるめ，1994
9）　「平成21年度食品ロス統計」（農林水産省）
10）「よくわかる食料自給率 平成26年2月」（農林水産省），2014
11）「四訂 フードスペシャリスト論 第6版」（日本フードスペシャリスト協会／編），建帛社，2020

チェック問題

問　題

□ □ **Q1** 人間は食物連鎖のピラミッドのどこに位置するか答えよ．また，どのような影響を受けやすいか説明せよ

□ □ **Q2** PFC比率のP，F，Cとは何か答えよ．また，どのような食生活が理想とされるか説明せよ

□ □ **Q3** フードマイレージの計算式と単位を答えよ

□ □ **Q4** 地産地消を推進することの利点を説明せよ

□ □ **Q5** 食品ロスとは何か，具体的に３つを列挙せよ

解答＆解説

A1　人間は食物連鎖のピラミッドの頂上に位置しているため，生物濃縮の影響を受けやすい

A2　・P＝たんぱく質，F＝脂質，C＝炭水化物
　　　・昭和55（1980）年ごろの日本型食生活が理想である

A3　・計算式：フードマイレージ ＝ 食料輸入重量（t）× 輸送距離（km）
　　　・単位：t・km

A4　フードマイレージの数値を低減できる，食料自給率を上げられる，食品トレーサビリティのコストを低下できるなど

A5　直接廃棄，過剰除去，食べ残し

食品の一次機能（食品成分の化学）

Point

1 食品の一次機能とは，栄養機能であることを理解する

2 食品成分（栄養素）の種類と，それらの構成元素・構造，栄養価やはたらきを理解する

3 炭水化物を構成する単糖類，二糖類，オリゴ糖類，でんぷん・食物繊維などの多糖の構造を理解する

4 植物油，動物脂，魚油を構成する油脂の違いや特徴を理解する

5 たんぱく質を構成するアミノ酸の種類と，一〜四次構造の形成，たんぱく質の変性を理解する

6 水分活性とは，食品中の自由水の割合を表す数値であることを理解する

概略図 **食品成分の分類**

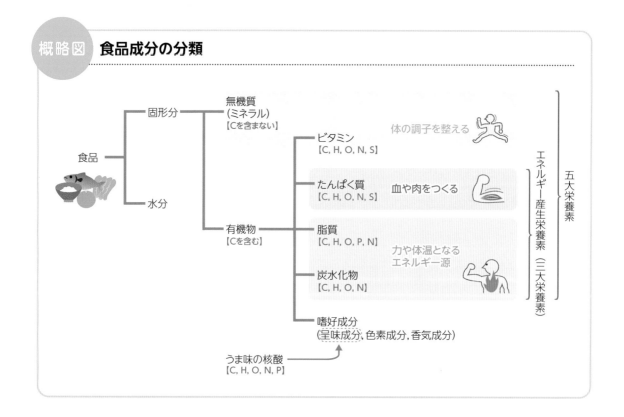

1 食品の一次機能とは

A. 食品がもつ3つの機能

食品には3つの機能があるといわれている．このうち一次機能は**栄養機能**とよばれ，生命活動を維持するための栄養素を供給するはたらきである．二次機能は**感覚・嗜好機能**であり，視覚，味覚や嗅覚，触覚を通じておいしさを感じさせ，満足感を与えるはたらきである．三次機能は，主としてポリフェノールといった食品中の非栄養素が疾病予防などのはたらきを示す**生体調節機能**である（図1）．

B. 食品中の五大栄養素

前述のように食品の一次機能とは栄養機能である．この機能によって供給される栄養成分は，**糖質，脂質，たんぱく質，ビタミン，ミネラル（無機質）**の五大栄養素である（図2）．これらの栄養成分は生体の構成成分をつくり出す原料となり，生体のエネルギーのもととなり，そして生体の生命活動の源である種々の代謝を調節するはたらきを有する．

1）糖質

糖質（本章2参照）はエネルギー源としてのはたらきが重要である．私たちは糖質を主として米や小麦からでんぷんとして摂取している．でんぷんは消化管内の消化によってグルコースなどの単糖類となり，小腸より吸収される．吸収されたグルコースは血流を通じて全身の組織に送り出され，各組織の細胞は血液中のグルコースを取り込んで，細胞の生命活動のエネルギー源として利用するのである．

2）脂質

脂質（本章3参照）は，エネルギー源および生体成分の構成要素として利用されている．食事より摂取された脂質は，いったん体内の脂肪組織にトリグリセリド（トリアシルグリセロール，中性脂肪）として貯蔵される．そして必要に応じて脂肪細胞中のトリグリセ

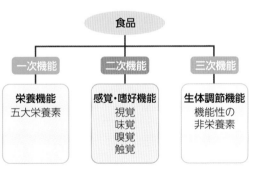

図1　食品がもつ3つの機能

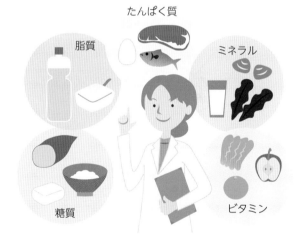

図2　食品中の五大栄養素

Column

第6の栄養素──食物繊維

食品中の主要成分として，近年，第6の栄養素ともよばれる食物繊維（本章2参照）が存在する．しかし，食物繊維は栄養素のはたらきをもつというより，むしろ生体調節機能を有する物質としての意義が大きい．実際に食物繊維を「関与する成分」とする特定保健用食品（第4章参照）が市場に多く存在するという事実がそのことを裏付けている．したがって食物繊維は一次機能成分としてではなく，むしろ三次機能成分としてとらえるべきである．

リドを分解して脂肪酸を取り出し，細胞のエネルギー源として，あるいはさまざまな生体成分を構築する際の原料として利用される．

3）たんぱく質

たんぱく質（本章4参照）は消化管内の消化によって分解され，アミノ酸として吸収される．吸収されたアミノ酸は主として生体中のたんぱく質を構成する際の原料となる．またアミノ酸は窒素を多く含むため，核酸などの窒素含有化合物の原料としても利用されている．

4）ビタミン，ミネラル

ビタミン（本章5参照）は大きく水溶性と脂溶性に分かれるが，いずれも体内におけるさまざまな代謝を調節するはたらきを有している．またミネラル（本章6参照）は代謝に関与する成分であるとともに，骨などの生体組織の構成成分としても重要である（図3）．ビタミンとミネラルは摂取量が少ないために微量栄養素とよばれるが，体内ではたいへん重要なはたらきをしており，不足すると欠乏症を示す場合が多い．

2　炭水化物（糖質，食物繊維）

A. 炭水化物とは

炭水化物は単糖類，または単糖類の重合物である．単糖類には多くの種類があるが，代表的なものとしてグルコース（ブドウ糖）およびフルクトース（果糖）があげられる．また単糖類が結合した二糖類～多糖類も多く存在する．例えばスクロース（ショ糖）はグルコースとフルクトースが結合した二糖類である．でんぷんやグリコーゲンは，多数のグルコースが結合した多糖類である．

また多糖類のなかには消化酵素による分解を受けず体内で利用されない食物繊維も含まれる．すなわち，体内で利用される単糖類や二糖類～多糖類を糖質，体内で消化されず利用されないオリゴ糖や多糖類を食物繊維として区別している（ただし，食物繊維にはリグニンのような非炭水化物も含まれる）（図4）．

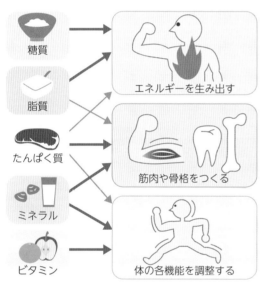

図3　五大栄養素のはたらき

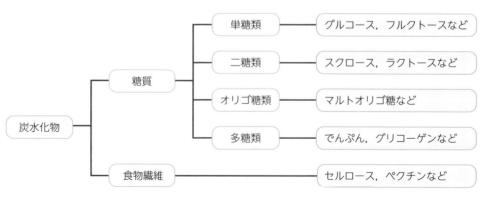

図4　炭水化物の分類

B. 食品中の炭水化物

　前述のように，食品中にはさまざまな炭水化物が存在する．グルコース，フルクトースなどの単糖類やスクロースなどの二糖類は，甘味成分として主として果物の中に存在している．スクロースは，日常よく利用する食品である砂糖の主成分でもある．また単糖類が3個以上結合したさまざまなオリゴ糖類が存在する．例えば大豆には，ラフィノースやスタキオースといった三〜四糖類が含有されている．

　多糖類として代表的な物質はでんぷんである．でんぷんは米，小麦，いも類などの主食となる食品に多く含まれており，私たちにとって欠かすことのできないエネルギー源である．でんぷんはグルコースが α-1,4 結合によって重合した多糖類であり，ヒトの消化酵素によって単糖類であるグルコースまで分解されて吸収される．

　一方，同じくグルコースが β-1,4 結合したセルロースはヒトの消化酵素による分解を受けないので，食物繊維としてのはたらきを有する．セルロースは海藻やきのこなどに多く含まれている．

C. 単糖類の構造

　これまで述べてきたように，炭水化物にはさまざまな種類の物質が存在するが，いずれも構成単位は単糖類である．すなわち炭水化物について理解するためには，まず単糖類の構造を理解することから始めなければいけない．

1) 単糖類の基本構造

　単糖類はアルデヒド基またはケトン基を有し，さらに複数の水酸基が結合したポリアルコールである．アルデヒド基を有する糖をアルドース，ケトン基を有する糖をケトースと総称する（図5）．

　糖は炭素の数によっても分類されており，炭素数3個の糖を三炭糖（トリオース），4個の糖を四炭糖（テトロース），5個の糖を五炭糖（ペントース），6個の糖を六炭糖（ヘキソース）という（表1）．天然の食品素材中には五炭糖および六炭糖が多く存在する．

2) キラリティー

　糖に限らず，有機化合物の構造を理解するためには，炭素が共有結合をつくる際の特徴であるキラリティーを知る必要がある．

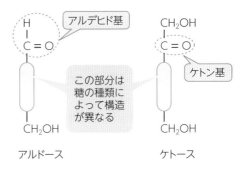

図5　アルドースおよびケトースの基本構造

表1　主な単糖類の分類

	アルドース	ケトース
三炭糖（トリオース）	グリセルアルデヒド	ジヒドロキシアセトン
四炭糖（テトロース）	エリスロース トレオース	
五炭糖（ペントース）	**アラビノース** **キシロース** リボース	リブロース
六炭糖（ヘキソース）	**ガラクトース** **グルコース（ブドウ糖）** **マンノース**	**フルクトース（果糖）**

太字は食品中の存在量が多い糖.

　炭素原子は4つの結合をつくるが，これは
①4つの単結合
②2つの単結合と1つの二重結合
③1つの単結合と1つの三重結合
のいずれかをとる．糖ではアルデヒド基またはケトン基のカルボニル炭素は酸素と二重結合をしているため②の結合をもつが，それ以外の炭素は①の結合を有している．

　①の場合，炭素の4つの単結合の向きはテトラポットと同じように，すべての方向に対して空間的に等間隔である．図6において，炭素（C）および実線の結合は紙面上に存在している．そしてくさび形の結合は炭素から紙面前面へ，点線の結合は炭素から紙面背面へ伸びていることを表している．すなわちテトラポットの4本の足と同じ方向である．

　このような結合の向きをもつ炭素に，4つとも異なる置換基が結合した場合，2通りの構造が存在する．この2通りの構造の関係は，よく右手と左手にたとえら

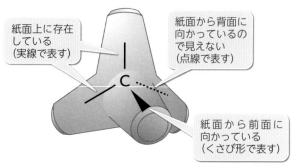

図6 テトラポットと炭素の結合の向き

紙面上に存在している（実線で表す）

紙面から背面に向かっているので見えない（点線で表す）

紙面から前面に向かっている（くさび形で表す）

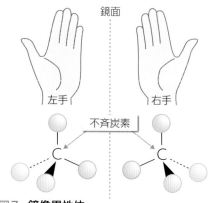

図7 鏡像異性体

4つの異なった置換基を4色の球で表現した. 鏡像異性体ができる性質をキラリティーという.

鏡面

左手　右手

不斉炭素

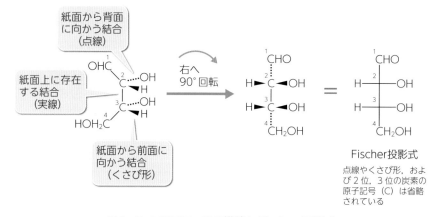

図8 D-エリスロースの構造とFischer投影式

紙面から背面に向かう結合（点線）

紙面上に存在する結合（実線）

紙面から前面に向かう結合（くさび形）

右へ90°回転

Fischer投影式

点線やくさび形，および2位，3位の炭素の原子記号（C）は省略されている

れる（図7）. つまり同じ形をしているが，左右対称で，重ねることができない関係である. このような構造の化合物はお互いに**鏡像異性体（エナンチオマー）**とよばれる. そしてこのような異性体ができる性質を**キラリティー**，およびキラリティーを生じるような4つの異なった置換基と結合した炭素を**不斉炭素（キラル炭素，不斉炭素原子）**という.

単糖類には複数の不斉炭素を有するものが多い. 1個の不斉炭素で2種類の異性体が存在するので，不斉炭素がn個存在する単糖では，理論上2^n個の異性体が存在することになる.

3）単糖類の構造とFischer投影式

前述のように，炭素の4つの単結合はテトラポットのような方向に向いており，それらすべてに異なった

置換基が結合した場合，異性体が存在する. では，このような立体的な構造を，紙面のような平面上ではどう表すのであろうか.

図8は4個の炭素が結合した単糖類であるD-エリスロースの構造を表した図である. 左の図では4個の炭素はすべて紙面上にあり，2位と3位が不斉炭素となる. 不斉炭素では2種類の異性体が存在するので，結合している向きを表現しないといけない. それぞれの炭素の4つの単結合が，テトラポットと同じ方向に向いていることを思い出そう. この図では，2位および3位の炭素のくさび形は紙面から前面に向かって伸びており，一方，点線の結合は紙面から背面に向かっていることを示している.

この構造を，2位と3位の炭素の結合を中心軸として

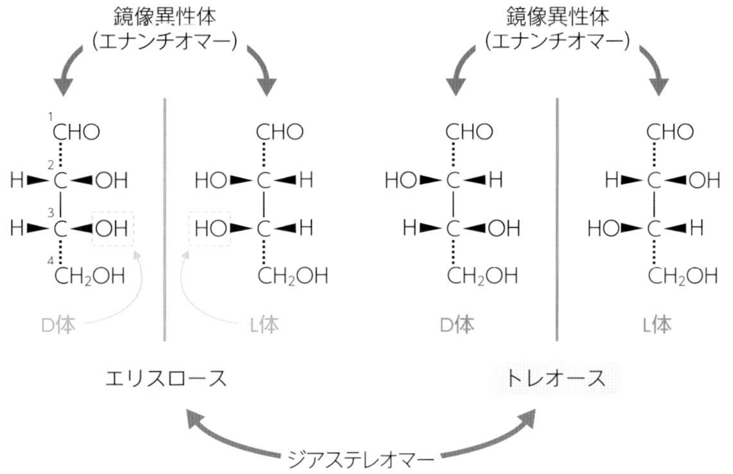

図9 エリスロースの異性体

右に90°回転すると真ん中の図となる。この図では，縦の結合は紙面から後方に向かっており，横の結合は紙面から前方に向かっている。このように，炭素が直鎖状に結合した有機化合物の構造を表す場合，炭素同士の結合を縦に，その他の結合を横に書く方法が用いられる。

さらにその際，点線およびくさび形を省略して表現しているのが右側の図である。この書き方を**Fischer投影式**という。Fischer投影式では結合はすべて実線で表すが，縦の結合は必ず紙面から背面方向に，横の結合は必ず紙面から前面方向に向いているという意味である。すなわち，右側の図はすべて実線であるが左側の図と全く同じ構造を表しており，不斉炭素の結合の向きを表現していることに注意しなければならない。

4）不斉炭素による異性体：ジアステレオマー

先ほど述べたように，不斉炭素1個につき2種類の異性体が存在する。すなわち不斉炭素2個のエリスロースには$2^2 = 4$個の異性体が存在する。では実際にはどのように構造が違うのであろうか。

図9にエリスロースとその異性体の構造を示している。図8と同じく，4個の炭素は縦に並べてあり，縦の結合は紙面から後ろへ，横の結合は紙面から前に向かっている。この構造のうち，2位および3位の炭素が不斉炭素である。すなわち，不斉炭素についている置換基が左右入れ替わることにより，2種類の異性体が存在する。

左側の2種類の糖は，2つの不斉炭素の水酸基（−OH）と水素（−H）が同じ方向に結合している。この構造をもつ糖をエリスロースという。一方，右側の2種類の糖は，2つの不斉炭素の水酸基と水素が反対の方向に結合している。この構造をもつ糖をトレオースという。エリスロースとトレオースは，不斉炭素につく置換基の向きが違うが鏡像異性体ではなく，違った種類の糖である。このように，部分的に立体配置の異なる鏡像異性体ではない異性体を**ジアステレオマー**とよぶ。すなわち，エリスロースとトレオースはお互いにジアステレオマーの関係である。

5）不斉炭素による異性体：D体とL体

それでは，それぞれ2種類ずつ存在するエリスロースとトレオースの異性体はどのような関係であろうか。

2種類のエリスロースでは，2つの不斉炭素の水酸基と水素が同じ方向についているが，異性体同士ではついている向きが鏡に映したように逆の関係となっている。すなわち，この2つのエリスロースはお互いに鏡像異性体である。このときに，糖に存在するアルデヒド基またはケトン基から一番遠い不斉炭素に注目する。エリスロースの場合は3位の炭素である。このアルデヒド基から一番遠い不斉炭素に結合している水酸基が右側の場合をD体，左側の場合をL体として区別している。すなわち左側がD-エリスロース，右側がL-エ

リスロースである.

　トレオースの場合でも同じ関係である. 2種類のトレオースでは, 2つの不斉炭素の水酸基と水素が反対の方向についているが, 異性体同士ではついている向きが鏡に映したように逆の関係となっている. すなわち, この2つのトレオースはお互いに鏡像異性体であり, 左側がD-トレオース, 右側がL-トレオースである.

　このように不斉炭素が2個存在する場合は, 2種類のジアステレオマーとそれぞれの鏡像異性体の, 計4種類の異性体が存在する. 不斉炭素が3個存在する場合は4種類のジアステレオマーとそれぞれの鏡像異性体で計8種類, 不斉炭素が4個存在する場合は8種類のジアステレオマーとそれぞれの鏡像異性体で計16種類ということになる.

　ちなみにこれらは理論上の種類と数であり, すべての異性体が天然に存在するわけではない. また, 天然に存在する糖のほとんどはD体である.

D. 単糖類の種類と特徴

　このように糖においては不斉炭素についている水酸基と水素の向きの違いによって, 種類が変わったり（ジアステレオマー）, あるいはD体とL体の違い（鏡像異性体）が生じたりする. ここでは私たちが日常摂取する食品素材に含まれる代表的な単糖類について, 構造の特徴をみてみよう.

1）グルコース（ブドウ糖）

　グルコースはアルデヒド基を有するアルドースである. また6個の炭素を有する六炭糖（ヘキソース）でもあり, この2つの分類を合わせて**アルドヘキソース**ともいう.

　図10にD-グルコースの構造を示しているが, 六炭糖であるために縦に6個の炭素が並んでいる. このような構造を**鎖状構造**という. 1位の炭素はアルデヒド基を構成している. 2～5位の4つの炭素が不斉炭素となる. ちなみに6位の炭素には水素が2個結合しているので不斉炭素ではない. 2位, 4位, 5位の不斉炭素では水酸基（-OH）が右, 水素（-H）が左側に結合

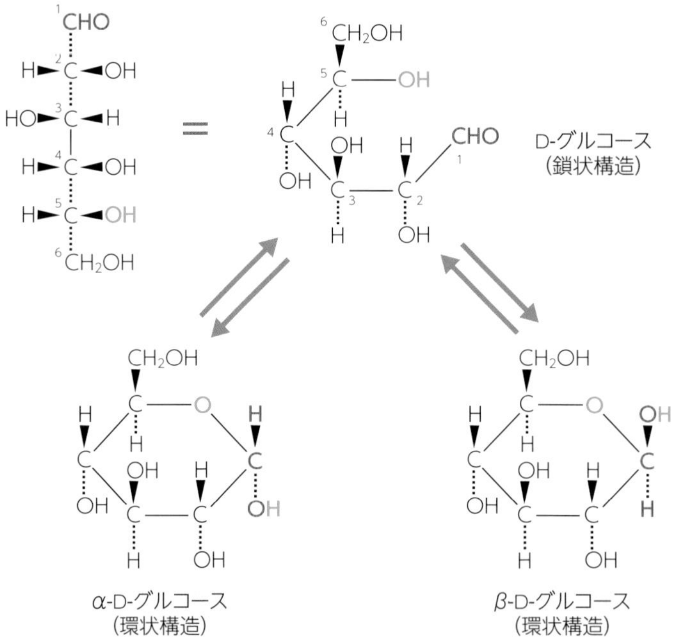

図10　D-グルコースの構造
アルデヒド基から最も遠い5位の不斉炭素の右側に水酸基が結合しているので, D体, すなわちD-グルコースである.

しており，3位の不斉炭素では水酸基が左，水素が右に結合している．

前述のように，縦に並んだ炭素の結合は紙面よりも背面に向かっている．グルコースは炭素が6個あり，それが順に背面に向かっているため，実際の鎖状構造は右側に示すような環状に近い形となっている．この際，右と左で表されていた不斉炭素における水酸基と水素の位置関係は，環状に近い書き方では上と下に変わることに注意してほしい．すなわち，水酸基が右の場合は環状では下，左の場合は環状では上となっている．

このような環状に近い形の鎖状構造であるが，実際にはグルコースはほとんどが図10の下側に示すような**環状構造**をとっている．糖に存在するアルデヒド基やケトン基は反応性が高く，アルコール性の水酸基と新たな結合を形成する．この結合を**ヘミアセタール**という（図11）．グルコースの場合では，鎖状構造の1位のアルデヒド基（図10で赤色の部分）の炭素と，5位の炭素に結合しているアルコール性の水酸基（図10で緑色の部分）の酸素との間で新たなヘミアセタールが生じ，環状構造を生成する．

この際，もともとアルデヒド基であった1位の炭素はヘミアセタールになることによって不斉炭素に変換されるため，新たに生成する水酸基が上の場合と下の場合の2通りを生じる．グルコースの環状構造の1位の水酸基が下を向いている場合を α，上を向いている場合を β として区別している．すなわち図10において環状構造の左側が α-D-グルコース，右側が β-D-グルコースである．

このようにグルコースには3種類の形があるが，実際に存在している割合はどのようになっているのだろう．実は単糖類のグルコースが水溶液中で存在する場合，α ↔ 鎖状構造 ↔ β のように相互変換を繰り返している．ただしそれぞれの存在割合は常に一定であり，鎖状構造は0.02％程度，α が約36％，β が約64％である．つまり鎖状構造の存在比はごくわずかであり，ほとんどが α または β の環状構造で存在している．なお，この割合は温度によって変化する．

単糖類が水溶液中で常に環状構造と鎖状構造の間で相互変換を繰り返している理由は，鎖状構造におけるアルデヒド基，および環状構造におけるヘミアセタールの反応性が高いためである．

2）フルクトース（果糖）

フルクトースはケトン基を有するケトースであり，6個の炭素を有する六炭糖（ヘキソース）なので，**ケトヘキソース**である．

図12にフルクトースの構造を示す．グルコースのアルデヒド基の炭素が1位であったのに対し，フルクトースのケトン基の炭素が2位であることに注意しよう．フルクトースでは3〜5位の3つの炭素が不斉炭素である．3位の不斉炭素では水酸基が左，水素が右に結合しており，4位および5位では水酸基が右，水素が左側に結合している．グルコースの場合と同じく，フルクトースの鎖状構造も図に示すような環状に近い形となっている．そしてフルクトースも水溶液中で五員

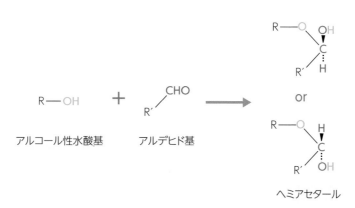

アルコール性水酸基　アルデヒド基　　　　　ヘミアセタール

図11　ヘミアセタールの生成

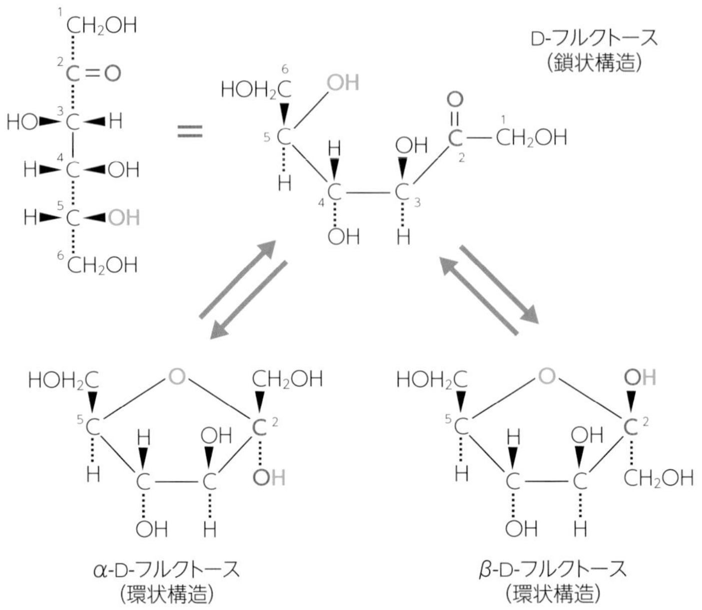

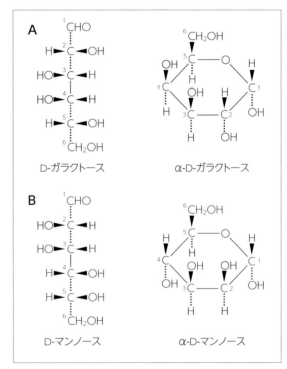

D-フルクトース
（鎖状構造）

CH_2OH / C=O / HO-C-H / H-C-OH / H-C-OH / CH_2OH

α-D-フルクトース
（環状構造）

β-D-フルクトース
（環状構造）

図12　D-フルクトースの構造

環または六員環を形成する.

　図12には2位のケトン基（図12で赤色の部分）が5位のアルコール性水酸基（図12で緑色の部分）とヘミアセタールを形成する五員環の環状構造を示した. そしてこの際，もともとケトン基であった2位の炭素はヘミアセタールになることによって不斉炭素に変換されるため，グルコースの場合と同様に，新たに生成する水酸基が上の場合と下の場合の二通りを生じる. 図12に示すように，環状構造の左側が α-D-フルクトース，右側が β-D-フルクトースである.

3) ガラクトース

　ガラクトース（図13A）はアルデヒド基を有する六炭糖なので，アルドヘキソースである. ガラクトースの構造をグルコース（図10）と比較すると，4位の水酸基と水素が入れ替わった構造であることがわかる. すなわちガラクトースはグルコースのジアステレオマーである.

　ガラクトースは食品中には単糖類としての存在量は少ない. 牛乳の甘味成分であるラクトース（乳糖）や，海藻に含まれる食物繊維や寒天の構成成分として存在する.

D-ガラクトース　　　α-D-ガラクトース

D-マンノース　　　α-D-マンノース

図13　D-ガラクトースおよびD-マンノースの構造

4）マンノース

マンノース（図13B）もガラクトースと同じくアルドヘキソースである．マンノースの構造をグルコース（図10）と比較すると，2位の水酸基と水素が入れ替わったジアステレオマーである．マンノースは単糖類としてはほとんど存在せず，こんにゃくに含まれるマンナンやグルコマンナンの構成成分である．

5）キシロース

キシロース（図14）はアルデヒド基を有する五炭糖であり，**アルドペントース**である．グルコースと比較すると，同じ六員環であるが6位の炭素が存在しないことに注意してほしい．樹木やとうもろこしの食物繊維であるヘミセルロースの一種，グルコキシランやアラビノキシランの構成成分として存在する．

6）誘導糖

これまでさまざまな単糖類の構造をみてきたが，単糖類の構造の一部が変化した誘導糖とよばれる物質が存在する．グルコースを例にとり，図15に従って説明する．

まず，鎖状構造のグルコースの1位に存在するアルデヒド基が還元されると，**糖アルコール**であるソルビトールとなる．同じく1位のアルデヒド基が酸化を受け，カルボキシ基に変化したのが**アルドン酸**の一種であるグルコン酸である．一方，6位がカルボキシ基に酸化された場合は，**ウロン酸**の一種であるグルクロン酸となる．また，2位の水酸基がアミノ基に置き換わっ

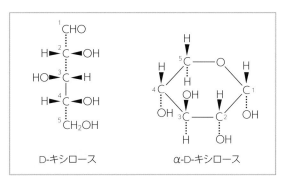

図14 D-キシロースの構造

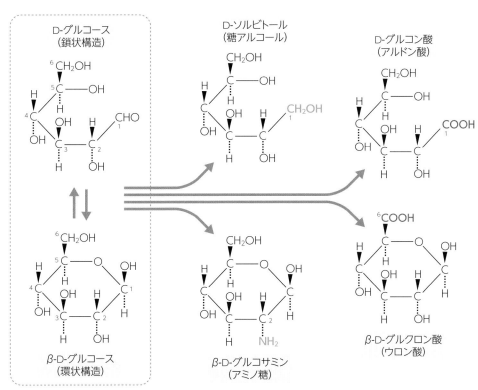

図15 グルコースとその誘導糖

た誘導糖は，**アミノ糖**の一種であるグルコサミンで
ある．

誘導糖は食品中の成分や生体物質の構成要素として
広く天然に存在している．

E. 単糖類の反応性

1）糖同士の結合

単糖類は環状構造のときにヘミアセタール構造を有
するが，ヘミアセタールはさらにアルコール性の水酸
基と結合し，**アセタール**へと変化する（図16）．この
反応の具体的な例が，糖と糖の結合である．

図17に示すように，左側のα-D-グルコースのヘミ
アセタールの水酸基（1位）と，右側のα-D-グルコー
スのアルコール性水酸基（4位）の間で脱水縮合[※1]に

より結合が形成され，マルトースが生成する．この結
合を**グリコシド結合**という．

2）還元性

次にあげられる単糖類の反応性として，還元性があ
げられる．単糖類は鎖状構造においてアルデヒド基ま
たはケトン基を有するが，これらの官能基は酸化を受
けてカルボキシ基に変化する．このとき，単糖類は酸
化を受けながら相手を還元するので，還元剤としては
たらくこととなる．このような性質を示す糖を**還元糖**
という．

糖の還元性は，図10のグルコースや図12のフルク
トースにおいて鎖状構造を有するときに発現するが，

※1 脱水縮合：結合する際に1分子の水が脱離することからこのように
よばれる．

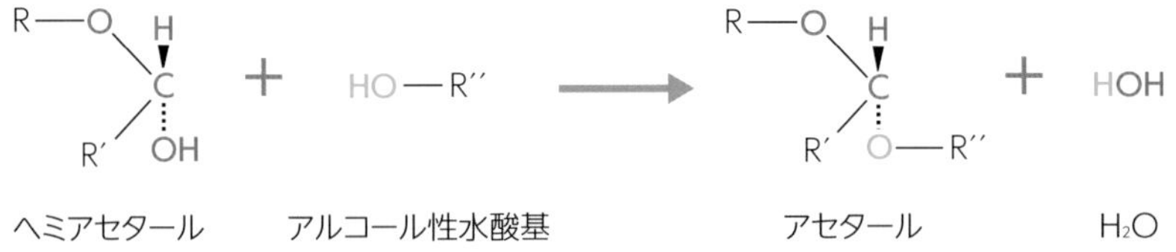

図16 アセタールの生成

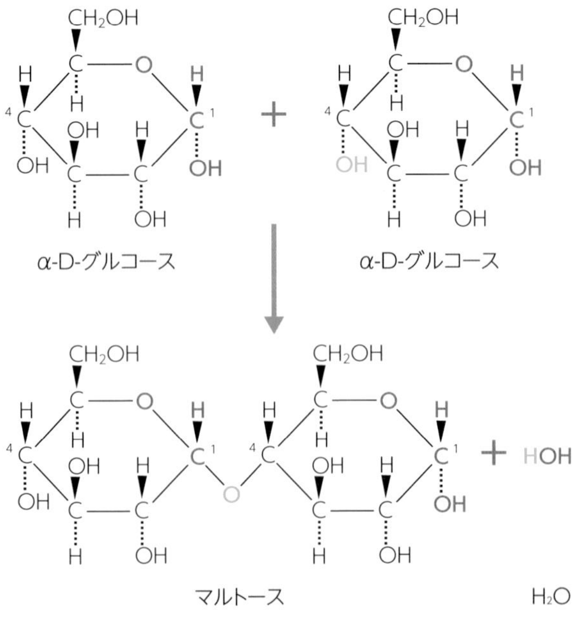

図17 糖と糖の結合の形成

環状構造のヘミアセタールは鎖状構造に戻ることができるので、結果的には環状および鎖状にかかわらず還元性を示すことになる。したがって、すべての単糖類は還元性を示す還元糖である。

では、単糖ではない図17のマルトースは還元性を示すのであろうか。還元性を示すのはアルデヒド基、ケトン基、あるいはこれらに戻ることのできるヘミアセタール構造である。一方、アセタールは還元性を示さない。したがって、アセタールを形成したマルトースは還元糖ではないように思われる。しかし、マルトースの右側のグルコース部分にはヘミアセタール構造が存在していることから、マルトースは還元糖である。「糖の還元性はヘミアセタールの存在による」ことをよく理解しておいてほしい。

F. 二糖類

単糖類はヘミアセタール構造（図11）の反応性により、他の糖と結合して二糖類が生成することを学んだ。ここでは身近な食品に含まれる代表的な二糖類を紹介するとともに、糖と糖の結合様式について解説する（表2）。

1）スクロース（ショ糖）

スクロースはグルコースとフルクトースが結合した二糖類である（図18A）。α-D-グルコースの1位（α-1位）にβ-D-フルクトースの2位（β-2位）が結合しており、結合様式はα-1, β-2結合である。この構造をよく見ると、それぞれの糖のヘミアセタール同士でグリコシド結合してアセタール（図16）を形成していることに気がつく。つまりスクロースにはヘミアセタール構造が残っておらず、還元性を示さない**非還元糖**である。

スクロースは代表的な天然由来の甘味料であり、砂糖の原料となるさとうきび、さとうだいこん（ビート）

や、さまざまな種類の果物などに多く含まれている。

2）ラクトース（乳糖）

ラクトースはガラクトースとグルコースが結合した二糖類であり（図18B）、牛乳に多く含まれている。甘さはスクロースの20％程度であり、牛乳のほのかな甘味はラクトースによるものである。

β-ガラクトースの1位（β-1位）にグルコースの4位が結合しており、β-1,4結合を形成している。グルコース部分のα-1位にはヘミアセタール構造が残っているため、ラクトースは還元性を示す還元糖である。

3）マルトース（麦芽糖）

マルトースは麦芽糖ともよばれ、麦芽や水あめなどに多く含まれている。2分子のグルコースがα-1,4結合した二糖類である（図18C）。右側のグルコース部分にはヘミアセタール構造が存在しているため、マルトースは還元性を示す還元糖である。

4）トレハロース

前述のマルトースと同じく、トレハロースも2分子のグルコースからなる二糖類である（図18D）。きのこや藻類に含まれる糖であるが、近年、工業レベルで生産が可能となった。保水性が高いという特徴があり、加工食品の原料として広く用いられている。結合様式はα-1, α-1結合であり、ヘミアセタール構造をもたない非還元糖である。

G. オリゴ糖類

オリゴ糖類は少糖類ともよばれ、単糖類が数〜十個程度結合した構造をもつ。二糖類もオリゴ糖類として扱われる場合もあるが、ここでは三糖類以上のものをオリゴ糖類として解説する。オリゴ糖類はビフィズス菌の増殖因子となって腸内環境を改善するものが多く、機能性の食品素材として市販され、広く利用されている。

表2 主な二糖類とその特徴

二糖類	構成している単糖	結合様式	還元性
スクロース（ショ糖）	グルコース ＋ フルクトース	α-1, β-2	なし（非還元糖）
ラクトース（乳糖）	ガラクトース ＋ グルコース	β-1,4	あり（還元糖）
マルトース（麦芽糖）	グルコース ＋ グルコース	α-1,4	あり（還元糖）
トレハロース	グルコース ＋ グルコース	α-1, α-1	なし（非還元糖）

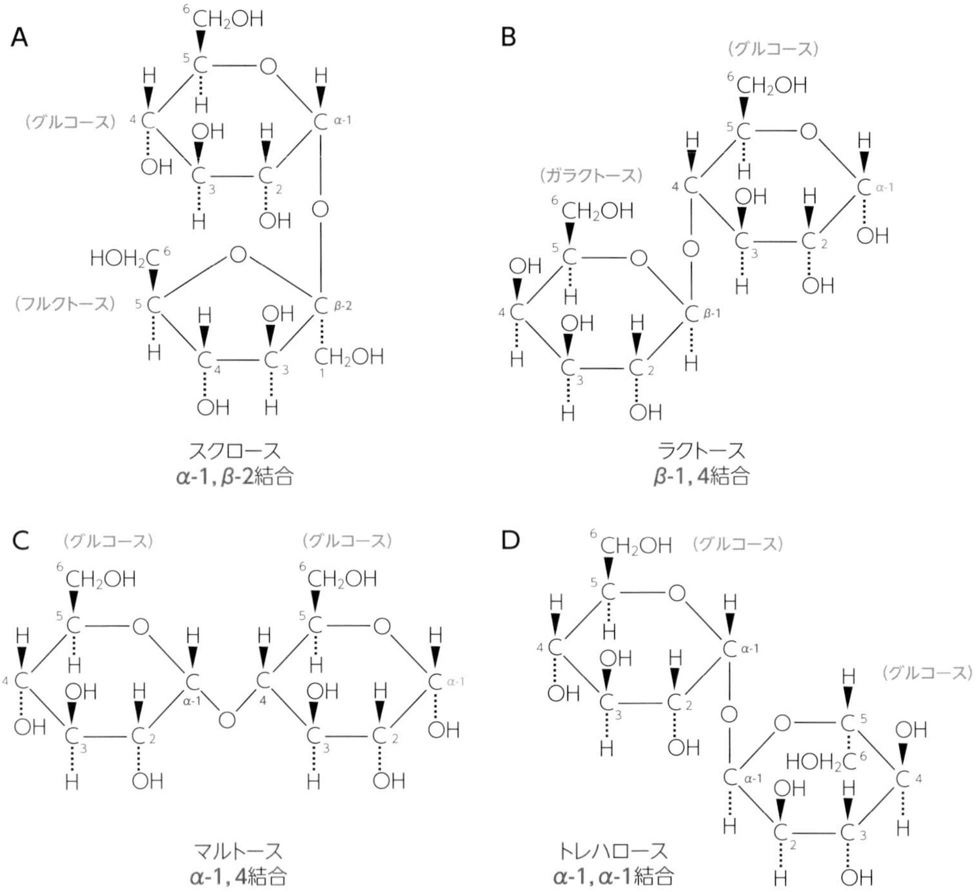

図18 主な二糖類の構造

A スクロース α-1, β-2結合

B ラクトース β-1, 4結合

C マルトース α-1, 4結合

D トレハロース α-1, α-1結合

以下に主なオリゴ糖類とその特徴を紹介する（表3,図19）.

1）ラフィノース，スタキオース

ラフィノースは，スクロースのグルコース部分の6位にガラクトースのα-1位がグリコシド結合した構造をもつ. スタキオースは，ラフィノースのガラクトース部分の6位にもう1分子のガラクトースのα-1位がグリコシド結合したものである. いずれも大豆に多く含まれているが，その他の植物にも広く存在する天然のオリゴ糖であり，ヘミアセタール構造をもたない非還元糖で難消化性である.

2）フルクトオリゴ糖

スクロースのフルクトース部分にさらに1〜3個の

フルクトースがβ-2,1結合したオリゴ糖である. ラフィノース，スタキオースと同じく，ヘミアセタール構造をもたない非還元糖である. ごぼうやたまねぎなどに含まれているが，市販の食品原料としては酵素を使って工業的に生産されたものが用いられている.

3）ガラクトオリゴ糖

ラクトースのガラクトース部分の4位に，もう一分子のガラクトースのβ-1位が結合したオリゴ糖である. ヒトの母乳や牛乳にも微量含まれている. 市販の食品原料としては工業的に生産されており，酵素を用いてラクトースにガラクトースを結合させてつくられる. 腸内の環境改善以外にも，ミネラルの吸収促進などのはたらきをもつ. ヘミアセタール構造を有する還元糖

表3 主なオリゴ糖類とその特徴

オリゴ糖名	結合様式	製法
ラフィノース，スタキオース	1〜2 × ガラクトース（α-1→6）スクロースのグルコース部分	大豆から精製
フルクトオリゴ糖	1〜3 × フルクトース（β-2→1）スクロースのフルクトース部分	酵素転移
ガラクトオリゴ糖	ガラクトース（β-1→4）ラクトースのガラクトース部分	酵素転移
キシロオリゴ糖	1〜6 × キシロース（β-1→4）キシロース	酵素分解
ラクトスクロース	ガラクトース（β-1→4）スクロースのグルコース部分またはフルクトース（β-2→α-1）ラクトースのグルコース部分	酵素転移
マルトオリゴ糖	1〜3 × グルコース（α-1→4）グルコース	酵素分解
イソマルトオリゴ糖	グルコース（α-1→6）グルコース（α-1→4またはα-1→6）グルコース	酵素転移

例）グルコース（α-1→4）グルコース：左側のグルコースのα-1位と右側のグルコースの4位が結合している.

である.

4) キシロオリゴ糖

キシロースが2〜7分子，β-1,4結合で重合した構造をもつ.たけのこに少量含まれているが，工業的にはとうもろこしの芯部分に含まれるキシランを酵素によって分解して生産されている.ビフィズス菌の増殖作用が強く，他のオリゴ糖類と比較しても少量で腸内細菌叢の改善が期待できる.

5) その他のオリゴ糖

その他，ラクトースのグルコース部分にフルクトースを転移，またはスクロースのグルコース部分にガラクトースを転移させたラクトスクロース，グルコースがα-1,4結合で数分子重合したマルトオリゴ糖，グルコースをα-1,4結合とα-1,6結合で重合させたイソマルトオリゴ糖など，多くの市販オリゴ糖が存在する.

H. 多糖類

多糖類は単糖類の重合体である.天然にはさまざまな多糖類が存在するが，ヒトの消化管内で消化・吸収される多糖類と，消化・吸収されずに排泄されるものに大別される.一般に，ヒトの消化管で消化・吸収されない，もしくはされにくい多糖類は**食物繊維**として扱われている.多糖類はさまざまな構造を有するが，1種類の単糖類が重合しているものを**ホモ多糖類**，2種類以上の単糖類が重合しているものを**ヘテロ多糖類**という.

1) ヒトで消化・吸収される多糖類
・でんぷん，グリコーゲン

私たちが消化・吸収して利用することのできる多糖類はでんぷんとグリコーゲンのみである.でんぷんおよびグリコーゲンはいずれもホモ多糖類であり，α-グルコースの重合体である.でんぷんは植物性の貯蔵多糖類であり，私たちが主食として用いる米，小麦，とうもろこしなどに多く含まれている.一方，グリコーゲンは動物性の貯蔵多糖類であり，日常摂取する食品のなかでは貝類や肝臓（レバー）などに多く含まれている.

でんぷんはその構造の違いから，直鎖構造のみをもつ**アミロース**と，直鎖に加えて枝分かれ構造を有する**アミロペクチン**に分類されている.グリコーゲンはアミロペクチンとよく似た構造であり（図20），アミロペクチンよりも枝分かれが多いのが特徴である.

直鎖構造をつくるのはグルコース同士のα-1,4結合（図の赤色）であり，枝分かれをつくるのはα-1,6結合（図の緑色）であることを十分理解しておいてほしい.すなわちアミロースはグルコースのα-1,4結合のみで構成されるが，アミロペクチンおよびグリコーゲンは，α-1,4結合に加えてα-1,6結合を有する多糖類である.

2) 食物繊維
①セルロース

植物の細胞壁を構成する物質であり，グルコースがβ-1,4結合で重合したホモ多糖類である（図21）.直

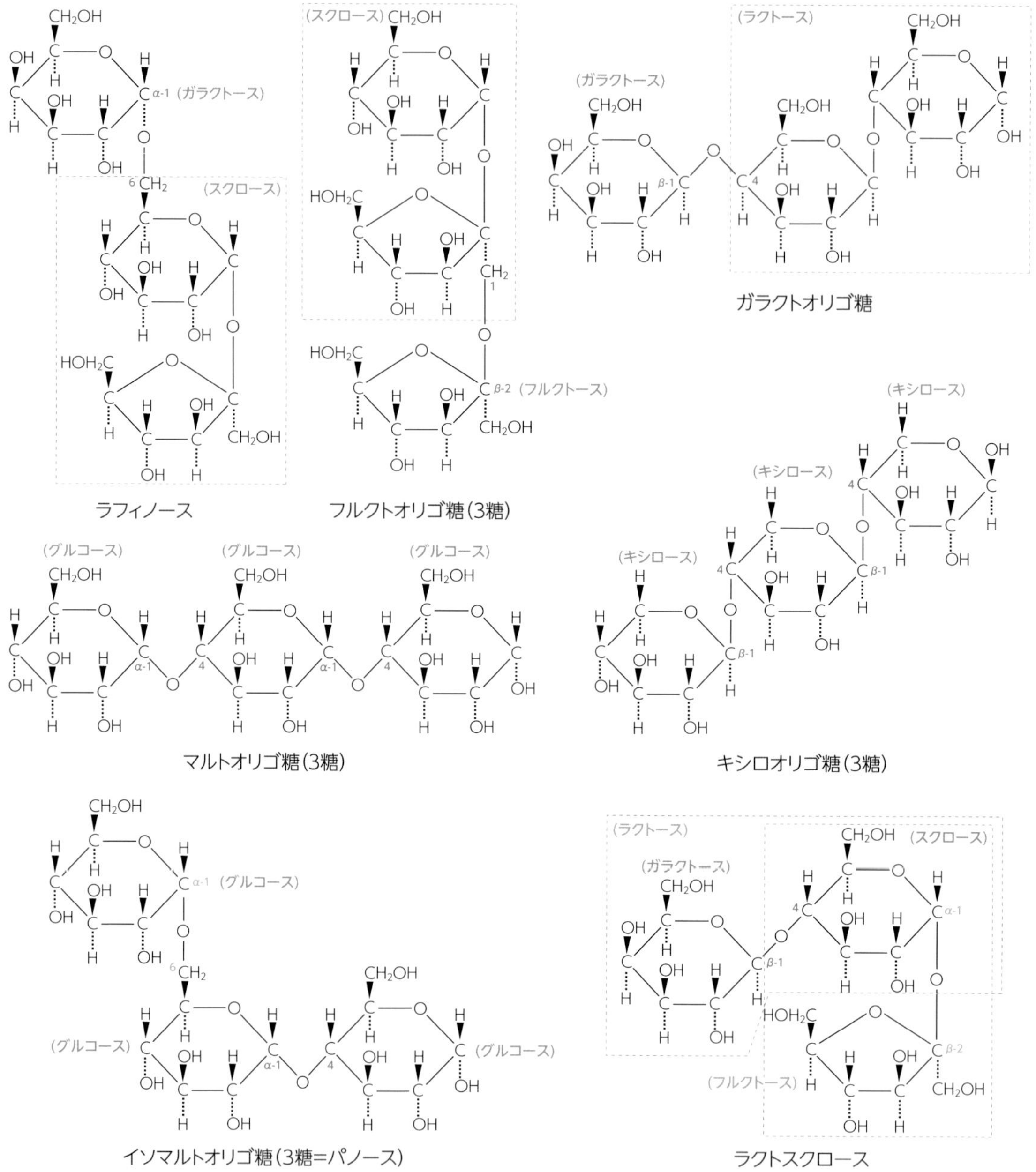

ガラクトオリゴ糖

ラフィノース

フルクトオリゴ糖（3糖）

マルトオリゴ糖（3糖）

キシロオリゴ糖（3糖）

イソマルトオリゴ糖（3糖＝パノース）

ラクトスクロース

図19　オリゴ糖類の構造

鎖状につながったセルロースが束になり，水素結合によって結びつけられて繊維状の構造となっている．セルロースは天然に最も多量に存在する物質であるが，ヒトの消化酵素ではβ-1,4結合を切断することはできず，エネルギー源としては利用できない．

②ペクチン

ガラクトースのウロン酸（図15）であるガラクツロン酸がα-1,4結合で重合し，さらに6位のカルボキシ基が部分的にメチルエステル化した構造を有する．果実に含まれ，カルシウムなどのミネラルの存在によっ

A 化学構造式

アミロース　直鎖構造（α-1,4結合）のみ

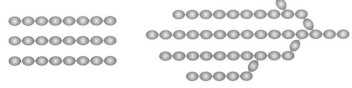

n 個のグルコースが
重合している

アミロペクチン，グリコーゲン　直鎖構造（α-1,4結合）と枝分かれ構造（α-1,6結合）の両方

B 模式図

アミロース　　　　　　アミロペクチン

図20　でんぷん（アミロース，およびアミロペクチン），グリコーゲンの基本構造

n 個のグルコースが
重合している

セルロース

図21　セルロースの基本構造

てゲル化※2する性質を有する．この性質を利用して
ジャムやゼリーなどが製造されている．

③グルコマンナン

グルコースとマンノースがおよそ2：3の割合で重合
したヘテロ多糖類である．こんにゃくいもに多く含ま
れ，こんにゃくの製造に利用されている．また，低分
子化したグルコマンナンはゼリーの製造にも用いられ
ている．

④寒天

アガロースとアガロペクチンとよばれる2種類の多
糖類がおよそ7：3の割合で混合した物質である．アガ
ロースは，D-ガラクトースが3,6-アンヒドロ-L-ガラ
クトースにβ-1,4結合した二糖類（アガロビオースと
いう）が重合した構造を有するヘテロ多糖類である．
アガロペクチンは，アガロースに硫酸基や糖などが結
合した構造を有する．てんぐさなどの紅藻類に多く含
まれ，加熱すると水に溶解し，冷却するとゲルとなっ
て固まる性質をもつ．

⑤キチン

グルコースの誘導糖である N-アセチル-D-グルコ
サミンがβ-1,4結合で重合したホモ多糖類である．え
び，かになどの甲殻類の外殻の部分や，きのこ類に含
まれている．キチンが脱アセチル化されたキトサンと
ともに，さまざまな食品の原料として利用されている．

⑥その他の食物繊維

キシロースの重合体で植物細胞壁の構成成分である
キシラン，ウロン酸であるマンヌロン酸とグルロン酸

の重合物で褐藻類に含まれるアルギン酸，動物の体内
に存在するコンドロイチン硫酸やヒアルロン酸など，
この他にもさまざまな種類の食物繊維が存在している．

I. 炭水化物の栄養価

炭水化物はヒトが消化・吸収して体内で利用できる
糖質と，消化・吸収されず体内で利用できない食物繊
維に大別される．

1）糖質

糖質には単糖類，二糖類，オリゴ糖類（少糖類），多
糖類が存在するが，単糖類以外の物質は消化酵素に
よって分解され，すべて単糖類として吸収される．吸
収された単糖類は肝臓で代謝されるか，または肝臓か
ら血流を通じて全身に送り出され，体中の細胞に取り
込まれてエネルギー源として利用される．糖質のエネ
ルギー値は4 kcal/gであるとされている．

2）食物繊維

食物繊維は消化・吸収されないのでエネルギー源と
しての意義はあまりない．実際には一部の食物繊維は
腸内細菌によって部分的に分解され吸収され，エネル
ギー源となるが，その割合はわずかである．しかし，
その際に生成する低分子の有機化合物が腸内環境を改
善したり，あるいは食物繊維そのものが糖や脂質の吸
収を抑えたり，有害物質の排泄を促進したりするなど，
栄養価よりは生体に対する生理機能の役割が大きい．

※2　ゲル化：粘性が高まって流動性を失い，系全体として固体状になる
現象．

脳が利用できる唯一の栄養素，グルコース

グルコースは人体にとって最も重要な物質であり，脳がエ
ネルギー源として利用できる唯一の栄養素である．私たち
の体には，脳にグルコースを送り続けるために，常に血糖
値を一定以上に保とうというはたらきが備わっている．逆に
いうと，脳に適量のグルコースを送ることができなければ，
脳の細胞はエネルギー不足ではたらくことができなくなり，
個体の生命活動を維持することが困難となる．食事をする
ことができずに体内の糖質が不足すると，筋肉のたんぱく
質を分解してアミノ酸とし，そのアミノ酸を原料として肝臓
でグルコースをつくり出す．つまりグルコースは生命を維持
するために必須の物質であり，私たちはグルコースの存在
なしでは生きていくことができないのである．

3 脂質

A. 脂質とは

1）脂質の種類

脂質は，エーテル，クロロホルム，ヘキサン，アセトンなどの有機溶媒に可溶で，水に溶けない性質をもつ物質である．生体にとっては主として

①エネルギー源としてはたらく

②細胞膜を構成する

③生理活性物質としてはたらく

という重要な化合物である．また食品に含まれる脂質は物性や風味などに大きく影響する因子となる．

多くの脂質は，その分子中に**脂肪酸**という長鎖の炭化水素鎖をもっているが，脂肪酸を含まない脂質も存在する．脂肪酸とアルコール類からなるものを**単純脂質**，さらに他の成分と結合しているものを**複合脂質**，主として単純脂質から誘導されてできるものを**誘導脂質**という（表4）．

2）脂肪酸：構造と種類

脂肪酸は脂質を構成する成分で，脂質のはたらきや特性を決める物質である．炭素が直鎖状につながった炭化水素鎖の末端にカルボキシ基（-COOH）をもち，アルコール性の水酸基（-OH）とエステル結合（図22）して単純脂質や複合脂質などを構成している．

食品に含まれる脂肪酸の炭素数は12〜24個の偶数のものが多い．炭化水素鎖の炭素-炭素結合がすべて単結合（$-CH_2-CH_2-$）で二重結合をもたない脂肪酸を**飽和脂肪酸**，二重結合（$-CH=CH-$）をもつ脂肪酸を**不飽和脂肪酸**という．

不飽和脂肪酸は二重結合の数が1個のモノエン酸（**一価不飽和脂肪酸**），2個のジエン酸（**二価不飽和脂肪酸**），3個のトリエン酸（**三価不飽和脂肪酸**）などと二重結合の数によって分類される．また，二重結合の数が2個以上のものを総称して**多価不飽和脂肪酸**（PUFA）という．

さらに，脂肪酸の炭素鎖の長さによって，2〜4個のものを**短鎖脂肪酸**，6〜12（研究者によっては10まで）個のものを**中鎖脂肪酸**，12個以上のものを**長鎖脂肪酸**などとも分類する．主な脂肪酸の種類を表5に示す．

飽和脂肪酸は炭素が直鎖状に結合しており，炭素数が増えるとともに融点が高くなる．一方，不飽和脂肪

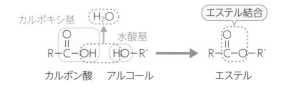

図22 エステル結合

表4 脂質の分類

分類	名称	構成成分					
単純脂質	油脂（グリセリド）	脂肪酸	＋	グリセリン			
	ろう（ワックス）	脂肪酸	＋	脂肪族アルコール			
	ステロールエステル	脂肪酸	＋	ステロール			
複合脂質	リン脂質						
	グリセロリン脂質	脂肪酸	＋	グリセリン	＋ リン酸	＋	塩基
	スフィンゴリン脂質	脂肪酸	＋	スフィンゴシン	＋ リン酸	＋	塩基
	糖脂質						
	グリセロ糖脂質	脂肪酸	＋	グリセリン	＋ 糖		
	スフィンゴ糖脂質	脂肪酸	＋	スフィンゴシン	＋ 糖		
誘導脂質	脂肪酸						
	ステロール						
	脂肪族アルコール						
	脂溶性ビタミン						
	脂溶性色素						

表5 主な脂肪酸の種類

脂肪酸名		化学式	融点（℃）	慣用記号	系列	含有食品など
飽和脂肪酸	酪酸（ブタン酸）	$CH_3(CH_2)_2COOH$	-7.9	$C_{4:0}$		バター，やし油
	ヘキサン酸	$CH_3(CH_2)_4COOH$	-3.4	$C_{6:0}$		
	オクタン酸	$CH_3(CH_2)_6COOH$	17	$C_{8:0}$		
	デカン酸	$CH_3(CH_2)_8COOH$	32	$C_{10:0}$		
	ラウリン酸	$CH_3(CH_2)_{10}COOH$	44	$C_{12:0}$		
	ミリスチン酸	$CH_3(CH_2)_{12}COOH$	54	$C_{14:0}$		バター，やし油，落花生油
	パルミチン酸	$CH_3(CH_2)_{14}COOH$	63	$C_{16:0}$		動植物油
	ステアリン酸	$CH_3(CH_2)_{16}COOH$	70	$C_{18:0}$		動植物油
	アラキジン酸	$CH_3(CH_2)_{18}COOH$	75	$C_{20:0}$		落花生油，綿実油
不飽和脂肪酸 一価	パルミトオレイン酸	$CH_3(CH_2)_5CH=CH(CH_2)_7COOH$	0.5	$C_{16:1}$		魚油，鯨油
	オレイン酸	$CH_3(CH_2)_7CH=CH(CH_2)_7COOH$	11	$C_{18:1}$	n-9	動植物油
多価	リノール酸	$CH_3(CH_2)_3(CH_2CH=CH)_2(CH_2)_7COOH$	-5	$C_{18:2}$	n-6	とうもろこし油，大豆油
	α-リノレン酸	$CH_3(CH_2CH=CH)_3(CH_2)_7COOH$	-10	$C_{18:3}$	n-3	しそ油
	アラキドン酸	$CH_3(CH_2)_3(CH_2CH=CH)_4(CH_2)_3COOH$	-50	$C_{20:4}$	n-6	魚油，肝油
	(エ)イコサペンタエン酸（EPA）*	$CH_3(CH_2CH=CH)_5(CH_2)_3COOH$	-54	$C_{20:5}$	n-3	魚油
	ドコサヘキサエン酸（DHA）	$CH_3(CH_2CH=CH)_6(CH_2)_2COOH$	-44	$C_{22:6}$	n-3	魚油

* IUPAC（国際純正・応用化学連合）ではイコサペンタエン酸の名称を採用している.
（文献1をもとに作成）

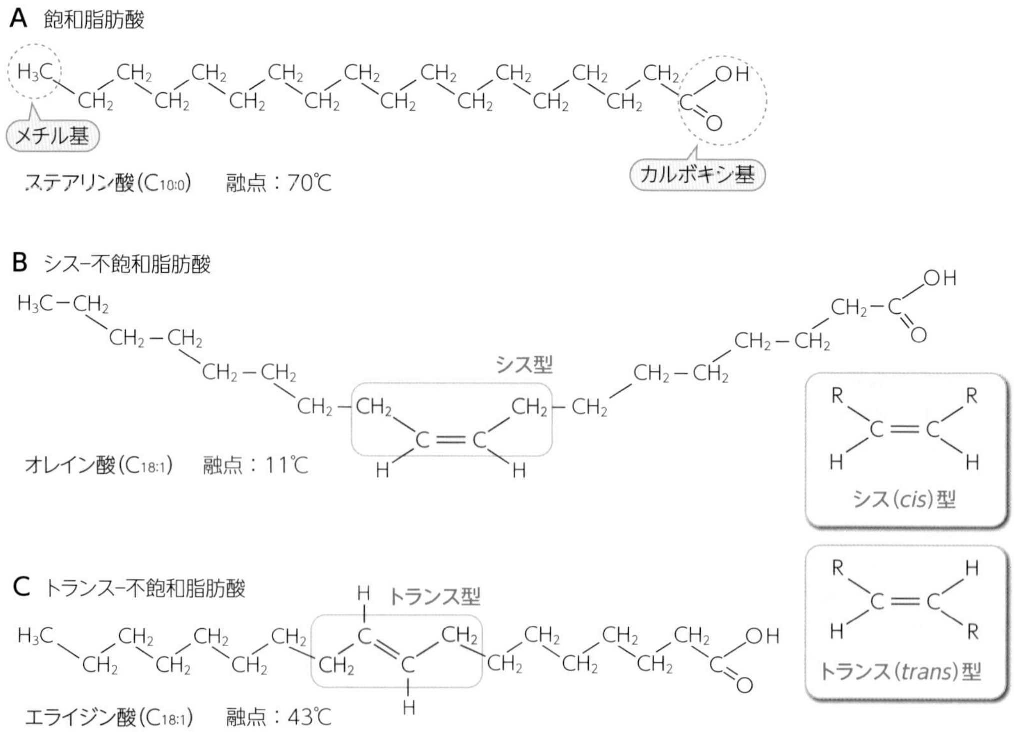

図23 シス，トランス脂肪酸の結合

A n-3系
1 3 15 13 12 10 9 7 5 3 1
COOH
2 14 11 8 6 4 2
α-リノレン酸（C18:3）：all-cis-9,12,15-オクタデカトリエン酸
B n-6系
2 4 6 12 10 9 7 5 3 1
COOH
1 3 5 11 8 6 4 2
リノール酸（C18:2）：cis, cis-9,12-オクタデカジエン酸
C n-9系
1 3 5 7 9 9 7 5 3 1
COOH
2 4 6 8 8 6 4 2
オレイン酸（C18:1）：cis-9-オクタデセン酸

図24 不飽和脂肪酸の二重結合の位置

酸は炭素数が同じでも二重結合の数が多いほど融点が低くなる．これは図23に示すように，天然の不飽和脂肪酸の二重結合は一般に**シス型**の立体配座であるために，折れ曲がり構造をとることで分子が凝集しにくくなり，二重結合の数が多いほど融点が下がり室温でも液体状で存在できる．なお，**トランス型**の二重結合を有する脂肪酸（トランス脂肪酸；p.53 本節E-10で後述）は飽和脂肪酸と同様に直鎖状に存在する．

3）脂肪酸：表記法

脂肪酸を簡単に表す場合，表5の慣用記号のようにCに続けて「炭素数：二重結合数」を下付き文字で記す．例えばステアリン酸は$C_{18:0}$と表記する．また不飽和脂肪酸の二重結合の位置を正しく表すために，カルボキシ基側の炭素から順に番号をつけて，二重結合をもつ炭素の番号を示す方法がある（図24の緑字部分）．

一方，メチル基側から数えて最初の二重結合がある炭素までの数を示すと，3個，6個および9個に分類される（図24の赤字部分）．これをそれぞれ***n*-3系**，***n*-6系**，***n*-9系**あるいはω3，ω6，ω9と表記する．

B. 単純脂質

1）油脂（グリセリド）

三価のアルコールであるグリセリン（グリセロール）に脂肪酸がエステル結合したものを油脂とよび，一般的に3分子の長鎖脂肪酸が結合した**トリグリセリド**（**トリアシルグリセロール**，**中性脂肪**）をいう．他にも2分子の脂肪酸がエステル結合したジグリセリド，1分子が結合したモノグリセリドも存在する※3（図25）．

食品中の油脂には，常温で液体の「油（あぶら）（oil）」と常温で固体の「脂（あぶら）（fat）」があり，おおむね表6のように分類できる．

油脂の性質は，グリセリンにエステル結合した脂肪酸組成によって大きく影響され，牛脂（ぎゅうし）や豚脂（とんし）のように長鎖の飽和脂肪酸や一価不飽和脂肪酸が多いものは融点が高く常温において固体であるが，多価不飽和脂肪酸が多い植物油や魚油などは，融点が低いため液体である（表7-A，表7-B）．

2）ろう（ワックス）

ろうは長鎖脂肪酸と一価の脂肪族アルコール（p.49

※3　ジグリセリドは，吸収後に血中トリグリセリドが上昇しにくいためトリグリセリドよりも体脂肪がつきにくいとされる．モノグリセリドは食品添加物の乳化剤として使用されている．いずれも，天然には少ないものである．

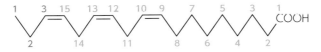

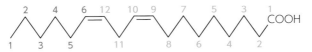

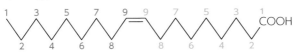

本節D-2参照）のエステルで，動植物の表皮の防御被膜として存在する．天然のものではハチが巣づくりのために分泌する蜜ろう，ハゼノキやウルシの実に含まれ，ろうそくの原料となる木ろうなどがある．

3) ステロールエステル

ステロールエステルは，ステロール骨格の3位の水酸基（-OH）と脂肪酸のカルボキシ基がエステル結合したものである．なお，コレステロールは動物性ステロールの一つで重要な物質であり，血漿中ではコレス

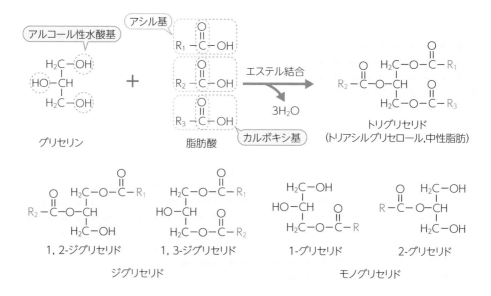

図25　グリセリドの構造

表6　食用油脂

食用油脂	植物油脂	植物油	サフラワー油，ひまわり油，大豆油，綿実油，ごま油，なたね油，こめ油，とうもろこし油，落花生油，オリーブ油
		植物脂	やし油，パーム油
	動物油脂	動物油	魚油，肝油など
		動物脂	バター，豚脂（ラード），牛脂（ヘット）
	加工油脂		マーガリン，ショートニング

Column

藻が地球を救う?！

バイオディーゼルという言葉を聞いたことがあるだろうか？バイオディーゼルは大豆，パーム，ひまわりなどの油脂からつくられるバイオ燃料のことで，油脂に含まれるグリセリンをメタノールで置き換える，エステル交換とよばれる過程でつくられる脂肪酸メチルエステルのことである．エステル交換によってできたバイオディーゼルは，グリセリンと分離された後，水洗を行って不純物であるメタノールやせっけん成分が取り除かれ，そのままあるいは軽油に5%を上

限に混ぜてディーゼルエンジンの燃料として使うことができる．

バイオディーゼルは，光合成でCO_2を吸収する生物由来なので，燃焼によってCO_2を排出しても，大気中のCO_2の総量は差し引きで変わらないのが特徴で，硫黄酸化物（SO_x）がほとんど出ないなどの利点もある．最近では，藻の一種であるミドリムシが体内で生成する油脂を使ったバイオディーゼル燃料が注目を集めている．

表7-A **主な動植物油脂の脂肪酸組成**

食品名	飽和脂肪酸						不飽和脂肪酸			飽和脂肪酸(%)	一価不飽和脂肪酸(%)	多価不飽和脂肪酸(%)
	$C_{8:0}$ オクタン酸	$C_{10:0}$ デカン酸	$C_{12:0}$ ラウリン酸	$C_{14:0}$ ミリスチン酸	$C_{16:0}$ パルミチン酸	$C_{18:0}$ ステアリン酸	$C_{18:1}$ オレイン酸	$C_{18:2}$ n-6 リノール酸	$C_{18:3}$ n-3 α-リノレン酸			
オリーブ油	−	0	0	0	10.4	3.1	77.3	7.0	0.6	14.0	78.3	7.6
ごま油	−	0	0	0	9.4	5.8	39.8	43.6	0.3	16.0	40.1	43.9
こめ油	−	0	0	0.3	16.9	1.9	42.6	35.0	1.3	20.4	43.4	36.3
サフラワー油												
（ハイオレイック）	−	0	0	0.1	4.7	2.0	77.1	14.2	0.2	7.7	77.7	14.4
（ハイリノール）	−	0	0	0.1	6.8	2.4	13.5	75.7	0.2	9.9	14.0	75.9
大豆油	−	0	0	0.1	10.6	4.3	23.5	53.5	6.6	15.9	23.8	60.1
とうもろこし油	−	0	0	0	11.3	2.0	29.8	54.9	0.8	14.0	30.2	55.7
なたね油	−	0	0.1	0.1	4.3	2.0	62.7	19.9	8.1	7.6	64.4	28.0
パーム油	−	0	0.5	1.1	44.0	4.4	39.2	9.7	0.2	50.7	39.5	9.9
パーム核油	4.1	3.6	48.0	15.4	8.2	2.4	15.3	2.6	0	82.0	15.4	2.6
ひまわり油												
（ハイリノール）	−	0	0	Tr	6.0	4.3	28.5	60.2	0.4	10.7	28.7	60.6
（ミッドオレイック）	−	0	0	0.1	4.3	3.6	60.5	29.6	0.2	9.4	60.8	29.8
（ハイオレイック）	−	0	0	0	3.6	3.9	83.4	6.9	0.2	9.2	83.8	7.1
綿実油	−	0	0	0.6	19.2	2.4	18.2	57.9	0.4	22.7	18.9	58.3
やし油	8.3	6.1	46.8	17.3	9.3	2.9	7.1	1.7	0	91.4	7.1	1.7
落花生油	−	0	0	Tr	11.7	3.3	45.5	31.2	0.2	21.6	47.0	31.4
牛脂	0	0	0.1	2.5	26.1	15.7	45.5	3.7	0.2	45.7	50.3	4.1
ラード	−	0.1	0.2	1.7	25.1	14.4	43.2	9.6	0.5	42.4	47.0	10.6
有塩バター	1.4	3.0	3.6	11.7	31.8	10.8	22.2	2.4	0.4	71.9	25.6	3.1
マーガリン（家庭用）	0.5	0.5	4.8	2.3	15.1	6.4	51.6	15.7	1.6	30.7	51.1	17.3

Tr：微量，−：未測定
脂肪酸総量100gあたりの脂肪酸（g）．各脂肪酸の割合（%）は脂質1gあたりの脂肪酸（mg）より算出．
（文献2をもとに作成）

表7-B **主な魚油の脂肪酸組成**

食品名	飽和脂肪酸			不飽和脂肪酸									飽和脂肪酸(%)	一価不飽和脂肪酸(%)	多価不飽和脂肪酸(%)
	$C_{14:0}$ ミリスチン酸	$C_{16:0}$ パルミチン酸	$C_{18:0}$ ステアリン酸	$C_{16:1}$ パルミトレイン酸	$C_{18:1}$ オレイン酸	$C_{20:1}$ イコセン酸	$C_{22:1}$ ドコセン酸	$C_{18:2}$ n-6 リノール酸	$C_{18:3}$ n-3 α-リノレン酸	$C_{20:4}$ イコサテトラエン酸＋アラキドン酸	$C_{20:5}$ n-3 （エ）イコサペンタエン酸	$C_{22:6}$ n-3 ドコサヘキサエン酸			
まあじ（皮つき　生）	3.5	19.9	7.3	6.1	18.8	2.2	2.5	0.9	0.5	2.3	8.8	17.0	32.8	31.1	36.1
うなぎ（養殖　生）	3.6	18.0	4.6	6.3	38.1	6.9	2.8	1.4	0.4	1.5	3.8	6.9	26.7	54.6	18.6
子持ちがれい（生）	4.2	16.1	3.5	9.9	20.7	4.7	1.5	0.7	0.3	1.9	17.4	8.4	25.0	37.7	37.2
まさば（生）	4.0	24.0	6.7	5.3	27.0	4.0	3.5	1.1	0.6	1.9	5.7	7.9	37.3	40.9	21.6
さんま（皮つき　生）	7.7	11.6	1.8	3.5	4.6	17.8	21.6	1.4	1.3	1.5	6.7	10.2	22.2	53.3	29.1
ぶり（成魚　生）	5.9	21.0	6.0	7.3	19.0	3.8	2.4	1.5	0.8	2.0	7.5	13.8	35.4	34.9	29.9
くろまぐろ（天然　赤身　生）	2.7	19.2	9.4	3.6	25.4	4.4	4.4	1.1	0.4	2.8	3.6	16.0	33.5	40.0	26.5
くろまぐろ（養殖　赤身　生）	3.8	15.8	5.5	3.1	17.5	9.3	8.3	1.5	1.0	2.0	6.6	16.2	27.0	57.0	33.5
まいわし（生）	6.7	22.4	5.0	5.9	15.1	3.1	1.8	1.3	0.9	2.3	11.2	12.6	36.7	26.8	36.4

脂肪酸総量100gあたりの脂肪酸（g）．各脂肪酸の割合（%）は脂質1gあたりの脂肪酸（mg）より算出．
（文献2をもとに作成）

テロールエステルとしても存在する（次ページ本節 D -1 参照）．

C. 複合脂質

分子の中に脂肪酸とアルコール以外にリン酸や糖，窒素塩基などの他の成分を有しているものを複合脂質という．分子内にリン酸をもつ**リン脂質**と糖を含む**糖脂質**に分けられ，さらに結合するアルコール部分がグリセリンとスフィンゴシンの2種類がある．

1）リン脂質

リン脂質は，分子内に親水性のリン酸と塩基部分をもち，脂肪酸部分が疎水性を有する両親媒性物質である．

アルコール部分がグリセリンである**グリセロリン脂質**は，図26のように結合する塩基に種類があるが，コリンが結合した**レシチン**は大豆や卵黄に多く含まれ，天然の乳化剤としてマヨネーズに利用されている．

スフィンゴリン脂質は，スフィンゴシンが脂肪酸と酸アミド結合しているセラミドに，リン酸と塩基が結合したものである．代表的なものに脳や神経細胞に存在する**スフィンゴミエリン**がある．

2）糖脂質

糖脂質には，ジグリセリドに糖がグリコシド結合した**グリセロ糖脂質**と，スフィンゴシンと脂肪酸が結合したセラミドの1位の水酸基に糖が結合した**スフィンゴ糖脂質**（図27）がある．糖はガラクトースやグルコースなどの単糖類，または二糖類〜オリゴ糖類の状態で結合している．

グリセロ糖脂質と結合している糖はガラクトースが多く，モノガラクトシルジグリセリドやジガラクトシルジグリセリドは植物の種子や葉に多く存在する．

スフィンゴ糖脂質は動物組織に多く，セラミドに単糖類が結合した**セレブロシド**や糖鎖上に1つ以上のシアル酸が結合したガングリオシドがあり，脳や神経細胞に多く含まれる．

D. 誘導脂質

誘導脂質は主に単純脂質から誘導されてできる物質であり，脂質を構成する基本となる先述の脂肪酸もこ

	基本構造	塩基	リン脂質の名称
グリセロリン脂質	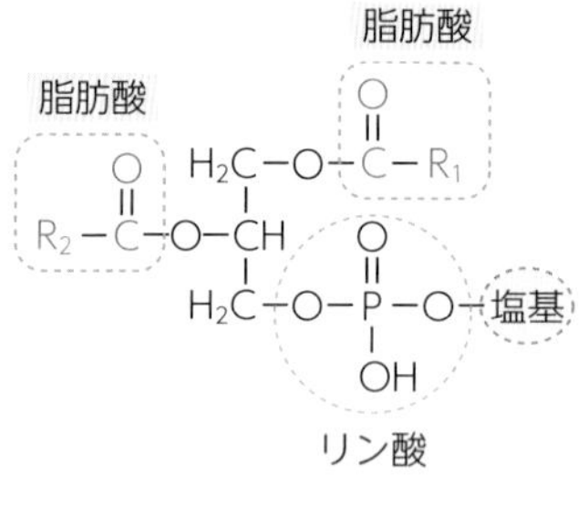 脂肪酸　脂肪酸 $H_2C-O-\overset{O}{\overset{\|}{C}}-R_1$ $R_2-\overset{O}{\overset{\|}{C}}-O-CH$ $H_2C-O-\overset{O}{\overset{\|}{P}}-O-$塩基 $\overset{\|}{OH}$ リン酸	コリン　$-CH_2-CH_2-\overset{CH_3}{\overset{\|}{\underset{CH_3}{\overset{\|}{N^+}}}}-CH_3$	レシチン （ホスファチジルコリン）
		エタノールアミン　$-CH_2-CH_2-NH_2$	ケファリン （ホスファチジル エタノールアミン）
		セリン　$-CH_2-\underset{COOH}{\overset{\|}{CH}}-NH_2$	ホスファチジルセリン
スフィンゴリン脂質	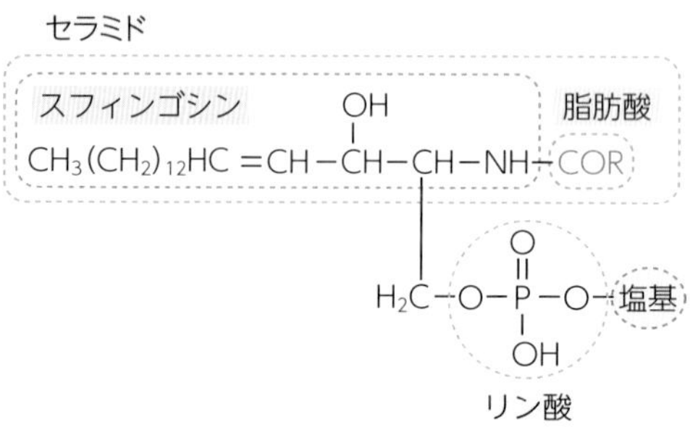 セラミド スフィンゴシン　OH　脂肪酸 $CH_3(CH_2)_{12}HC=CH-\underset{\|}{CH}-CH-NH-COR$ $H_2C-O-\overset{O}{\overset{\|}{P}}-O-$塩基 $\overset{\|}{OH}$ リン酸	コリン	スフィンゴミエリン

図26　リン脂質の構造と名称

こに含まれる. 他に, ステロールや脂肪族アルコールがある.

1) ステロール

ステロールはステロール骨格を基本構造にもち, 17位に炭化水素鎖が結合し, 3位の炭素に水酸基（-OH）が結合した環状第一アルコールである（図28）.

動物性の主なステロールは**コレステロール**であり, 体内や食品中では遊離型や3位の水酸基と脂肪酸がエステル結合した脂肪酸エステル（コレステロールエステル）として存在する.

コレステロールは生体膜の構成成分であり, 胆汁酸やステロイドホルモン, ビタミンDなどの生合成の原料となる重要な物質である. しかし血中コレステロールの濃度が高いと動脈硬化の要因となる.

植物性のステロールにはエルゴステロール, β-シトステロール, スチグマステロールなどがある. しいたけなどのきのこに含まれるエルゴステロールはビタミンD_2の前駆体で, 紫外線照射によってビタミンD_2に変化する（本章5-B-2参照）. またβ-シトステロールやスチグマステロールなど**植物ステロール**（フィトステロール）は小腸におけるコレステロールの吸収を阻害し, 血中コレステロール濃度を低下させることが知られている（第4章3-C参照）.

2) 脂肪族アルコール

アルコールの構造に含まれる水酸基（-OH）は親水性の性質をもつ. メタノール（炭素数1個, CH_3OH）やエタノール（炭素数2個, CH_3CH_2OH）のようなアルコールは比較的水に溶けやすい. しかし, 炭素数が4個の1-ブタノール〔ノルマルブタノール, $CH_3(CH_2)_3OH$〕や炭素数が5個の1-ペンタノール〔$CH_3(CH_2)_4OH$〕は水に難溶であり, 炭素数が多いアルコールは炭化水素としての疎水性が強くなり, 水に溶けにくくなる. **脂肪族アルコール**というのは一般的に炭素数の多い長鎖のアルコールのことであり, **高級アルコール**ともよばれる. 脂肪族アルコールは, 脂肪酸とエステル結合して**ろう**（ワックス）を構成する.

	基本構造	糖	糖脂質の名称
グリセロ糖脂質	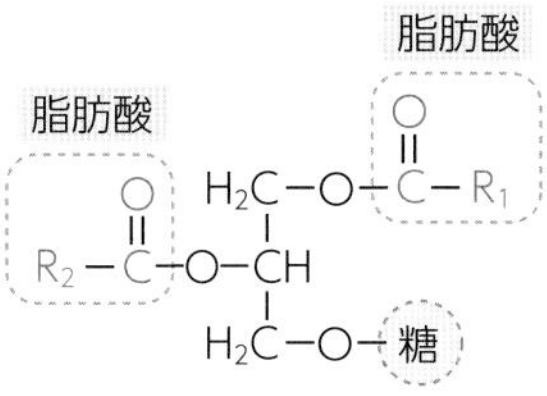 脂肪酸 / 脂肪酸 / $R_2-C-O-CH$ $H_2C-O-C-R_1$ / H_2C-O-糖	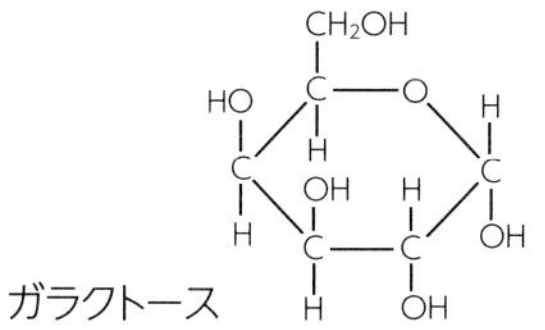 ガラクトース	モノガラクトシルジグリセリド
		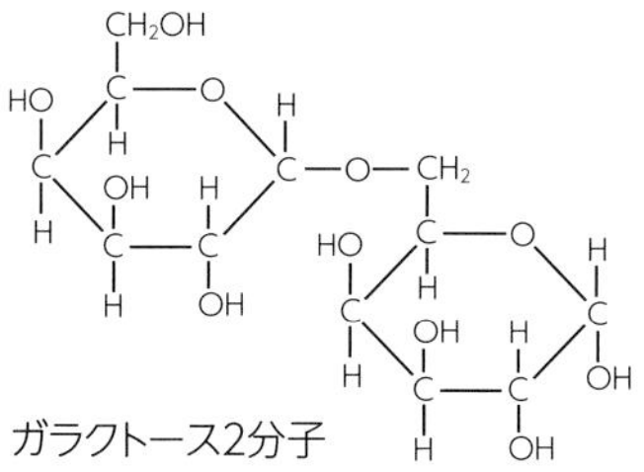 ガラクトース2分子	ジガラクトシルジグリセリド
スフィンゴ糖脂質	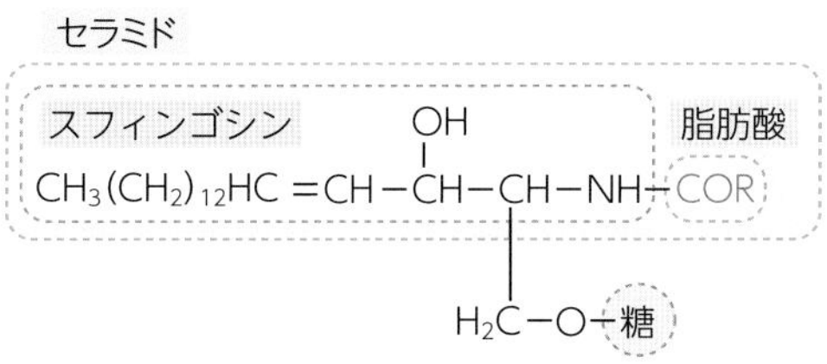 セラミド / スフィンゴシン OH 脂肪酸 / $CH_3(CH_2)_{12}HC=CH-CH-CH-NH-$COR / H_2C-O-糖	単糖（ガラクトースまたはグルコース）	セレブロシド

図27 **糖脂質の構造と名称**

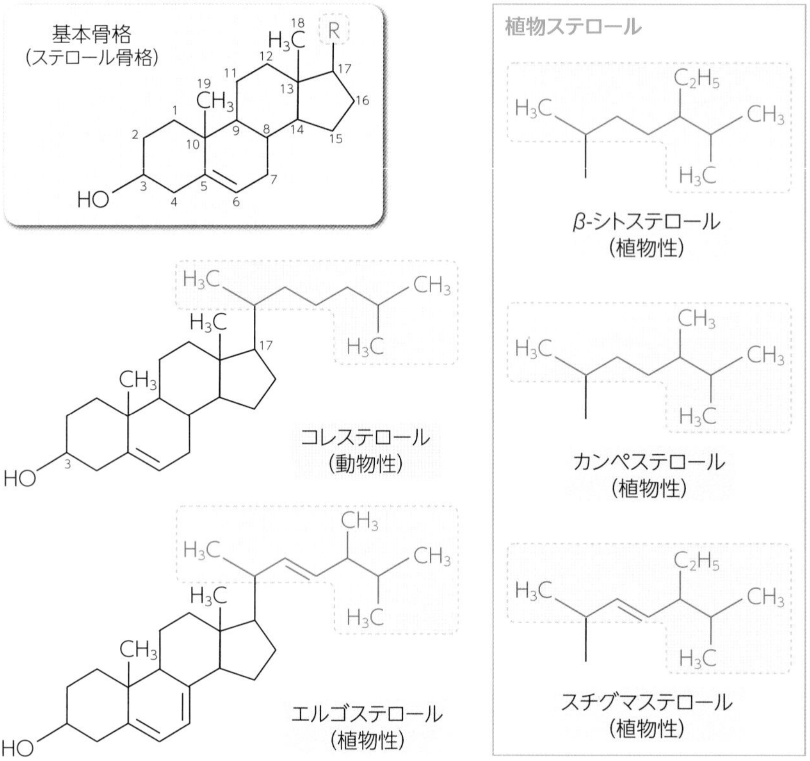

図28 **主なステロールの構造**

E. 油脂（脂質）の性質

　油脂はその脂肪酸組成によって性質が異なるため，物理化学的性質や調理加工時の変化を評価する必要がある．以下に主な指標を紹介する．

1）ヨウ素価（IV）

　不飽和脂肪酸を含む油脂にヨウ素（I_2：分子量254）を反応させると，ヨウ素がその不飽和結合部分に付加される．したがって，反応したヨウ素の量は，油脂を構成する脂肪酸の不飽和度を示す指標となる．この油脂のヨウ素消費量を**ヨウ素価**とよび，油脂100 gに付加するヨウ素のg数で示す（図29上段，図30）．

　飽和脂肪酸は二重結合がないので，ヨウ素価は0，オレイン酸（$C_{18:1}$）は90，リノール酸（$C_{18:2}$）は181，α-リノレン酸（$C_{18:3}$）は274となり，不飽和脂肪酸が多い油脂はヨウ素価が高くなる．すなわち，液体の油（oil）では高く，固体の脂（fat）では低くなる．

　植物油脂などヨウ素価が高い油脂は，空気中の酸素によって酸化され，しだいに重合して硬化してくる．

その性質の有無で乾性油，半乾性油，不乾性油に分類される（表8）．

2）けん化価（SV）

　油脂を水酸化カリウムなどでアルカリ加水分解すると，グリセリンと脂肪酸塩が生成する．この塩が**せっけん**であり，油脂をアルカリ加水分解することを**けん化**とよぶ（図31）．けん化価とは，油脂1 gをけん化するのに要する水酸化カリウム（KOH）のmg数で表し，構成脂肪酸の分子量に関係する（図29中段）．

3）酸価（AV）

　油脂は分子中に1～3個の脂肪酸を結合しているが，加工，貯蔵，酸敗などによって遊離脂肪酸が生成する．油脂1 g中に含まれる遊離脂肪酸を中和するのに必要なKOHのmg数を**酸価**とよぶ．

　精製されていない油脂に比べ精製された良質の油脂の酸価はきわめて低いが，揚げ物などの調理により酸価は上昇するため，油脂の精製度や劣化の指標となる．

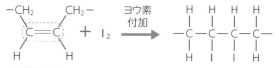

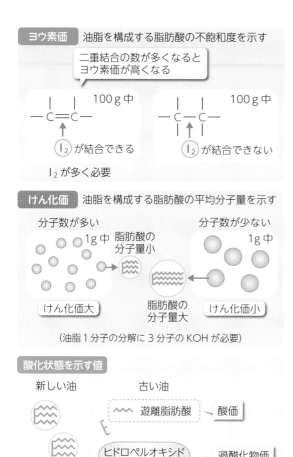

ヨウ素価 油脂を構成する脂肪酸の不飽和度を示す

二重結合の数が多くなるとヨウ素価が高くなる

100 g 中 $-C=C-$ I_2 が結合できる

100 g 中 $-C-C-$ I_2 が結合できない

I_2 が多く必要

けん化価 油脂を構成する脂肪酸の平均分子量を示す

分子数が多い　1g 中　脂肪酸の分子量小　けん化価大

分子数が少ない　1g 中　脂肪酸の分子量大　けん化価小

（油脂 1 分子の分解に 3 分子の KOH が必要）

酸化状態を示す値

新しい油　古い油

遊離脂肪酸 ── 酸価

ヒドロペルオキシド LOOH ── 過酸化物価

カルボニル化合物 >C=O ── カルボニル価

マロンジアルデヒド

チオバルビツール酸反応物量（チオバルビツール酸と反応）

図29　油脂の性質を表す指標

分子中の二重結合1カ所ごとに、ヨウ素が1分子結合する

例えば，分子量Mの油脂に二重結合がn個あれば，油脂1 molにつきヨウ素（分子量254）がn mol（すなわち$n×254$ g）結合することになり，下記の式でヨウ素価xを算出できる.

$$分子量M : 254n = 100 g : ヨウ素価x$$

$$\therefore x = \frac{25400n}{M}$$

図30　ヨウ素の付加とヨウ素価

ムで滴定したときの，油脂 1 kg に対するヨウ素のミリ当量数を過酸化物価とする.

　油脂の酸化の初期段階での指標であり，酸化後期では過酸化脂質が分解するため過酸化物価は減少する.

5）カルボニル価（CV）

　油脂が酸化されると一次酸化生成物である過酸化脂質が生成するが，さらに酸化が進むと過酸化脂質が分解し二次酸化生成物であるアルデヒドやケトンなどのカルボニル化合物が生成する.　カルボニル価は油脂 1 kg 中に含まれるカルボニル化合物のミリ当量数を示したもので，油脂の酸化が進むにつれて高くなる.

6）チオバルビツール酸反応物量

　過酸化脂質が分解して生成してくるマロンジアルデヒドなどがチオバルビツール酸（TBA）と反応して生成する赤色色素の量を測定する.　油脂や生体組織の過酸化状態の指標とされる.

　油脂の酸化が進むと色調変化，粘度の上昇，不快臭の発生，有害物質の生成などが生じ，「酸敗」とよばれる状態となる.　酸敗は変敗ともよばれるが，図32に酸敗の進むようすと指標を，図29下段に酸化の指標をまとめた.

7）比重，屈折率

　比重は油脂を構成している脂肪酸の種類によって異なり，分子量が増加すると比重は減少するが，不飽和脂肪酸の量が増えるにつれて増加する.　食用油脂の比重は15℃で0.91～0.95の範囲にある.

4）過酸化物価（POV）

　油脂に含まれる脂肪酸のうち，二重結合を有する不飽和脂肪酸は自動酸化[※4]を起こすが，その初期段階で生成する過酸化脂質（ヒドロペルオキシドなど）の量を示す値である.　過酸化脂質とヨウ化カリウム（KI）を反応させて生じたヨウ素（I_2）をチオ硫酸ナトリウ

※4　自動酸化：空気中，または酸素と紫外線の片方または両方の存在下で起こる酸化反応（第5章2-B参照）.

表8 主な油脂の特徴

油脂	融点 (凝固点)(℃)	けん化価	ヨウ素価	主な構成脂肪酸
植物油脂				
【乾性油】				
サフラワー油*1	−5	186〜194	120〜150	リノール酸, オレイン酸
【半乾性油】				
大豆油*2	−8〜−7	188〜196	124〜139	リノール酸, オレイン酸, パルミチン酸
ごま油	(−6〜−3)	186〜195	103〜118	リノール酸, オレイン酸, パルミチン酸
コーン油	−18〜−10	187〜198	88〜147	リノール酸, オレイン酸, パルミチン酸
なたね油	(−12〜0)	167〜180	94〜107	オレイン酸, リノール酸, リノレン酸
綿実油	(−6〜4)	189〜197	88〜121	リノール酸, パルミチン酸, オレイン酸
【不乾性油】				
オリーブ油	(0〜6)	185〜197	75〜90	オレイン酸, リノール酸, パルミチン酸
植物脂				
パーム油	27〜50	196〜210	43〜60	パルミチン酸, オレイン酸, リノール酸
やし油	20〜28	245〜271	7〜16	ラウリン酸, ミリスチン酸, パルミチン酸
動物油脂				
乳脂肪	35〜50	190〜202	25〜60	パルミチン酸, オレイン酸, ステアリン酸, ミリスチン酸
牛脂	45〜48	190〜202	25〜60	オレイン酸, パルミチン酸, ステアリン酸
豚脂	28〜48	193〜202	46〜70	オレイン酸, パルミチン酸, ステアリン酸
魚油				
いわし油		188〜205	163〜195	パルミチン酸, オレイン酸, EPA, DHA

＊1 ハイリノール (高リノール酸) 種とハイオレイック (高オレイン酸) 種の2品種があり, 前者は乾性油で後者は不乾性油である.
＊2 大豆油のヨウ素価は124〜139の範囲にあり, 半乾性油 (100〜130) から乾性油 (130以上) の領域に分布する. ヨウ素価は大豆の産地や採油時期により多少変動するからである. ここでは半乾性油に分類しておく.
(文献3をもとに作成)

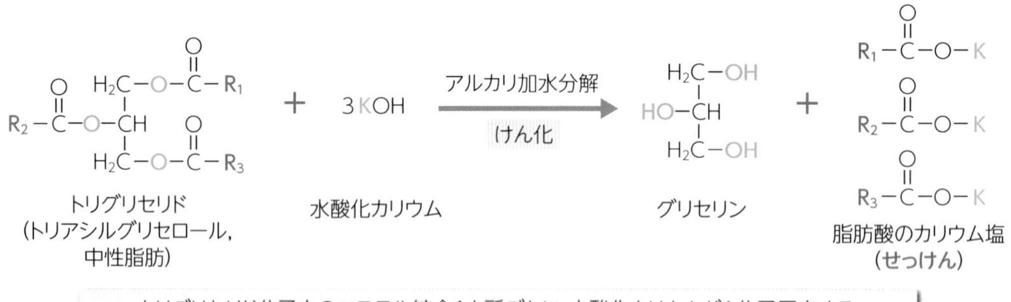

トリグリセリド分子中のエステル結合1カ所ごとに,水酸化カリウムが1分子反応する

例えば, R_1〜R_3がすべてオレイン酸 ($C_{18:1}$) だとすると, この油脂の分子量は884となる.
この油脂1gのモル数は $\dfrac{1\,g}{884\,g}$ となり, 反応する水酸化カリウム (KOH) のモル数は
その3倍の $\dfrac{3\times1\,g}{884\,g}$ である.
水酸化カリウム (KOH) の分子量は56なので, けん化に要したKOHは
$\dfrac{56\times3\times1}{884} ≒ 0.190\,g$ すなわち 190 mgがけん化価となる.

図31 けん化とけん化価

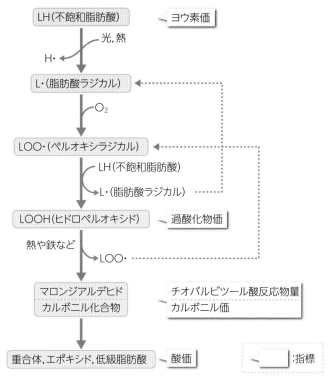

図32 酸敗の進むようすと指標
酸敗の各段階で有効な指標を，右側の吹き出し内に示した．
Lはlipid（脂質）を表す．

屈折率は，長鎖脂肪酸，不飽和脂肪酸が多いほど高くなる．また油脂の酸化劣化により屈折率は高くなる．

8) 融点

融点は，油脂を構成する脂肪酸によって変化し，炭素数が多いほど，また飽和脂肪酸が多いほど，その融点は高くなる（p.43 本節A-2参照）．液体の油脂には不飽和脂肪酸が多く含まれるが，二重結合に水素添加すると飽和化し融点が上昇する（図33）．こうして製造された油脂を硬化油とよぶ（後述10参照）．

9) 発煙点

油脂を加熱した際，油脂表面から発煙が連続的に起こり始める温度をいう．トリグリセリド以外に遊離脂肪酸，モノグリセリド，乳化剤などの成分を含むと発煙点が低下する．通常は200℃以上であるが，揚げ物などに長く使って酸化が進行すると180℃くらいまで発煙点が下がって揚げ物中でも発煙するようになり，使用に耐えない．したがって，厚生労働省の「弁当及

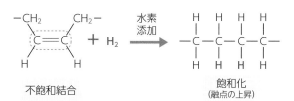

図33 水素添加

びそうざいの衛生規範」において，発煙点が170℃未満となった油は新しい油脂と交換することが推奨されている．

10) 水素添加とトランス脂肪酸

先述したように，不飽和脂肪酸の割合が高い油脂は融点が低く常温で液体の油（oil）になり，逆に飽和脂肪酸の割合が高い油脂は融点が高く常温で固体の脂（fat）になる．そこで，不飽和結合の二重結合の一部に水素を付加して部分水素添加を行い，二重結合の数

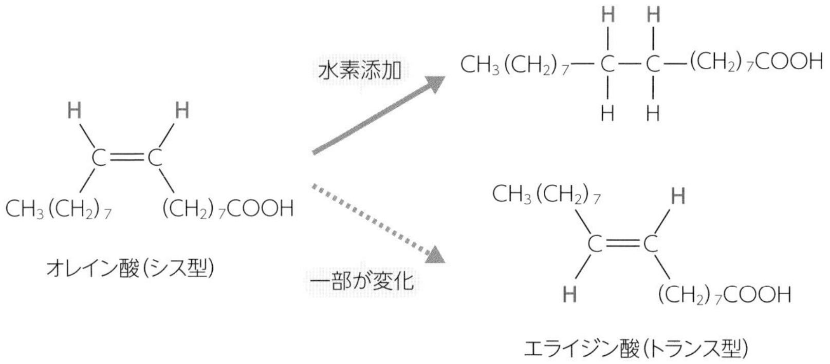

図34 水素添加とトランス脂肪酸の生成

を減らし飽和脂肪酸の割合を増やすことにより融点を上げて，固体または半固体状の油脂にすることを**硬化処理**といい，こうして製造された油脂を**硬化油**あるいは**部分水素添加油**とよぶ．

　酸化安定性が向上した硬化油はマーガリンやショートニングなどの原料として用いられる．しかし，硬化処理を行うと図33のようにすべての二重結合が飽和化するのではなく，図34のように一部の二重結合がシス型からトランス型二重結合に変化し，**トランス脂肪酸**が生成する．

　牛などの反芻動物の肉や乳脂肪にもトランス脂肪酸は存在するが，天然に存在する不飽和脂肪酸のほとんどはシス型である．トランス脂肪酸を多く摂取すると，血中LDL（低密度リポたんぱく質）濃度が増加する一方でHDL（高密度リポたんぱく質）濃度が低下することから，近年，動脈硬化など心疾患のリスクを高めるなどトランス脂肪酸の安全性が問題視されている．欧米と比べわが国のトランス脂肪酸の摂取量は低いため，トランス脂肪酸摂取による健康への影響は少ないと考えられるが，脂質の多い食事や洋菓子類を特に好む人たちはトランス脂肪酸を多く摂取する可能性は否定できないので，食生活の見直しが必要である．

F. 脂質の栄養

　脂質の栄養素としてのはたらきは，エネルギー源やエネルギー貯蔵物質となること，生体内で細胞膜を構成

すること，必須脂肪酸の供給源であることなどがあげられる．また脂質は脂溶性ビタミンの吸収を促進する．

1）エネルギー源としての脂質

　脂質は**1gあたり9kcal**と糖質やたんぱく質の4 kcal/gより2倍以上のエネルギーを有し，効率のよいエネルギー源である．体内に体脂肪として蓄えることもできるが，脂肪組織には2割ほど水分が含まれるため，脂肪組織1gあたり7.2kcalで換算される．

　また，脂質が代謝されてエネルギーになるときは，糖質が代謝されてエネルギーになるときよりもビタミン B_1 のかかわる代謝工程が少なく，ビタミン B_1 の消費量が少なくすむ．これは脂質のビタミン B_1 節約作用とよばれる．

2）生体膜成分

　生体は約37兆個にも及ぶ細胞で構成されているが，水分を除いて生体の15％程度は脂質でできている．それはリン脂質やコレステロールからなる**脂質二重層**が細胞膜を形成しているからである．細胞膜には他にもたんぱく質や糖が存在し，細胞内外の物質のやりとりを助けている（図35）．

3）必須脂肪酸

　脂肪酸のなかでも，ヒトの体内では合成できないため必ず食物から摂取しなくてはならない脂肪酸を**必須脂肪酸**という．n-6系の**リノール酸**（$C_{18:2}$）とn-3系の**α-リノレン酸**（$C_{18:3}$）が必須脂肪酸である．これらの脂肪酸は体内で代謝されて，n-6系のリノール酸

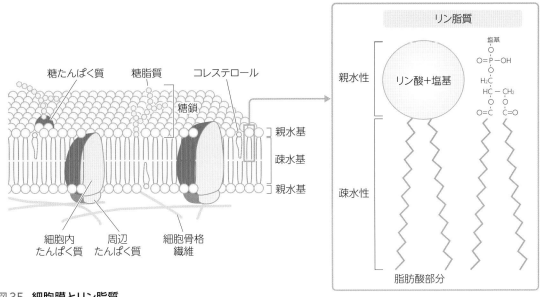

図35 細胞膜とリン脂質
リン脂質は両親媒性物質であり，疎水性部分を内部に向け，親水性部分を外側に露出した細胞膜の二重構造の主要成分である．糖たんぱく質，糖脂質，細胞内たんぱく質，周辺たんぱく質，コレステロールは細胞膜の内外のさまざまな情報を伝達する役割を担っている．細胞骨格繊維は細胞質内に存在し，細胞の形態を維持し，また細胞内外の運動に必要な力を発生させる役割を担っている．

からアラキドン酸（$C_{20:4}$）が生成し，n-3系のα-リノレン酸からはエイコサペンタエン酸（EPA，$C_{20:5}$）やドコサヘキサエン酸（DHA，$C_{22:6}$）が生合成され（図36），体内で特有の生理作用を示す．

　これらのうち，炭素数が20のアラキドン酸，エイコサペンタエン酸から**エイコサノイド**[※5]とよばれるプロスタグランジン，トロンボキサン，ロイコトリエンなどの生理活性物質が生成される．n-6系のアラキドン酸から生合成されるエイコサノイドは，血小板凝集，気管支収縮，子宮収縮，腸管運動などにかかわり炎症促進的にはたらくが，一方，n-3系のエイコサペンタエン酸から生成されるエイコサノイドはn-6系のエイコサノイドと拮抗するものが多く，炎症抑制的にはたらく．したがって，これらのバランスが崩れると，高血圧，動脈硬化症，心筋梗塞などを発症する原因ともなり，健康に大きく影響する．そのため，n-3系不飽和脂肪酸とn-6系不飽和脂肪酸の摂取量比（n-6/n-3

比）は4程度が望ましいとされている．

4）脂質の機能性

脂質のとりすぎは肥満や動脈硬化をもたらしメタボリックシンドロームにつながるリスクを高める．しかし脂質のなかには生体調節機能を有するものがあり，脂質の量や質を見直すことによって健康を維持できる可能性がある（図37）．

①n-3系多価不飽和脂肪酸：エイコサペンタエン酸やドコサヘキサエン酸には抗動脈硬化作用があるとされる．

②**共役リノール酸（CLA）**：乳製品や牛肉に少量含まれる**共役リノール酸**[※6]には，脂質代謝異常改善や糖尿病改善が期待される．

③**植物ステロール**：植物ステロールはコレステロールの吸収を抑制するが，なかでも5-カンペステノンは脂質分解を促進することによって肥満を防ぐことが報告されている．

④**中鎖脂肪酸（MCFA）**：中鎖脂肪酸は炭素数が少な

※5　エイコサノイドの「エイコサ」は20を意味する倍数接頭辞である．したがって，エイコサノイドは炭素数20の不飽和脂肪酸から生成することがわかる．倍数接頭辞にはモノ＝1，ジ＝2，トリ＝3，テトラ＝4，ペンタ＝5，ヘキサ＝6，ヘプタ＝7，オクタ＝8，ノナ＝9，デカ＝10，ドコサ＝22など

があり，モノレールやオクターブなどいろいろな用語に用いられている．
※6　リノール酸の2つの二重結合（－C=C－C=C－）が2個共役した形（－C=C－C=C－）になっているもの．牛などの反芻動物の胃内に存在する微生物により生成される．

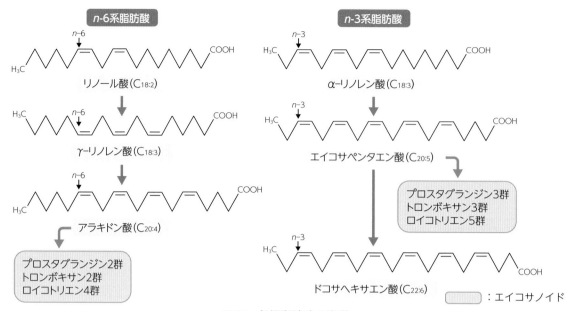

図36 必須脂肪酸の代謝

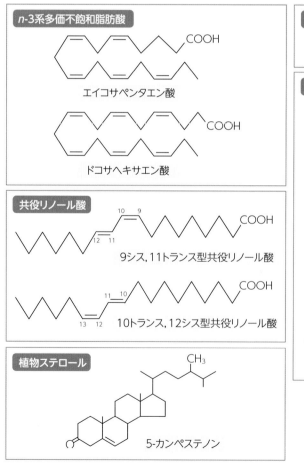

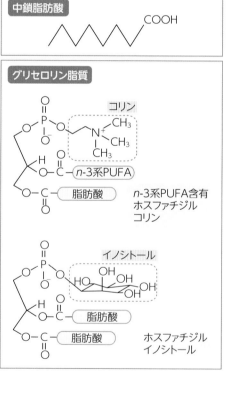

図37 機能性脂質の構造

PUFA：多価不飽和脂肪酸
（文献4をもとに作成）

いため，長鎖脂肪酸よりも親水性が強い．そのため中鎖脂肪酸トリグリセリド（MCT）は消化によって中鎖脂肪酸となり，速やかに吸収されて直接エネルギーになり，体脂肪にはなりにくいとされる．そのためエネルギー補給が必要な病者用のカロリー食にも用いられている．

⑤ **グリセロリン脂質**：グリセロリン脂質の一種であるホスファチジルコリン（レシチン）は肝機能の正常化による脂質代謝異常の改善が知られている．またホスファチジルイノシトールは，肥満・糖尿病ラットの非アルコール性脂肪性肝臓障害を改善する作用が報告されている．

4 たんぱく質

A. たんぱく質とは

たんぱく質は，糖質，脂質とともにエネルギー産生栄養素（三大栄養素）の一つにあげられ，生体を構成する重要な栄養素であり，生体内の反応に欠かせない酵素やホルモンとしてもはたらいている．動物においては，筋肉，皮膚，臓器，毛髪などの主成分となる．たんぱく質はヒトが生命活動を維持するために最も大切な栄養素である．

たんぱく質には膨大な種類があり多種多様であるが，いずれも20種類の**アミノ酸**から構成されている．たんぱく質は数百〜数千のアミノ酸がペプチド結合したポリペプチドで，その配列はDNA（デオキシリボ核酸；

本章7-A参照）がもっている情報に従って決定されている．

食品に含まれるたんぱく質は，消化管内で消化されてアミノ酸となり体内に吸収される．その役割は主に，生体のたんぱく質を再構成する栄養素となるアミノ酸の供給である．したがって，たんぱく質を構成するアミノ酸の種類や量が重要視される．

B. アミノ酸

1) アミノ酸の構造

アミノ酸の基本構造を図38に示す．アミノ酸は**カルボキシ基**（-COOH）と**アミノ基**（-NH$_2$）をもつ[※7]．図38のようにカルボキシ基から数えて1個目の炭素（α位の炭素）にアミノ基が結合したアミノ酸を**α-アミノ酸**とよび，2個目の炭素（β位の炭素）に結合したものをβ-アミノ酸，3個目の炭素（γ位の炭素）に結合したアミノ酸をγ-アミノ酸とよぶ．たんぱく質を構成するアミノ酸は，α位にアミノ基が結合した20種類のα-アミノ酸である．

アミノ酸は，塩基の性質（H$^+$を受け取る）をもつアミノ基と，酸の性質（H$^+$を与える）をもつカルボキシ基をもつ**両性電解質**で，分子内で酸塩基反応を行い，中性の溶液中では電気的に中性な**双極イオン**になる（図39）．酸性の溶液中ではカルボキシ基は-COOHとなり，アミノ基は-NH$_3$$^+$となってアミノ酸は正（＋）に荷電し，アルカリ性の溶液中では，それぞれ-COO$^-$と-NH$_2$となってアミノ酸は負（－）に荷電する．分

※7　プロリンはイミノ基（-NH）をもつので正確にいえばイミノ酸である．しかし，たんぱく質の構成成分であるので，慣例でアミノ酸に分類されている（図40参照）．

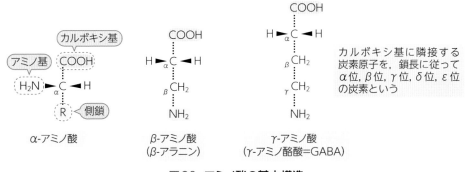

図38　アミノ酸の基本構造

α-アミノ酸

β-アミノ酸
（β-アラニン）

γ-アミノ酸
（γ-アミノ酪酸＝GABA）

カルボキシ基に隣接する炭素原子を，鎖長に従ってα位，β位，γ位，δ位，ε位の炭素という

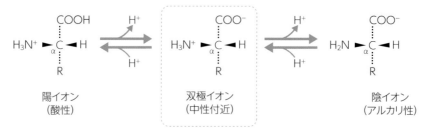

図39　水溶液中のアミノ酸

子内の＋と－の電荷が等しくなるpHをそのアミノ酸の**等電点**とよび，側鎖（－R）の影響でそれぞれ異なる．

2）アミノ酸の種類

　図40に各アミノ酸の構造と等電点を示す．アミノ酸は側鎖（図40中，緑色の部分）の種類によって性質が異なり，側鎖が炭化水素でできているバリンやロイシンは**中性アミノ酸**という．側鎖にカルボキシ基を有するグルタミン酸などは**酸性アミノ酸**，アミノ基を側鎖にもつものは**塩基性アミノ酸**である．トレオニン（スレオニン），セリン，チロシンは水酸基（－OH）をもつため，水素結合に関与する．中性アミノ酸の等電点は5〜6，塩基性アミノ酸は7〜10，酸性アミノ酸が3付近である．等電点ではアミノ酸の正味の電荷はゼロとなり，水への溶解度が低くなる．したがってたんぱく質の溶解度は，たんぱく質を構成するアミノ酸の種類によって異なる．

　また α-アミノ酸の α位の炭素は，図41にあるようにカルボキシ基，アミノ基，水素と側鎖の4種類の異なる原子または原子団が結合しているため，不斉炭素となる（本章2-C参照；ただしグリシンは側鎖が水素原子なので，不斉炭素はもたない）．したがって，D型とL型[8]の**鏡像異性体**（本章2-C参照）が存在する（図41）．たんぱく質を構成するアミノ酸はすべてL型である．

C. ペプチド

1）ペプチド結合

　あるアミノ酸のカルボキシ基（－COOH）と他のアミノ酸のアミノ基（－NH₂）から1分子の水（H₂O）が

とれて生じる結合を**ペプチド結合**といい，結合した化合物をペプチドとよぶ（図42）．アミノ酸が2分子ペプチド結合したペプチドをジペプチド，3分子結合したペプチドをトリペプチド，10個程度アミノ酸が結合したペプチドをオリゴペプチド，アミノ酸が多数結合したものをポリペプチドという．

　また，ペプチドを構成しているアミノ酸を**アミノ酸残基**といい，ペプチド鎖の両端には遊離のアミノ基と遊離のカルボキシ基が存在する．アミノ基側の末端を**アミノ末端**または**N末端**とよび，カルボキシ基側の末端を**カルボキシ末端**または**C末端**という．

D. たんぱく質の構造

1）たんぱく質の一次構造

　たんぱく質は約50〜数千個のアミノ酸がペプチド結合したポリペプチドである．たんぱく質を構成するアミノ酸の配列順序をたんぱく質の**一次構造**という．

　例えば，図43に示すヒトインスリンは，アミノ酸が21個結合したポリペプチドのA鎖とアミノ酸が30個結合したB鎖の二量体である．A鎖の7番目のシステイン残基とB鎖の7番目のシステイン残基，A鎖の20番目とB鎖の19番目のシステイン残基の2カ所でA鎖とB鎖が架橋している．この架橋は，たんぱく質内のシステイン残基にある－SH基が2つ結合した－S−S−結合で，**ジスルフィド結合**とよぶ．ジスルフィド結合は後述する三次構造にも関与している．

2）たんぱく質の二次構造

　たんぱく質のポリペプチド鎖は，**二次構造**をとる．これはペプチド結合の性質に基づいている．ペプチド結合のカルボニル基（－C=O）の酸素とイミノ基（－N-H）の水素の間に存在する**水素結合**によって立体

※8　アミノ酸のD型，L型は，不斉炭素の上にカルボキシ基（−COOH）を配置して炭素鎖を縦に並べた場合，α位の炭素の左側にアミノ基（−NH₂）が位置していればL型，右にアミノ基が位置していればD型である．

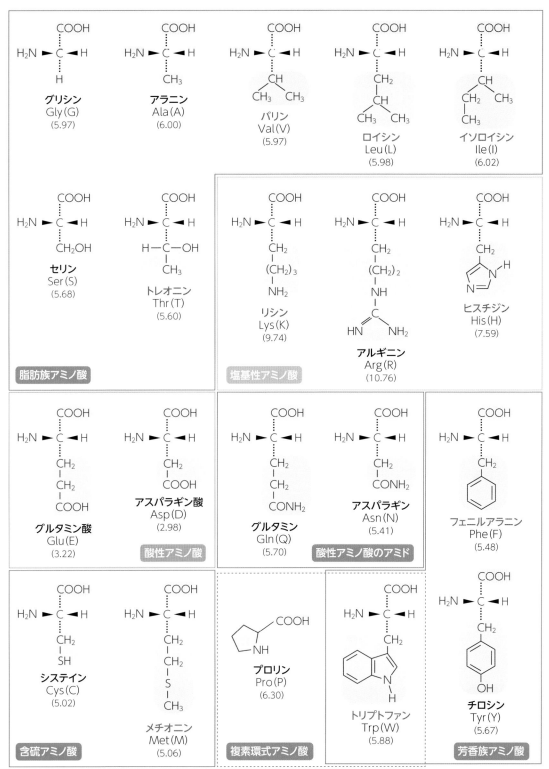

脂肪族アミノ酸

塩基性アミノ酸

酸性アミノ酸

酸性アミノ酸のアミド

含硫アミノ酸

複素環式アミノ酸

芳香族アミノ酸

＊名称の下のアルファベットは3文字略号と1文字略号を併記，カッコ内の数値は等電点を示す
＊赤色の文字のアミノ酸は不可欠アミノ酸
＊□ :::: 内のアミノ酸は中性アミノ酸

図40　たんぱく質を構成するアミノ酸

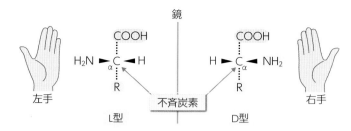

図41 アミノ酸の鏡像異性体

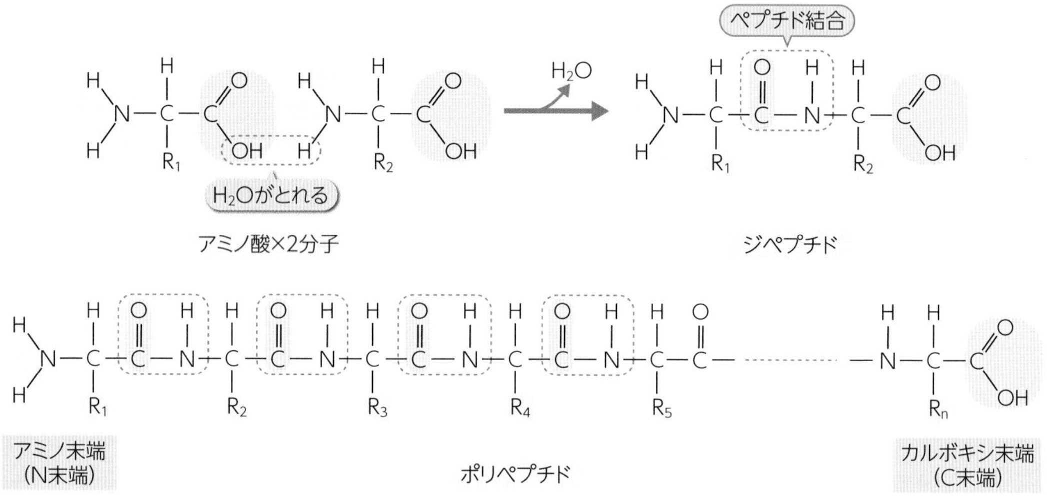

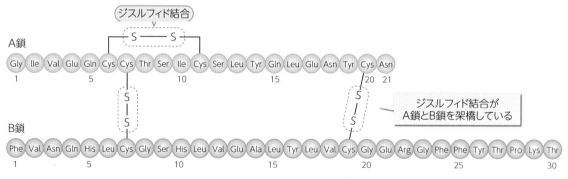

図42 ペプチド結合

図43 ヒトインスリンの一次構造

構造が形成されている（図44）.

二次構造にはαヘリックス構造（らせん構造）とβシート構造（ひだ状構造）がある. αヘリックスは右巻きのらせん構造で, アミノ酸の残基3.6個で1回転のらせんを形成している（図44A）. βシート構造は, ペプチド鎖が並列して配置しており, 互いのペプチド結合のカルボニル基とイミノ基の間で水素結合が形成されて安定化している（図44B）. 同じ向きに並んだ平行型構造と, 逆向きに並んだ逆平行型構造がある. また, たんぱく質の分子中には一定の構造をとらない不規則構造（ランダムコイル構造）も多い.

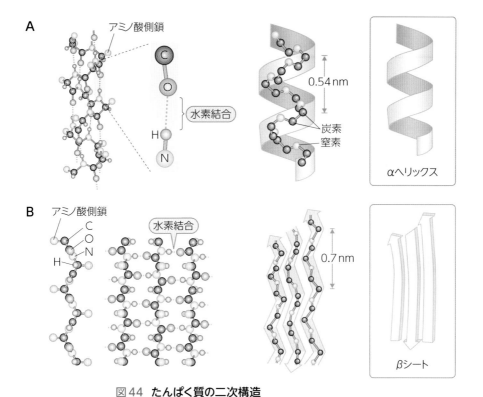

図44 たんぱく質の二次構造
A）αヘリックス構造，B）逆平行型のβシート構造を示している．
（文献1より引用．B内の「アミノ酸側鎖」は著者補足）

3）たんぱく質の三次構造

　たんぱく質のポリペプチド鎖はαヘリックスやβシートをその部分構造にもっているが，それらが組み合わさって折りたたまれ，球状や繊維状の立体的な構造をとったものをたんぱく質の**三次構造**という．三次構造の形成には，ポリペプチド鎖のアミノ酸残基がもつ側鎖間の結合が関与している．関与する結合には疎水結合，水素結合，イオン結合，ジスルフィド結合などがある．疎水性アミノ酸[※9]の炭化水素鎖や芳香族アミノ酸の芳香環は疎水性をもつため，たんぱく質分子の中で疎水結合を形成し，分子の中心に集まる．一方，親水性のアミノ基やカルボニル基をもつアミノ酸はたんぱく質分子の表面に位置し水和するため，たんぱく質が水に可溶となる（図45）．

　三次構造で球状の立体構造をとるたんぱく質を球状たんぱく質といい，水に溶けやすいものが多い．代表的なものは，ミオグロビン，アルブミンがある．繊維状の立体構造をとるたんぱく質は繊維状たんぱく質とよばれ，水に溶けにくいものが多い．コラーゲンやケラチンなどが代表的なものである．

4）たんぱく質の四次構造

　たんぱく質は通常，1本のポリペプチド鎖からできているが，2本以上の別々のポリペプチド鎖が互いに結合して（重合），1つのたんぱく質を形成している場合がある．これをたんぱく質の**四次構造**とよぶ．重合体を構成するポリペプチド鎖（三次構造をとる）をサブユニットといい，その数によって二量体，三量体，四量体とよぶ．例えば，図46に示すとおり，血液中に存在するヘモグロビンは，α鎖とβ鎖のサブユニットが2個ずつ会合している四量体である．

※9　疎水性アミノ酸：脂肪族アミノ酸（図40）のなかでも，炭化水素のみの側鎖を持つアミノ酸．セリンやトレオニンは側鎖に水酸基（-OH）をもつため，疎水結合よりも水素結合に関与する．

E. 食品中のたんぱく質

　日本人の食生活のなかで，たんぱく質の供給源は魚介類，肉類，卵類，乳類，大豆製品と主食である穀類

があげられる．表9にあるように，食品中には数種類のたんぱく質が含まれる．

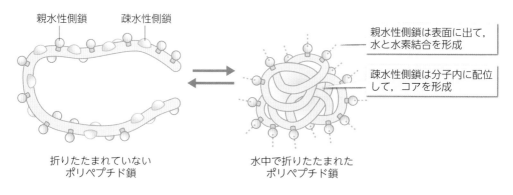

親水性側鎖　　疎水性側鎖

親水性側鎖は表面に出て，
水と水素結合を形成

疎水性側鎖は分子内に配位
して，コアを形成

折りたたまれていない
ポリペプチド鎖

水中で折りたたまれた
ポリペプチド鎖

図45　たんぱく質の三次構造
（文献2をもとに作成）

Column

コラーゲンと老化

　コラーゲンは，皮膚，骨，軟骨，腱，血管壁などに多く分布している．その構造は図Aのとおり，両端にテロペプチドとよばれる部分をもつポリペプチド鎖が三重らせん構造をとったコラーゲン分子（**トロポコラーゲン**）が基本単位となる．コラーゲン分子が同方向に重なり架橋されることで四次構造ができ，繊維状たんぱく質のコラーゲンとなる．この構造が弾性をもち，生体の結合組織を維持している．

　しかし加齢が進むと，たんぱく質が糖化することによりできるAGEs（終末糖化産物）という物質が余計な架橋をつくり，コラーゲンの弾性を弱らせ硬化させる．こうして皮膚や血管壁を支える結合組織が硬化し，老化が進むのである．AGEsの生成には活性酸素がかかわっており，抗酸化作用のある食品の摂取がAGEsの生成ならびにコラーゲンの老化を防ぐ可能性が考えられる．

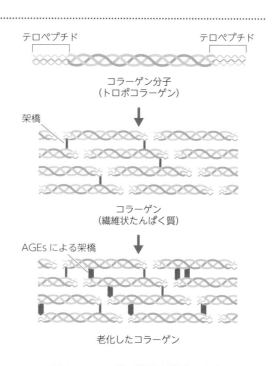

テロペプチド　　　　　　　　　　　テロペプチド

コラーゲン分子
（トロポコラーゲン）

架橋

コラーゲン
（繊維状たんぱく質）

AGEsによる架橋

老化したコラーゲン

図A　コラーゲン分子の構造と老化

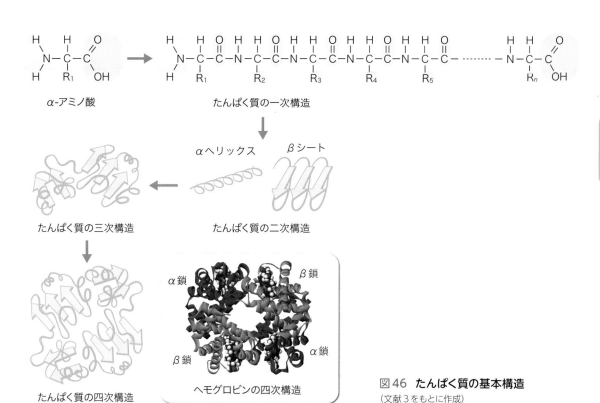

α-アミノ酸 　たんぱく質の一次構造

αヘリックス 　βシート

たんぱく質の三次構造 　たんぱく質の二次構造

たんぱく質の四次構造

α鎖 　β鎖
β鎖 　α鎖
ヘモグロビンの四次構造

図46　たんぱく質の基本構造
（文献3をもとに作成）

表9　食品に含まれる主なたんぱく質の種類

食品		たんぱく質名	分類名	含量(%)	性質
植物性	米	オリゼニン	グルテリン	80	
	小麦	グリアジン	プロラミン	40	粘性
		グルテニン	グルテリン	40	弾性
	大豆	グリシニン	グロブリン	80	ゲル形成
動物性	牛肉, 魚肉	ミオシン	グロブリン	30	筋原繊維たんぱく質
		コラーゲン	硬たんぱく質	15	老化変性する
	牛乳	カゼイン	リンたんぱく質	80	α-, β-, κ-がある
		ラクトアルブミン	アルブミン	10	乳清たんぱく質
	卵白	オボアルブミン	アルブミン	54	泡立ち性, 熱凝固
		オボトランスフェリン	アルブミン	12	細菌の発育を阻止
		オボムコイド	糖たんぱく質	11	トリプシンインヒビター
	卵黄	リポビテリン	リポたんぱく質	43	乳化性
		リポビテレニン	リポたんぱく質	31	乳化性
		ホスビチン	リポたんぱく質	4	リンと糖を含む

（文献4をもとに作成）

F. たんぱく質の性質

1）たんぱく質の等電点

　本章4-Bで述べたように，たんぱく質を構成しているアミノ酸残基にはカルボキシ基やアミノ基などを有するものが多くあるため，たんぱく質は正電荷（＋電荷，$-NH_3^+$に由来）と負電荷（－電荷，$-COO^-$に由来）を合わせもつ**両性電解質**である．

　たんぱく質の電離状態は溶液のpHによって変化し，酸性の溶液中ではH^+イオンが付加しやすくなるため，アミノ酸残基の側鎖は$-NH_2 \rightarrow -NH_3^+$，$-COO^- \rightarrow -COOH$となり＋電荷が増加する．アルカリ性溶液中では，$H^+$イオンが引き抜かれやすくなり，アミノ酸残基の側鎖は$-NH_3^+ \rightarrow -NH_2$，$-COOH \rightarrow -COO^-$となり－電荷が増加する．そしてあるpHでは＋電荷と－電荷が等しくなり，たんぱく質全体としての電荷はゼロとなる．このときのpHをたんぱく質の**等電点**といい，たんぱく質は電荷がないため水和性が低くなり，溶解度が最小となって沈殿ができやすくなる．このような原理でたんぱく質が沈殿することを**等電点沈殿**という（図47）．主なたんぱく質の等電点を表10に示す．

　例えば大豆の主要なたんぱく質であるグリシニンの等電点は4.3と低いが，これは酸性アミノ酸のグルタミン酸やアスパラギン酸を多く含むためである．また，魚類の精巣から得られるプロタミンは塩基性アミノ酸のアルギニンを多く含むため，等電点が高い．このようにたんぱく質を構成するアミノ酸の種類と数によって等電点が決まる．

表10　主なたんぱく質の等電点

たんぱく質	等電点
グリシニン	4.3
グルテニン	4.4〜4.5
オボアルブミン	4.6
カゼイン	4.6
ラクトアルブミン	4.6
アクチン	4.7
ラクトグロブリン	5.2
ミオシン	5.4
ミオグロビン	6.8
ヘモグロビン	6.8
キモトリプシン	8.1〜8.6
リゾチーム	10.8
プロタミン	12.0〜12.4

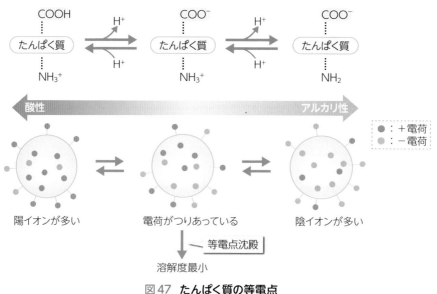

図47　たんぱく質の等電点
（文献5をもとに作成）

2）たんぱく質の溶解性

たんぱく質を構成しているアミノ酸は水に溶けやすい性質をもつが，それは側鎖の種類に依存する．たんぱく質の表面上の側鎖に水和しやすい官能基（カルボニル基，アミノ基，水酸基など）が多いと溶けやすい．しかし，塩化ナトリウムや硫酸アンモニウムなどを加えて高濃度の塩にすると，側鎖と水和していた水が塩のほうに引き寄せられ，水に溶けにくくなりたんぱく質は沈殿する．これを**塩析**といい，たんぱく質の分離や濃縮，精製に利用される．

代表的な硫安沈殿法では，硫酸アンモニウム（硫安）の濃度の違いによって，溶解度の違うたんぱく質を分画[※10]する．20％飽和硫安溶液では沈殿するたんぱく質は少ないが，30〜70％飽和硫安溶液では多くのたんぱく質が沈殿する．

また，エタノールやアセトンをたんぱく質溶液に加えると，たんぱく質の構造が変化（変性；本章4-I）して沈殿する．しかし低温（10℃以下）においてこれらの有機溶媒を加えると，たんぱく質が変性せずに沈殿する．この性質を用いてたんぱく質の除去や精製をすることができ，組織からの血漿たんぱく質の分離などに用いられる（有機溶媒沈殿法）．

3）たんぱく質の紫外線吸収スペクトル

たんぱく質溶液に光を当てると，波長280 nm付近で極大，250 nm付近で極小を示す紫外線吸収スペクトルを得ることができる．これは，アミノ酸残基のトリプトファンやチロシン，フェニルアラニンがもつ側鎖の芳香環によるものである．この性質を利用して，280 nmの吸光度[※11]によりたんぱく質濃度を簡便に求めることができる．

G. たんぱく質の検出法

1）ビウレット反応

たんぱく質などアミノ酸が3個以上結合した（トリペプチド以上の）ペプチドの呈色反応の一つである．たんぱく質溶液をアルカリ性にして硫酸銅溶液を加えると，隣り合う2個のペプチド結合が硫酸銅（Ⅱ）に配位し，赤紫色〜青紫色に呈色する．

2）キサントプロテイン反応

たんぱく質の呈色反応の一つで，たんぱく質を濃硝酸とともに加熱すると黄色を呈する．この反応は，たんぱく質のアミノ酸残基が有する芳香環がニトロ化されることによって起こる．すなわちトリプトファン，チロシン，フェニルアラニンといった，分子内に芳香環を有するアミノ酸が反応している．

3）ニンヒドリン反応

たんぱく質溶液にニンヒドリン溶液を加えて加熱すると青紫色を呈する．これは，たんぱく質のアミノ酸残基が有するアミノ基がニンヒドリン溶液と反応し，酸化的に脱アミノされ，生じたアンモニアが反応している．したがって，たんぱく質だけではなく，アミノ糖やアンモニアも反応する．

4）ケルダール法と窒素-たんぱく質換算係数

たんぱく質は糖質や脂質と違い，必ず窒素原子を含んでいる．このことを利用した定量法として**ケルダール法**が用いられている．たんぱく質を濃硫酸とともに加熱し，含まれる窒素を硫酸アンモニウムに変換した後，アルカリ下で水蒸気蒸留し，発生するアンモニアの量を滴定によって定量する．

この方法で測定しているのは含有する窒素量であるが，種々のたんぱく質について測定すると，平均的にたんぱく質100 gあたりの窒素量は約16 gである．したがって，ケルダール法で求めた窒素量からたんぱく質量を求めるには窒素量を$6.25\left(\dfrac{100}{16}\right)$倍にする．この6.25という値は**窒素-たんぱく質換算係数**（たんぱく質換算係数ともいう）として一般的に用いられる．ただし，穀類，豆類，種実類，野菜類，乳製品類，みそ・しょうゆなどでは，それぞれの食品に応じた換算計数を用いる．

H. たんぱく質の分類

1）構成成分による分類

たんぱく質は，アミノ酸のみで構成されたポリペプチド鎖でできている**単純たんぱく質**，ポリペプチド鎖に糖やリンなどが結合した**複合たんぱく質**，さらにこれらのたんぱく質から加熱，酸，アルカリ，酵素などの物理的，化学的処理によって生じる**誘導たんぱく質**に分類される．

※10　分画：混合物を構成する成分に分けること．
※11　吸光度：物質が特定の波長の光を吸収する強度を示す尺度である．

単純たんぱく質は，その溶解性から表11のように分類される．これらの性質を利用して，たんぱく質の抽出や分離，精製を行うことができる．

複合たんぱく質は，結合する物質によって表12のように分類される．この結合する複合成分が，たんぱく質の機能の多様性に大きく関与している．

誘導たんぱく質は，天然のたんぱく質を熱，酸やアルカリなどで変化させたたんぱく質である．牛乳のたんぱく質であるカゼインをキモシンによって分解したパラカゼインや，コラーゲンを熱水処理して変性させて得られるゼラチン，たんぱく質を加水分解したプロテオースやペプトンなどがある．

表11　単純たんぱく質の分類

分類	溶解性				特徴	主なたんぱく質（所在）
	水	塩溶液	希酸	希アルカリ		
アルブミン	+	+	+	+	・熱で凝固 ・70〜80%アルコールに不溶 ・飽和硫安で沈殿	ラクトアルブミン（乳） ロイコシン（小麦） レグメリン（豆類）
グロブリン	−	+	+	+	・熱で凝固 ・70〜80%アルコールに不溶 ・50%飽和硫安で沈殿	オボグロブリン（卵白） ラクトグロブリン（乳） ミオシン（筋肉） アクチン（筋肉） グリシニン（大豆）
プロラミン	−	−	+	+	・70〜80%アルコールに可溶 ・イネ科植物に多い	グリアジン（小麦） ツェイン（とうもろこし） ホルディン（大麦）
グルテリン	−	−	+	+	・熱で凝固 ・70〜80%アルコールに不溶 ・穀類（米，小麦）に多い	オリゼニン（米） グルテニン（小麦） ホルデニン（大麦）
ヒストン	+	+	+	−	・熱凝固しない ・濃アルカリに可溶 ・塩基性たんぱく質 ・核酸と結合して細胞核に存在	胸腺ヒストン（胸腺） グロビン（ヘモグロビン）
プロタミン	+	+	+	+	・熱凝固しない ・核に特異的な塩基性たんぱく質 ・魚類の精子に多く存在	サルミン（さけの白子） クルペイン（にしんの白子） チニン（まぐろの白子）
硬たんぱく質（アルブミノイド）	−	−	−	−	・通常の溶液に不溶 ・加熱によって変性 ・動物の結合組織に存在	コラーゲン（軟骨・皮膚） エラスチン（腱・靱帯） ケラチン（表皮・毛・爪）

表12　複合たんぱく質の分類

分類	複合成分	特徴	主なたんぱく質（所在）
糖たんぱく質	糖，アミノ糖	・水に溶けやすい ・O型糖鎖（セリン・トレオニン結合型糖鎖）とN型糖鎖（アスパラギン結合型糖鎖）がある	オボアルブミン（卵白） オボムコイド（卵白） コラーゲン（軟骨・皮膚） セロムコイド（血液）
リポたんぱく質	トリグリセリド，リン脂質，コレステロール	・血中での脂質の輸送に関与する ・脂質と結合するため，密度が低い	VLDL, LDL, HDL（血液） リポビテリン（卵黄）
色素たんぱく質	鉄プロトポルフィリン，リボフラビン，クロロフィル	・鉄や銅などの金属を含む	ヘモグロビン（血液） ミオグロビン（筋肉） ヘモシアニン（無脊椎動物血液） フィコシアニン（海藻）
リンたんぱく質	リン酸	・リン酸がセリン・トレオニンの水酸基と結合	カゼイン（乳） ビテリン（卵黄） ホスビチン（卵黄）
核たんぱく質	DNA, RNA	・核酸と複合体を形成	ヒストン（胸腺） ヌクレオプロタミン（魚類精嚢）

2）分子形態による分類

たんぱく質は，分子形態から**球状たんぱく質**と**繊維状たんぱく質**に分類される．多くの酵素たんぱく質やアルブミン，グロブリンは球状たんぱく質である．一方，コラーゲンやケラチンなどの硬たんぱく質や筋肉に存在するミオシンは繊維状たんぱく質である．

3）生理機能による分類

たんぱく質は生体内でさまざまな生理機能を有する．その機能に基づいた分類を表13に示す．

I. たんぱく質の変性

1）変性とは

たんぱく質の多種多様な機能や性質は，その立体構造が大きく関与している．例えば，加熱，凍結，加圧，乾燥，撹拌などの物理的要因や，酸やアルカリ，有機溶媒，金属イオンなどの化学的要因によって，ペプチド結合を加水分解することなく水素結合や疎水結合，イオン結合などが切れると，本来の形や性状が大きく変化する．このような変化を**たんぱく質の変性**という（図48）．たんぱく質の変性は分解ではなく，たんぱく質分子内あるいは分子間の**高次構造（二次～四次）が変化**することである．したがって，たんぱく質の一次構造に変化はない．

2）食品への応用

変性したたんぱく質は，変性前とは違う性質を示す．例えば，溶解度の低下や沈殿，凝固，粘性の変化などが起こり，一部可逆的な変性もあるが，多くは不可逆的である．こうした変性は，食品の加工や調理に利用されている．代表的なものを表14に示す．

アルブミンやグロブリンは加熱変性を受けやすい．一方，不溶性の硬たんぱく質であるコラーゲンは水と加熱することにより，可溶性のゼラチンに変性し煮こごりとなる．

メレンゲやスポンジケーキなどは，原料を撹拌することによってたんぱく質が変性して被膜をつくり，その被膜に空気を包み込ませて気泡が生じることを利用している．

凍り豆腐は，豆腐を凍結することでたんぱく質を変性させて保水性を失わせ，その後解凍し，乾燥させたものである．

表13　たんぱく質の生理機能による分類

分類	主なたんぱく質
酵素	トリプシン，リボヌクレアーゼ
輸送たんぱく質	ヘモグロビン，リポたんぱく質，トランスフェリン
栄養素および貯蔵たんぱく質	オリゼニン，グルテニン，ツェイン，オボアルブミン，カゼイン，フェリチン，ホスビチン
収縮性または運動たんぱく質	アクチン，ミオシン，チューブリン，ダイニン
構造たんぱく質	コラーゲン，ケラチン，エラスチン，フィブロイン
防御たんぱく質	免疫グロブリン，フィブリノーゲン，トロンビン
調節たんぱく質	インスリン，成長ホルモン，グルカゴン，コルチコトロピン，トロポニン，カルモジュリン
毒素たんぱく質	ボツリヌス毒素，ジフテリア毒素，ヘビ毒

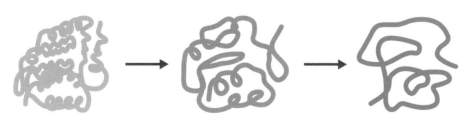

変性していないたんぱく質　　　変性し始めのたんぱく質　　　変性したペプチド鎖

図48　たんぱく質の変性
（文献4をもとに作成）

第2章　食品の一次機能（食品成分の化学）

表14 **たんぱく質の変性を利用した食品の調理・加工**

変性要因	食品例
加熱（煮る，焼く）	ゆで卵，卵焼き，焼き肉，湯葉（ゆば），かまぼこ，ちくわ，煮こごり
表面張力（泡立て，撹拌）	メレンゲ，スポンジケーキ，アイスクリーム
凍結	凍り豆腐
脱水	するめ
酸	ヨーグルト（乳酸発酵），しめさば（酢の添加）
アルカリ	ピータン（炭酸ナトリウムや石灰）
金属塩	豆腐（カルシウム塩やマグネシウム塩）
酵素	ナチュラルチーズ（牛乳にキモシン添加）

　ヨーグルトは，牛乳を乳酸発酵させることによってpHを低下させ，カゼイン（牛乳たんぱく質）を等電点沈殿させたものである．

　豆腐は，加熱した豆乳中のグリシニンがにがりに含まれるカルシウム塩やマグネシウム塩によって架橋し，凝固する性質を利用したものである．

J. たんぱく質の栄養価

1）たんぱく質の役割

　生体は，水分を除いた重量の約半分がたんぱく質からできている．たんぱく質には筋肉や臓器，毛髪など体を構成しているものもあれば，生体にさまざまな反応の指令を出す酵素やホルモンのようなものもあり，たいへん重要な役割を担っている．他にも免疫反応にかかわるものもあり，外敵から体を守る役割も果たしている．また，エネルギー源としては1gあたり4kcalのエネルギーを有している．

2）不可欠アミノ酸

　たんぱく質は，食事摂取後，消化吸収されて体内に取り入れられるが，たんぱく質の栄養価は，たんぱく質を構成しているアミノ酸の種類と量によって決まる．アミノ酸には，体内で生合成できるアミノ酸（非必須アミノ酸）と，体内で合成できない，あるいは合成量が少ないために体外から摂取しないといけないアミノ酸（**不可欠アミノ酸，必須アミノ酸**）がある．不可欠アミノ酸は，バリン，ロイシン，イソロイシン，トレオニン（スレオニン），フェニルアラニン，トリプトファン，リシン（リジン），ヒスチジン，メチオニンの9種類である（図40参照）．たんぱく質分子の中に不可欠アミノ酸がどのくらい含まれているかが，栄養価を決める．

3）アミノ酸価

　たんぱく質の栄養価を評価する方法はいくつかある．このうちよく利用されているものは，生体にとって必要なアミノ酸量を提示した**アミノ酸評点パターン**[※12]（表15）に基づいて食品中の不可欠アミノ酸含量を比較した**アミノ酸価**（アミノ酸スコア）である．アミノ酸価は，評点パターンの基準を満たしていること，すなわちアミノ酸価が100に近いほど良質なたんぱく質であるということになる．

　たんぱく質に含まれるアミノ酸のなかで評点パターンの基準に達していないものを**制限アミノ酸**といい，最も不足しているものを**第一制限アミノ酸**，2番目に不足しているものを**第二制限アミノ酸**とよぶ．卵，牛乳，肉，魚などの動物性たんぱく質には制限アミノ酸がなく，アミノ酸価は100あるいはそれに近い値であるが，植物性たんぱく質には制限アミノ酸をもつものが多い．リシンは主食となる穀物の第一制限アミノ酸で，トレオニンは米の第二制限アミノ酸である．豆類では含硫アミノ酸（メチオニン，システイン）が制限アミノ酸となることが多い．しかし大豆はアミノ酸評点パターンの基準を満たしており，アミノ酸価は100である．

　実際の食生活においては，複数の食品を組み合わせて摂取することにより，ある食品の制限アミノ酸を他

[※12]　アミノ酸評点パターン：いくつか存在しており，FAO（Food and Agriculture Organization：国際連合食糧農業機関），WHO（World Health Organization：世界保健機構），UNU（United Nations University：国連大学）などの国際機関が関与しているアミノ酸評点パターン（1973年「FAO/WHO や1985, 2007年 FAO/WHO/UNU）がよく用いられる．

表15 **1973年FAO/WHOと1985, 2007年FAO/WHO/UNUから報告されたアミノ酸評点パターン**

アミノ酸	たんぱく質あたりの不可欠アミノ酸（mg/gたんぱく質）													
	1973年（FAO/WHO）				1985年（FAO/WHO/UNU）				2007年*（FAO/WHO/UNU）					
	乳児	10学齢期12歳	成人	一般用	乳児	2学齢前期5歳	10学齢期12歳	成人	0.5歳	1～2歳	3～10歳	11～14歳	15～18歳	成人
ヒスチジン	14	—	—	—	26	19	19	16	20	18	16	16	16	15
イソロイシン	35	37	18	40	46	28	28	13	32	31	31	30	30	30
ロイシン	80	56	25	70	93	66	44	19	66	63	61	60	60	59
リシン	52	75	22	55	66	58	44	16	57	52	48	48	47	45
含硫アミノ酸（メチオニン＋システイン）	29	34	24	35	42	25	22	17	28	26	24	23	23	22
芳香族アミノ酸（フェニルアラニン＋チロシン）	63	34	25	60	72	63	22	19	52	46	41	41	40	38
トレオニン	44	44	13	40	43	34	28	9	31	27	25	25	24	23
トリプトファン	8.5	4.6	6.5	10	17	11	9	5	8.5	7.4	6.6	6.5	6.3	6.0
バリン	47	41	18	50	55	35	25	13	43	42	40	40	40	39

＊WHO Technical Report Series 935, "Protein and amino acid requirements in human nutrition" より引用.
（文献6より引用）

の食品が補うことができる．これをアミノ酸の**補足効果**とよぶ.

5 ビタミン

A. ビタミンとは

ビタミンには化学構造上の類似性がなく，生体内での役割も多岐にわたるため，正式な定義がない．一般には，以下の4つを満たす物質の総称がビタミンである.
①生体内でさまざまな代謝を助ける調節因子（補酵素やホルモン様物質などとしてのはたらきをもつ）として必須の物質である
②生体内で合成できない，または必要量を合成できないため，食品からの摂取が不足すると欠乏症が生じる
③1日に摂取すべき量が微量である（2.4 μg～100 mg）
④有機化合物である
現在，これら条件を満たす13種類がビタミンとされ，溶媒への溶解度から，脂溶性ビタミン4種類（A, D, E, K）と水溶性ビタミン9種類（B₁, B₂, ナイアシン，B₆, B₁₂, 葉酸，パントテン酸，ビオチン，C）に分類されている.

B. 脂溶性ビタミン

1）ビタミンA

ビタミンAは**レチノイド**とよばれ，官能基の違いから**レチノール，レチナール，レチノイン酸**などに区別される（図49）．また，植物などの色素である**カロテノイド**のうち，体内でビタミンAに変換されるものを**プロビタミンA**（α-カロテン，**β-カロテン**，β-クリプトキサンチンなど）とよぶ．小腸や肝臓に存在する開裂酵素によって，1分子のβ-カロテンから2分子のビタミンAが生じる．しかしながら，実際の変換効率は50％と考えられている．また，α-カロテンやβ-クリプトキサンチンのプロビタミンA作用は，β-カロテンの1/2と考えられている（図49）.

ビタミンAは，網膜における光受容反応，上皮組織の分化や機能維持などにかかわっている．ビタミンAが欠乏すると視覚機能に異常が生じ，**夜盲症**，角膜乾燥症などが起こる．また，ビタミンAの過剰摂取では，**頭痛**（頭蓋内圧亢進），皮膚の落屑，**胎児奇形**などが起こる．ただし，プロビタミンAであるβ-カロテンの過剰摂取による過剰障害は報告されていない.

ビタミンAを多く含む動物性食品は，うなぎ，肝臓（レバー），チーズ，卵黄などであり，レチノールある

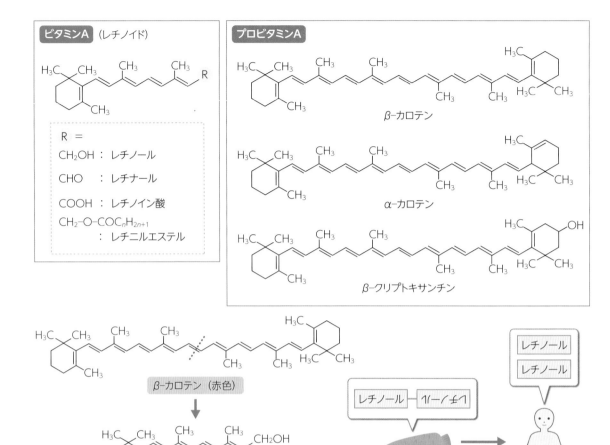

図49 ビタミンAとプロビタミンAの構造

いはレチニルエステル（図49左上）の形で存在している．植物性食品には，ビタミンAの前駆体であるプロビタミンA（主にβ-カロテン）の形で存在しており，にんじん，かぼちゃ，ほうれんそうなどの緑黄色野菜に多く含まれる．そこで，日本食品標準成分表2020年版（八訂）では，各食品に含まれるレチノール，α-カロテン，β-カロテン，β-クリプトキサンチン含有量および**レチノール活性当量，β-カロテン当量**が収載されている．

レチノール活性当量，β-カロテン当量の算出法は以下のとおりである[13]．

● β-カロテン当量（μg）
= β-カロテン（μg）+ $\frac{1}{2}$ α-カロテン（μg）
+ $\frac{1}{2}$ β-クリプトキサンチン（μg）

● レチノール活性当量（μgRAE）
= レチノール（μg）+ $\frac{1}{12}$ β-カロテン当量（μg）

※13 レチノール活性当量とβ-カロテン当量：α-カロテンとβ-クリプトキサンチンのプロビタミンA作用はβ-カロテンの1/2であるため，食品中のこれらの含有量に1/2を乗じた値と食品中のβ-カロテン含有量の総計をβ-カロテン当量とする．β-カロテンの吸収率はビタミンAの1/6と考

えられており，体内での変換効率が50％（1/2）であることから，食品中のβ-カロテン含有量に1/12（1/6×1/2＝1/12）を乗じた値と食品中のレチノール（ビタミンA）含有量の総計をレチノール活性当量として表す．

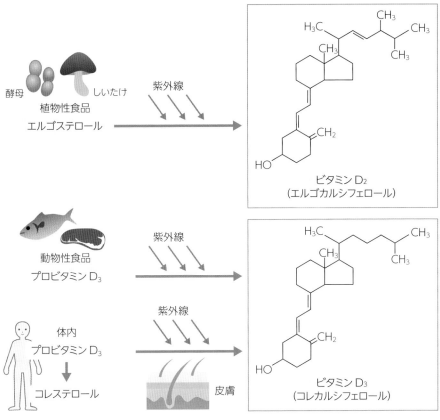

図50　ビタミンD₂とビタミンD₃の構造

2）ビタミンD

ビタミンD（別名　**カルシフェロール**）には，植物性食品に含まれる**ビタミンD₂**（**エルゴカルシフェロール**），動物性食品に含まれる**ビタミンD₃**（**コレカルシフェロール**）がある．両者は側鎖構造が異なるがほぼ分子量は等しく，ヒトに対して同様な生理活性を示すと考えられている（図50右）．しかしながら，最近の研究では，ビタミンD₂よりもビタミンD₃のほうが生理活性は大きいとの報告もある．

ビタミンDは，消化管からのカルシウムの吸収促進，カルシウム代謝，骨代謝にかかわっている．ビタミンDが欠乏すると小児では**くる病**，成人では**骨軟化症**，**骨粗鬆症**が起こる．ビタミンDの摂取過剰では，高カルシウム血症，腎障害，軟組織の石灰化が起こる．

日本人はビタミンDを主に魚肉から摂取しており，摂取全体の90％を占める．摂取全体に占める割合は多くはないが，ビタミンD₂がきのこ類に多く含まれている．もう一つのビタミンDの供給源として，皮膚におけるビタミンDの合成が重要である．コレステロール合成の代謝中間体である**プロビタミンD₃**（**7-デヒドロコレステロール**）に皮膚で紫外線が作用した後，体温による熱異性化反応によってビタミンD₃が生成する．（図50）．したがって，日照時間が短い場合は食事からの摂取量を増やす必要がある．

3）ビタミンE

ビタミンEはクロマン環に側鎖が結合した両親媒性の構造をしており，側鎖に二重結合がない**トコフェロール**と3つの二重結合があるトコトリエノールがある．クロマン環に結合するメチル基の位置によって，それぞれα，β，γ，δの4種が存在するため，ビタミンEには計8種の同族体がある（図51）．食品に含まれるビタミンEは主にトコフェロールであり，特に**α-ト**

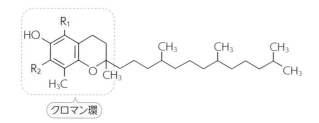

トコフェロールの名称	R_1	R_2
α-トコフェロール	CH_3	CH_3
β-トコフェロール	CH_3	H
γ-トコフェロール	H	CH_3
δ-トコフェロール	H	H

図51　ビタミンE（トコフェロール）の構造
図ではトコフェロールの側鎖のみ示している.

ビタミンK$_1$（フィロキノン）

ビタミンK$_2$（メナキノン–4）

ビタミンK$_2$
（メナキノン–7）

図52　ビタミンK$_1$とビタミンK$_2$の構造

コフェロールとγ-トコフェロールが多い.

　ビタミンEは両親媒性の性質をもつため, 細胞膜などの生体膜に局在し, 生体膜の構成成分であるリン脂質を酸化から守っている. ビタミンEが欠乏すると未熟児において溶血性貧血を起こす. 過剰に摂取した場合は出血傾向が上昇する. しかしながら, 通常の食事摂取では欠乏症や過剰症をきたすことはない.

　ビタミンEの供給源は, 野菜類, 魚介類, 種実類, 油脂類, 豆類などで, ビタミンE摂取量の80％を占める. 日本食品標準成分表2020年版（八訂）には, α, β, γ, δ-トコフェロール量が収載されている. 一方, 体内に存在するビタミンEの大部分がα-トコフェロールであるため, 日本人の食事摂取基準（2020年版）では, ビタミンEの摂取基準をα-トコフェロール量で表している.

4）ビタミンK

　天然に存在するビタミンKには, 緑黄色野菜や海藻類に含まれる**ビタミンK$_1$（フィロキノン）**と微生物によって合成される**ビタミンK$_2$（メナキノン）**がある（図52）. メナキノンには, 側鎖を構成する炭素鎖の違いによって11種類の同族体が存在する. このうち, 動物性食品に多いメナキノン–4と納豆菌が生産するメナキノン–7が栄養学的に重要である.

　ビタミンKは, 血液凝固因子の合成や, 骨形成にかかわっている. ビタミンKが欠乏すると血液凝固が遅延し, **特発性乳児ビタミンK欠乏症**（頭蓋内出血）, **新生児メレナ**（生後1週間以内に起こる消化管出血）が起こる.

　ビタミンKを多く含む食品は野菜類（ほうれんそう, ブロッコリーなど）, 豆類（特に納豆）である. 日本食

品標準成分表2020年版（八訂）に収載されているビタミンK量は，原則としてはビタミンK$_1$とビタミンK$_2$（メナキノン-4）の合計量である．ただし，納豆類，金山寺みそ，ひしおみそはメナキノン-7が多く含まれるので，メナキノン-7含量に$\dfrac{444.7}{649.0}$を乗じて，メナキノン-4換算値としてビタミンK含量に合算している．

C. 水溶性ビタミン

1）ビタミンB$_1$

ビタミンB$_1$の化学名は**チアミン**である．ビタミンB$_1$は補酵素型である**チアミンピロリン酸**（**TPP：チアミンニリン酸**）[※14]として，糖質代謝，分枝アミノ酸代謝，神経機能の維持などにかかわっている（図53）.

欠乏症としては，末梢神経系に異常をきたす**脚気**（かっけ）と中枢神経系に異常をきたす**ウェルニッケ脳症**，**コルサコフ症候群**が重要である．特に，糖質の摂取量が多い場合やアルコールの多飲によってビタミンB$_1$が不足しやすい．また，高カロリー輸液時のビタミンB$_1$不足による**乳酸アシドーシス**には注意が必要である．

ビタミンB$_1$は，豚肉，うなぎに多く含まれる．また，穀類の胚芽や外皮に多く含有されるため，小麦胚芽，小麦粉（全粒粉），玄米に多い．

2）ビタミンB$_2$

ビタミンB$_2$の化学名は**リボフラビン**である．ビタミンB$_2$は補酵素型である**フラビンモノヌクレオチド**（**FMN**），**フラビンアデニンジヌクレオチド**（**FAD**）として，エネルギー代謝や酸化還元反応などにかかわっ

ている（図54）.

ビタミンB$_2$は，成長促進，皮膚・粘膜の保持にはたらく．したがって，ビタミンB$_2$の欠乏によって，口内炎，口角炎，舌炎（ぜつえん），脂漏性皮膚炎（しろうせい）などが起こる．

ビタミンB$_2$を多く含む食品は，肝臓，魚介類（うなぎ，ぶり，さばなど），鶏卵，牛乳，乳製品，納豆である．

3）ナイアシン

ナイアシンは，体内で同じ生理作用をもつ**ニコチン酸**，**ニコチンアミド**（**ニコチン酸アミド**）などの総称である（図55）.日本食品標準成分表2020年版（八訂）では，成分値をニコチン酸相当量として表している．また，ナイアシンは食品からの摂取の他に，ヒトの体内で不可欠アミノ酸のトリプトファンから合成され，トリプトファンの活性はナイアシンの$\dfrac{1}{60}$とされ

[※14] 日本人の食事摂取基準（2020年版）では「チアミンジリン酸（ThDP）」と記載されている．

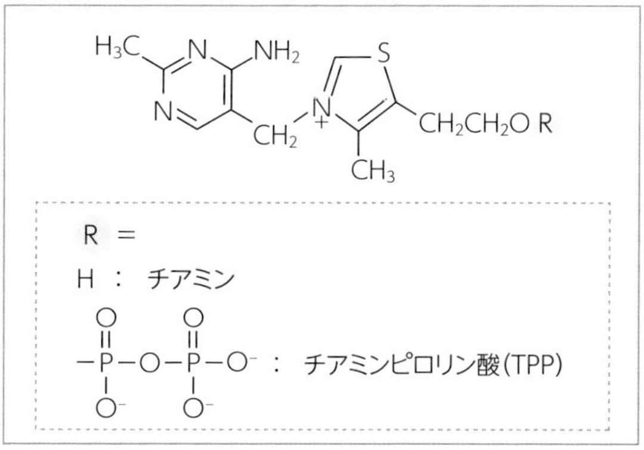

図53 ビタミンB$_1$の構造

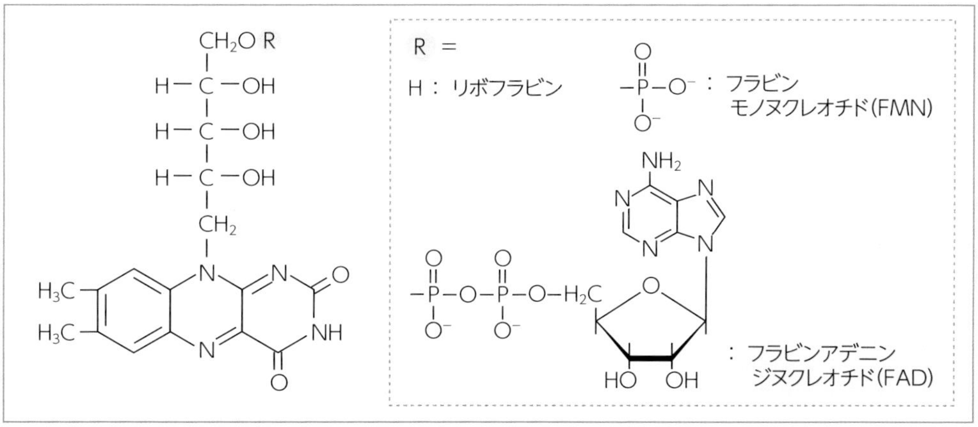

図54 ビタミンB$_2$の構造

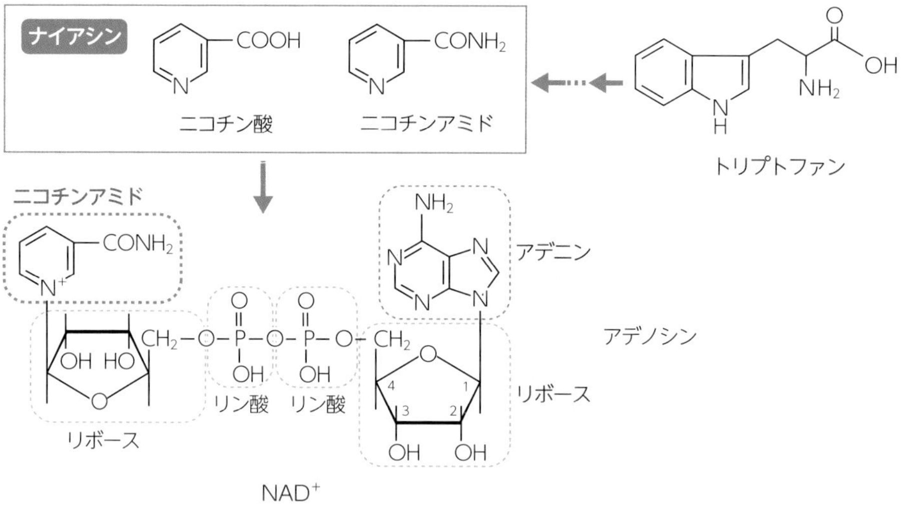

図55 ナイアシンの構造

ている．このことを表す成分値として**ナイアシン当量**が表されており，下記の式で求める．

ナイアシン当量（mgNE）
$$= ナイアシン（mg）+ \frac{1}{60} トリプトファン（mg）$$
または
$$= ナイアシン（mg）+ たんぱく質（g）× 1000 × \frac{1}{100} × \frac{1}{60}（mg）^{※15}$$

ナイアシンは，ニコチンアミドアデニンジヌクレオチド（NAD$^+$），ニコチンアミドアデニンジヌクレオチドリン酸（NADP$^+$）として，エネルギー代謝，酸化還元反応の補酵素としてはたらいている．ナイアシンが欠乏すると，皮膚炎，下痢，精神症状を主な症状とするペラグラが起こる．

ナイアシンの主な供給源は，魚介類（かつお，まぐろ，ぶりなど），肉類（特に鶏むね肉）であり，植物性食品からの供給はきわめて少ない．

4）ビタミンB$_6$

ビタミンB$_6$は，ピリドキシン（PN），ピリドキサール（PL），ピリドキサミン（PM）およびこれらのリン酸エステルであるピリドキシン5リン酸（PNP），ピリ

ドキサール5リン酸（PLP），ピリドキサミン5リン酸（PMP）などの総称である（図56）．

ビタミンB$_6$はPLPとしてアミノ基転移反応，脱炭酸反応の補酵素としてはたらいている．ヒトの腸内細菌が合成するため一般に欠乏症が起こることはないが，ビタミンB$_6$が不足すると，ペラグラ様症候群，脂漏性皮膚炎，口角症，リンパ球減少，痙攣発作などが起こる．また，過剰摂取によって，**感覚性ニューロパシー**が起こる．

食品中のビタミンB$_6$は，動物性食品には主にPL，PLPとしてたんぱく質に結合した状態で存在している．一方，植物性食品では，大部分がPNとその糖誘導体として存在している．PNはPLやPMに比べて安定性がよいため，調理・加工による損失は植物性食品より動物性食品で多い．ビタミンB$_6$はさまざまな食品に含まれるが，特に動物性食品に多く含まれる．

5）ビタミンB$_{12}$

ビタミンB$_{12}$は，分子内にコバルト（Co）を含有する赤色物質であり，シアノコバラミン，メチルコバラミン，アデノシルコバラミンなどの総称である（図57）．

アデノシルコバラミンは，奇数脂肪酸やアミノ酸代謝に関与するメチルマロニルCoAムターゼの補酵素と

※15 トリプトファン量が未知の場合の算出式．たんぱく質の1%をトリプトファンとみなしている．

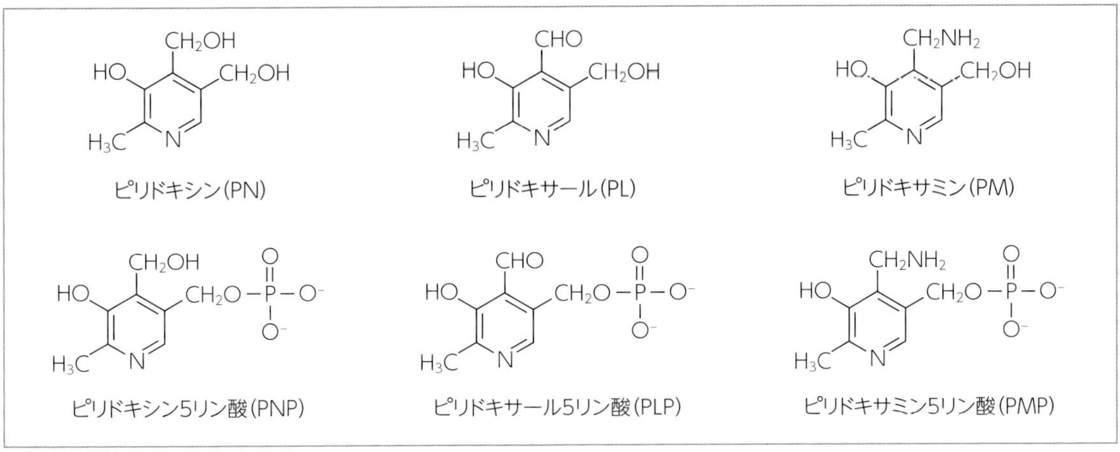

図56 ビタミンB$_6$
下段にそれぞれのリン酸エステル型の構造を示した.

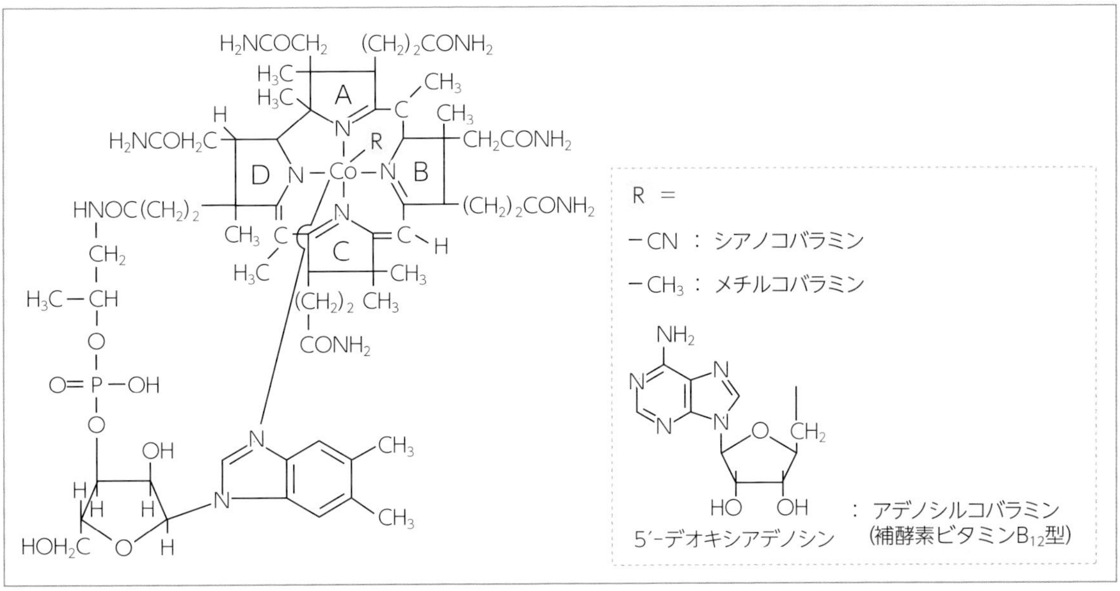

R =

−CN ：シアノコバラミン

−CH$_3$ ：メチルコバラミン

：アデノシルコバラミン
5′-デオキシアデノシン　（補酵素ビタミンB$_{12}$型）

図57 ビタミンB$_{12}$の構造

してはたらく. また, メチルコバラミンはメチオニン–葉酸代謝に関与するメチオニン合成酵素の補酵素としてはたらく. ビタミンB$_{12}$が欠乏すると**巨赤芽球性貧血**, 末梢神経障害が起こる.

ビタミンB$_{12}$は微生物のみが合成し, 食物連鎖によって生物濃縮される. そのため, あおのり, あまのりなどの藻類を除き, 植物性食品にはほとんど含まれていない. したがってビタミンB$_{12}$の主な供給源は動物性食品であり, 80％以上が魚介類（あさり, しじみ, さば, さんま, いわしなど）からである. また, 他の動物性食品では, 肝臓に多く含まれている.

6）葉酸

葉酸はプテロイルグルタミン酸のことであり, **図58**に示したようにプテリジン, パラアミノ安息香酸にグルタミン酸が1つ結合したプテロイルモノグルタミン酸を基本構造とする.

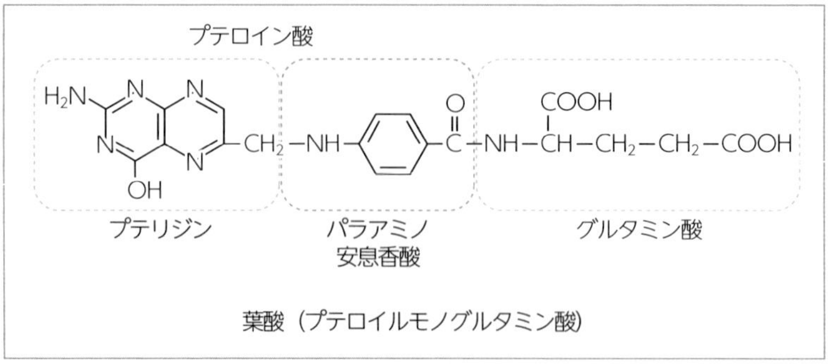

図58 葉酸の構造

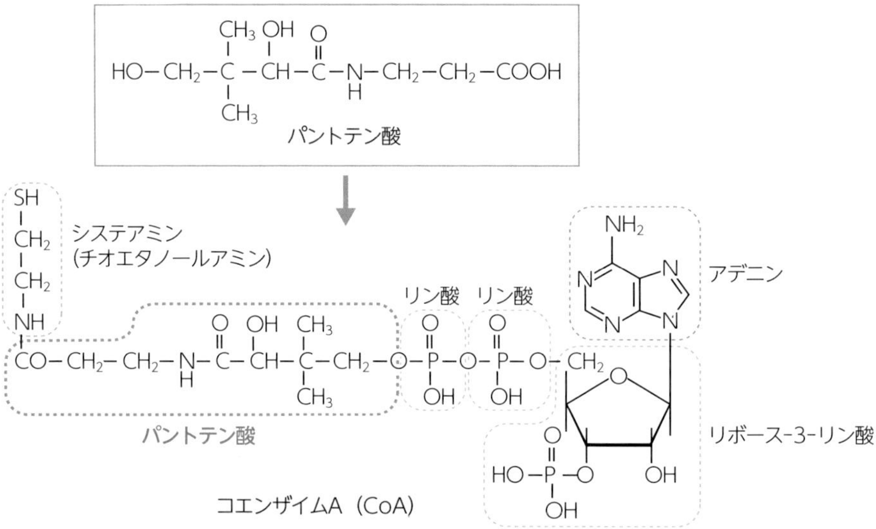

プテロイン酸

H2N

プテリジン

パラアミノ
安息香酸

グルタミン酸

葉酸（プテロイルモノグルタミン酸）

図59 パントテン酸の構造

パントテン酸

システアミン
（チオエタノールアミン）

リン酸　リン酸

アデニン

パントテン酸

リボース-3-リン酸

コエンザイムA（CoA）

葉酸は一炭素化合物の輸送体として機能し，赤血球の成熟，核酸合成，メチオニン代謝にかかわっている．葉酸が欠乏すると**巨赤芽球性貧血**，動脈硬化のリスクを高める**ホモシステインの血中濃度の上昇**が起こる．また，妊娠期に不足すると胎児の**神経管閉鎖障害**のリスクが高まる．

葉酸の主な供給源は植物性食品であり，グリーンアスパラガス，ほうれんそう，おおさかしろななどに多い．動物性食品では肝臓に非常に多く含まれている．食品中では，グルタミン酸が数個結合した補酵素型のポリグルタミン酸型としてたんぱく質と結合して存在しているが，日本食品標準成分表2020年版（八訂），日本人の食事摂取基準（2020年版）のいずれにおいて

も，プテロイルモノグルタミン酸相当量で表されている．また，サプリメントなどに添加されるプテロイルモノグルタミン酸に比べて，ポリグルタミン酸型の葉酸は加熱調理の過程で活性が失われやすい．

7）パントテン酸

パントテン酸はコエンザイムA（補酵素A，CoA）の構成成分として，糖代謝，脂質代謝にかかわっている（図59）．パントテンとは「いたるところに存在する」という意味であり，さまざまな食品に含まれている．また，ヒトの腸内細菌によって合成されるので，通常の食事では欠乏症は認められない．

8）ビオチン

ビオチン（図60）は脂肪酸合成の律速酵素であるア

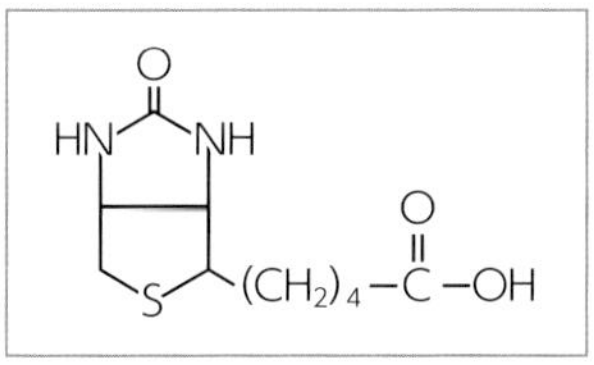

図60　ビオチンの構造

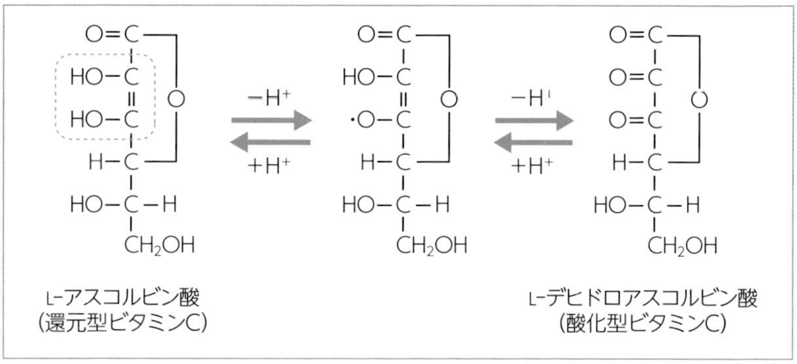

L-アスコルビン酸
(還元型ビタミンC)

L-デヒドロアスコルビン酸
(酸化型ビタミンC)

図61　ビタミンCの構造

セチルCoAカルボキシラーゼの補酵素として，炭酸固定反応に関与している．ビオチンが欠乏すると皮膚炎，舌炎，食欲不振，吐き気，憂鬱感などが起こる．

ビオチンを多く含む食品としては，肝臓，種実類，藻類，きのこ類，魚介類がある．鶏卵にも多く含まれるが，卵白中の糖たんぱく質アビジンがビオチンと結合することで，消化管からのビオチンの吸収が阻害される．ただし，アビジンは加熱により変性して結合能を失う．

9）ビタミンC

ビタミンCの化学名は**L-アスコルビン酸**である（図61）．L-アスコルビン酸は強い還元作用があるので，加工食品の変色，風味の劣化を防止する目的で酸化防止剤として広く用いられている．

生体内ではコラーゲン合成に関与するため，ビタミンCが欠乏すると血管がもろくなり**壊血病**が起こる．また，チロシンからのカテコールアミン合成や，非ヘム鉄の消化管からの吸収促進，ビタミンEとともに活性酸素の除去にはたらく．

食品中のビタミンCはたんぱく質と結合せず遊離した状態で，還元型のL-アスコルビン酸または酸化型のL-デヒドロアスコルビン酸として存在している（図61）．ビタミンCが多い食品は野菜類，果実類であり，その他に肝臓，玉露，さつまいも，じゃがいもに多い．

6　ミネラル（無機質）

A. ミネラルの定義と分類

栄養学においてミネラルとは「糖質，脂質，たんぱく質の構成元素であるO（酸素），C（炭素），H（水素），N（窒素）以外の元素」を指す．このうちヒトにおいて必須性が確かなミネラルは16種類である．

これらのミネラルのうち，体内の存在量が多いナトリウム，カリウム，カルシウム，マグネシウム，リン，硫黄，塩素を**多量ミネラル**とよぶ．また，体内の存在量が少ない鉄，亜鉛，銅，マンガン，ヨウ素，セレン，クロム，モリブデン，コバルトを**微量ミネラル**とよぶ．硫黄，塩素，コバルトを除いた13元素については，日本人の食事摂取基準（2020年版）に摂取基準が示されている．同様に，日本食品標準成分表2020年版（八訂）においてもこの13元素の成分値が収載されている（表16）．

表16　ミネラルの分類

分類	ミネラル
多量ミネラル [5元素] *	ナトリウム，カリウム，カルシウム，マグネシウム，リン，（硫黄），（塩素）
微量ミネラル [8元素] *	鉄，亜鉛，銅，マンガン，ヨウ素，セレン，クロム，モリブデン，（コバルト）

＊ カッコ（ ）内の元素を除いた数字．
カッコ（ ）内の元素：日本人の食事摂取基準（2020年版），日本食品標準成分表2020年版（八訂）に収載されていない．

B. 多量ミネラル

1）ナトリウム

①はたらき

生体内におけるナトリウムの約50％が細胞外液中（血漿，組織間液）に存在し，細胞外液の陽イオンの9割を占めている．このように，**細胞外液中の主要な陽イオンとして**，細胞外液の浸透圧の維持，酸塩基平衡の調節に関与している．また，細胞膜電位を維持することで物質輸送，神経や筋細胞の活動に関与している．また，ナトリウムの40％が骨中に存在し，その6割がリン酸カルシウムと結合して骨の結晶構造に組み込まれている．残りの10％は細胞内液中に存在している．

②欠乏・過剰症

ナトリウムは欠乏より過剰摂取が問題となることが多いが，欠乏として，運動時や高温環境下における多量の発汗によるナトリウム不足がある．特に，このような脱水時に水分の補給のみを行うと塩分欠乏性脱水を起こすので注意が必要である．

長期間のナトリウムの多量摂取は，高血圧症の危険因子であることが知られている．そのため高血圧予防の観点から，食塩の摂取量は2012年に発表されたWHOの一般向けガイドラインで5 g/日未満，日本高血圧学会のガイドライン（JSH2019）では6 g/日未満を推奨している．日本食では調味料として塩分の多いものを用いることから，今後5年間の摂取目標として日本人の食事摂取基準（2020年版）では，成人男性7.5 g/日未満，成人女性6.5 g/日未満と設定されている．

③含まれる食品

ナトリウムの摂取の70％は食塩あるいは調味料として食塩を含む食品からであり，残りが食品に含まれるナトリウムである（グルタミン酸ナトリウム，アスコルビン酸ナトリウム，リン酸ナトリウムなどに由来する食塩以外のナトリウム）．なお，日本食品標準成分表2020年版（八訂）では次式によって食品に含まれるナトリウム量から**食塩相当量**が求められている．

食塩相当量（g）
$$= \text{ナトリウム（g）} \times \frac{58.5}{23}^{※16}$$
$$= \text{ナトリウム（g）} \times 2.54$$

2）カリウム

①はたらき

生体内におけるカリウムの約98％が細胞内液中に存在し，残り2％が細胞外液に存在している．このように，**細胞内液中の主要な陽イオンとして**，細胞内液の浸透圧や酸塩基平衡の維持，細胞内外の電位差の維持にはたらくことで，神経，筋肉の活動に関与している．また，カリウムは尿中へのナトリウムの排泄を促すことで高血圧発症のリスクを低下させる．そのため日本人の食事摂取基準（2020年版）では，生活習慣病の発症予防の観点から成人男性3,000 mg/日以上，成人女性2,600 mg/日以上の摂取目標量を設定している．

②欠乏・過剰症

カリウムは多様な食品に含有されているため食事性の欠乏が起こることはない．健康な人においては，下痢，多量の発汗，利尿薬の使用によって欠乏することがある．欠乏時の症状としては，低カリウム血症，低血圧，不整脈や頻脈，心電図異常などがある．

また，腎臓が正常で，サプリメントの摂取過剰がないかぎり過剰摂取を起こす危険は低い．過剰症としては，腎不全などが原因で尿中へのカリウムの排泄障害が起こることで，精神・神経障害，不整脈や除脈の症状を呈する．

3）カルシウム

①はたらき

生体内におけるカルシウムの約99％が骨・歯に含まれ，リンとともにハイドロキシアパタイト結晶〔$Ca_{10}(PO_4)_6(OH)_2$〕として存在している．残りの約1％は細胞や血液などにカルシウムイオンとして存在している．細胞や血液に存在するカルシウムイオンは，神経・筋肉の活動，ホルモンの分泌，血液凝固因子の活性化などに関与している．

②欠乏・過剰症

カルシウムの欠乏によって，幼児では**くる病**，成人では**骨軟化症**，**骨粗鬆症**が起こる．カルシウムの過剰摂取によって，腎臓結石，軟部組織の石灰化，ミルク・アルカリ症候群が起こる．

※16　塩化ナトリウム（NaCl）の式量＝58.5，ナトリウム（Na）の原子量－23

③含まれる食品

カルシウムが多く含まれる食品は, 乳類 (牛乳, ヨーグルト, プロセスチーズ), 干しえび, 骨ごと食べられる魚〔さばのみそ煮 (缶詰), さんま蒲焼 (缶詰), うるめいわし丸干し, ししゃも〕, 豆類 (がんもどき, 木綿豆腐), 野菜類 (かぶな, こまつな, おおさかしろな), 藻類 (干しひじき) などである. カルシウムの吸収率は比較的低く, 成人の吸収率は25～30％程度である.

④吸収に影響を与える成分

カルシウムの吸収は食品に共存する成分によって影響を受ける. カルシウムの吸収を助ける成分として, ビタミンD, 乳糖, オリゴ糖, CPP※17 などがある. カルシウムの吸収を妨げる成分として, フィチン酸 (米ぬかや大豆に含まれる), シュウ酸 (たけのこやほうれんそうに含まれる) などがある. また, 過剰のリン摂取がカルシウムの吸収を妨げる. ただし, 摂取比率がカルシウム：リン＝0.5～2.0の範囲では影響しない.

4) マグネシウム

①はたらき

生体内では50～60％が骨に存在しており, その多くはハイドロキシアパタイト結晶内に存在する. マグネシウムは300以上の酵素の補因子としてはたらき, さまざまな代謝の調節に関与している. 特にATPが関与する反応を触媒する酵素は, マグネシウムを補因子とするものが多い.

②欠乏・過剰症

マグネシウムが欠乏すると低マグネシウム血症となり, 吐き気, 嘔吐, 筋肉の痙攣, 食欲不振などの症状を呈する. また, 長期にわたるマグネシウム不足は虚血性心疾患などの生活習慣病の発症率を上昇させる可能性が示唆されている. サプリメントの過剰摂取などによって下痢を起こすが, 通常の食事ではマグネシウムの過剰症は起こりにくい.

③含まれる食品

マグネシウムは緑色の色素成分であるクロロフィルの構成成分として, 藻類や緑色の野菜に多く含まれる. その他では, 豆類 (がんもどき, 豆腐, 納豆), 種実類

(アーモンド, カシューナッツ), 魚介類〔なまこ, さば味付け (缶詰), きんめだい〕, 藻類 (干しひじき) などに多い.

5) リン

①はたらき

生体内では約85％がハイドロキシアパタイトとして骨に存在している. また, リン脂質として生体膜の重要な構成成分である他, リンたんぱく質, 補酵素, 核酸, ATPなどの構成成分として物質代謝, エネルギー代謝に関与している. また, リン酸イオンとして体液のpHの維持にはたらく.

②欠乏・過剰症

ほとんどの食品にリンが含まれるため, 食事性の欠乏は起こることがない. リン酸塩は品質保持 (pH調製, 変色防止, 保水性など) の目的でさまざまな加工食品の食品添加物として利用されている. リンの過剰摂取はカルシウムの吸収抑制, 副甲状腺機能亢進などの影響を与えるので, 加工食品の過剰摂取には注意が必要である.

C. 微量ミネラル

1) 鉄

①はたらき

生体内では約70％が機能鉄として存在している. このうちの約8割が赤血球のヘモグロビンの構成成分となっている. その他には筋肉で酸素の供給にはたらくミオグロビン, カタラーゼやシトクロムp-450などの酵素の構成成分となっている. 残りの鉄は貯蔵鉄 (フェリチン) として骨髄, 脾臓, 肝臓などに貯蔵されている. また, 血液中の鉄は鉄輸送たんぱく質であるトランスフェリンと結合して存在している.

②欠乏・過剰症

鉄はヘモグロビンの構成成分として酸素の運搬にかかわるので, 欠乏すると**鉄欠乏性貧血**が起こる. 一方, 通常の食事摂取では過剰症は起こらない. サプリメントなどからの長期の多量摂取によって, 肝臓などの臓器に過剰に鉄が沈着する**ヘモクロマトーシス**が起こることがある.

③含まれる食品

動物性食品にはたんぱく質と結合したヘム鉄が多く

※17　CPP (カゼインホスホペプチド):酵素を用いて牛乳たんぱく質であるカゼインを部分的に加水分解して得られるペプチド.

含まれ，植物性食品や乳製品にはたんぱく質と結合していない非ヘム鉄が多く含まれる．ヘム鉄は非ヘム鉄よりも吸収率がよい．そして非ヘム鉄の吸収率は食品中の他の成分の影響を受ける．非ヘム鉄の吸収は動物性たんぱく質，ビタミンCによって促進され，フィチン酸，シュウ酸，タンニンによって抑制される．

鉄が多く含まれる食品は，動物性食品〔肝臓（レバー），牛ヒレ肉〕，魚介類〔あさりの水煮，さばのみそ煮（缶詰）〕，藻類（干しひじき），野菜類（こまつな，ほうれんそう），豆類（がんもどき，豆乳，生揚げ）である．

2）亜鉛

生体内の亜鉛の95％は細胞内に存在し，200種類以上の酵素の補因子，遺伝子の制御たんぱく質の構成成分としてはたらく．亜鉛が欠乏すると皮膚炎，**味覚障害，性腺発達障害，創傷治癒遅延**，成長遅延，慢性下痢などが起こる．通常の食事では過剰症は起こらない．サプリメントなどの長期間の多量摂取によって銅吸収障害を引き起こし，銅欠乏，貧血，胃の不快感などが起こる．

亜鉛が多く含まれる食品は，かき，たらばがに，ほたてがい，牛肉の赤身である．

3）銅

①はたらき

生体内の銅の約50％は筋肉や骨，約10％が肝臓に存在している．銅は活性酸素の除去にはたらく**スーパーオキシドジスムターゼ（SOD）**などの酵素の補因子としてはたらく．また，鉄の代謝に関与するたんぱく質であるセルロプラスミンの構成成分となっている．

②欠乏・過剰症

銅の摂取不良や吸収障害によって，**鉄投与に反応しない貧血**，白血球や好中球の減少，骨異常，毛髪の色素脱失，筋緊張低下，易感染性，コレステロールや糖代謝異常が起こる．通常の食事では過剰症は起こらないが，サプリメントなどの長期間の多量摂取によって過剰症が起こる可能性がある．

③含まれる食品

軟体動物や甲殻類の体液中には，酸素を組織に運搬する銅たんぱく質であるヘモシアニンが存在する．そのため，魚介類（いいだこ，ほたるいか，かに，えび）

に多く含まれる．その他に，肉類（牛肝臓），種実類（カシューナッツ，ピスタチオ，アーモンド），豆類（豆乳，納豆，豆腐），野菜類（そらまめ，モロヘイヤ）に多く含まれる．

4）マンガン

①はたらき

生体内にマンガンはほぼ一様に存在している．マンガンは，マンガンスーパーオキシドジスムターゼ（MnSOD），アルギナーゼ，ピルビン酸カルボキシラーゼなどの酵素の補因子としての役割をもつ．

②欠乏・過剰症

通常の食事では過不足が生じることはない．マンガン欠乏の実験動物においては，骨の異常，成長障害，妊娠障害が報告されている．

③含まれる食品

また，マンガン含量は肉類に非常に少なく，植物性食品に多く含まれている．そのため，厳密な菜食主義者においては過剰摂取になる可能性がある．

5）ヨウ素

①はたらき

生体内のヨウ素の70～80％が甲状腺に存在している．ヨウ素は甲状腺ホルモンのチロキシンの構成成分として，エネルギー代謝，生殖，成長，発達などのさまざまな生理作用の調節に関与している．

②欠乏・過剰症

慢性的なヨウ素の欠乏によって**甲状腺機能低下症，甲状腺腫**（甲状腺の異常肥大や過形成）が生じる．ヨウ素を過剰摂取した場合は**甲状腺機能亢進症，甲状腺腫**が生じる．

③含まれる食品

ヨウ素を多く含む食品は，藻類（こんぶ，わかめ，干しひじき），魚介類（まだら，あわび）に多いため，日本人では不足よりも過剰摂取に注意が必要である．

6）セレン

①はたらき

生体内ではセレン含有たんぱく質として，生体内抗酸化や甲状腺ホルモン代謝に関与している．セレン含有アミノ酸であるセレノメチオニンやセレノシステインは，生体内抗酸化にかかわるグルタチオンペルオキシダーゼや甲状腺ホルモンの活性化に関与するヨード

チロニン脱ヨウ素酵素の構成アミノ酸となっている.

②欠乏・過剰症

セレンの欠乏症には心筋障害を起こす**克山病**（ケ シャン）,**カシン・ベック病**が知られている.通常の食事では過剰症を起こすことはない.

③含まれる食品

食品中にはセレノメチオニン,セレノシステインの形態で存在し,肝臓,魚介類,種実類,穀類（マカロニ,スパゲッティ）に多く含まれている.

7) クロム

生体ではクロムはインスリンの作用を高めるクロモジュリンの構成成分として機能している.通常の食事による不足や過剰摂取が生じるとは考えられていない.クロムを多く含む食品は,種実類,藻類（あおのり,干しひじき）,調味料および香辛料類（バジル,パセリ）である.

8) モリブデン

生体では,キサンチンオキシターゼや亜硫酸オキシダーゼの補因子としてはたらいている.遺伝的に亜硫酸オキシダーゼが欠損すると脳の委縮と機能障害,精

神遅滞,水晶体異常などが起こり,新生児期に死に至ることが知られている.通常の食事によって過不足が生じるとは考えられていない.

モリブデンを多く含む食品は,豆類（大豆,納豆）,穀類（米,そば）,種実類（ごま,落花生）である.

7 核酸・核酸構成成分

A. 核酸

核酸は,プリン塩基〔アデニン（A）とグアニン（G）〕およびピリミジン塩基〔ウラシル（U）,シトシン（C）,チミン（T）〕,糖,リン酸から構成される.

塩基に糖（リボースまたはデオキシリボース）が結合したものをヌクレオシドといい,さらにリン酸が結合したものをヌクレオチドという（図62）.核酸はヌクレオチドがつながったポリマー（重合体）であり,ヌクレオチド間は糖の炭素3′位と5′位のリン酸ジエステル結合で結ばれている（図63）.デオキシリボヌク

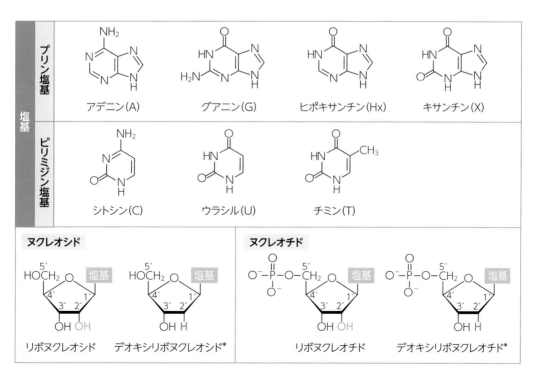

図62 プリン塩基とピリミジン塩基,ヌクレオシドとヌクレオチド
＊ 2′位のOHがHに置き換わったものをデオキシリボヌクレオシド,デオキシリボヌクレオチドという.

レオチド（糖部分がデオキシリボース）がつながったものをDNA（デオキシリボ核酸）といい，塩基はA, G, T, Cから構成されている．一方，リボヌクレオチド（糖部分がリボース）がつながったものをRNA（リボ核酸）といい，塩基はA, G, U, Cで構成されている．

DNAは遺伝子の本体であり，塩基配列の中に遺伝暗号が組み込まれている．通常，二重らせん構造をとり，細胞核内の核たんぱく質に結合している．RNAにはリボソームを構成するrRNA（リボソームRNA）の他，DNAからの遺伝情報が転写されたmRNA（メッセンジャーRNA）がある．また，たんぱく質合成の際，自身に付加されたアミノ酸をmRNA上の遺伝暗号に従ってリボソームへ運ぶ役目を果たすtRNA（転移RNA）がある．

B. プリンおよびピリミジンヌクレオチドの合成と分解

1）プリンヌクレオチドの合成と分解

プリン塩基にはA, Gの他，ヒポキサンチン（Hx），キサンチン（X）がある．プリン塩基に糖（リボース）とリン酸が結合したものを**プリンヌクレオチド**という．プリンヌクレオチドの生合成は，リボース5-リン酸を出発材料に，グルタミン，グリシン，アスパラギン酸，ギ酸などが関与する複雑な反応経路によってまず**イノシン酸（IMP）**がつくられ（図64），その後AMP（アデニル酸）あるいは**GMP（グアニル酸）**に変わる．AMP，GMPはそれぞれさらにリン酸化されADP，GDPを経てATP, GTPがつくられる．

ATPとGTPはRNA合成の基質となる．DNA合成の場合，ADPまたはGDPのリボースの炭素2′位のOH基が還元されHに置き替わり，それぞれd（デオキシ）ADP, dGDPに変換された後，dATP, dGTPがつくられDNAの基質となる．

ヒトなど霊長類のプリンヌクレオチドは，不要になると脱リン酸，脱アミノ，グリコシド結合の分解を受ける．生じたA, G, Hxの一部が5-ホスホリボシル-1ピロリン酸と反応し，AMP, GMP, IMPに戻る経

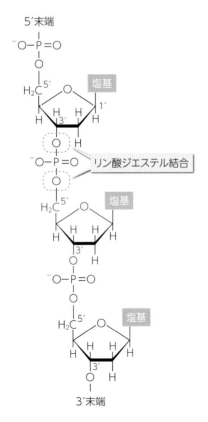

図63 DNAの構造（一部）

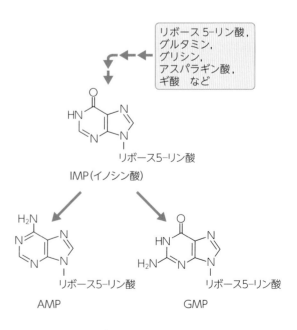

図64 プリンヌクレオチドの生合成

路（サルベージ経路）もあるが，その他は最終異化産物である**尿酸**へ代謝される（図65）．尿酸は健常人では尿中に排泄されるが，排泄能が低下すると痛風の主要因になる．

ヒトなど霊長類以外の哺乳動物では，尿酸をさらに分解しアラントインとして排泄する．硬骨魚や両生類ではさらにアラントイン酸や尿素まで分解して排泄する．海生無脊椎動物では尿素を分解してアンモニアとして排泄する．

2）ピリミジンヌクレオチドの合成と分解

ピリミジン塩基に糖（リボース）とリン酸が結合したものを**ピリミジンヌクレオチド**という．ピリミジンヌクレオチドの生合成はプリンヌクレオチドに比べれば単純で，グルタミン，アスパラギン酸などに由来する．オロト酸を中間体として，ウリジル酸（UMP）がつくられた後，UDP，UTPにリン酸化される．UTPからはCTPが合成され，RNA合成の基質となる．また，CDP，UDPはそれぞれプリンヌクレオチドの場合と同様に，dCDP，dUDPに還元された後，dCTP，dTTPとなってDNA合成の基質となる．

ピリミジンヌクレオチドの分解もプリンヌクレオチドの場合と同様に，脱リン酸，脱アミノ，グリコシド結合の分解により，ピリミジン塩基となり，一部は5-ホスホリボシル-1-ピロリン酸と反応しヌクレオチドに戻る（サルベージ経路）が，β-アラニンあるいは3-アミノイソ酪酸を経て，最終的に二酸化炭素と尿素に分解される．

C. 食品中のプリン体

プリン体は，プリン骨格を有する核酸，ヌクレオチド，ヌクレオシド，塩基の総称である．一般に，肉類，魚類（特に鶏肝臓，まいわしの干物）に多く，穀類，豆類，卵や乳・乳製品は比較的少ない（表17）．

食事由来の核酸，ヌクレオチド，ヌクレオシドは，消化液に含まれる核酸分解酵素（ヌクレアーゼ）によって加水分解される．この酵素名は総称で，核酸，ヌクレオチド，ヌクレオシドに作用する酵素類も含まれる．

食品学において重要なのは，うま味成分でもあるIMPやGMPのようなプリンヌクレオチドである．IMPはかつお節，GMPはしいたけに多く含まれる．また，プリン体の構成比は魚肉の鮮度の指標（**K値**）として用いられる．すなわち，K値はプリン体総量に対するイノシン（HxR）とヒポキサンチン（Hx）量の和の百分率として表される．

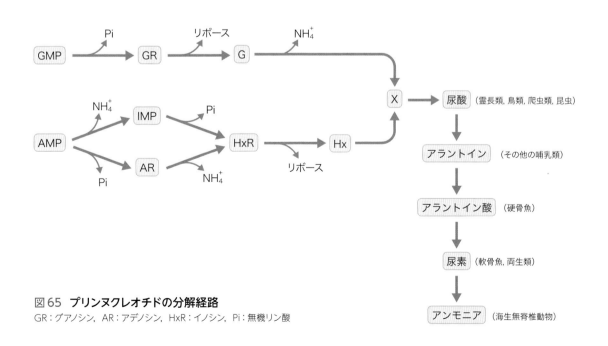

図65 プリンヌクレオチドの分解経路
GR：グアノシン，AR：アデノシン，HxR：イノシン，Pi：無機リン酸

$$K値 = \frac{(HxR + Hx)}{(ATP + ADP + AMP + IMP + HxR + Hx)} \times 100$$

この式のように，プリン体の分解が進むとK値が高くなる．一般に高級すし用の魚はK値が20％以下，一般生食用は40〜60％とされる．

D. プリン体と痛風

最近の疫学調査によって，プリン体を多く含む肉類・魚類を多く摂取する人は，**高尿酸血症**および**痛風**罹患のリスクを高めることわかってきた．したがって，食品中のプリン体含量（表17）を把握しておくことは，高尿酸血症・痛風の人たちの生活指導を行ううえで意義がある．ガイドライン[2]によれば，推奨される1日のプリン体摂取量は400 mg程度とされている．

一方，多くの研究により，血清尿酸値に影響を与えるいくつかの食品が知られるようになった．効果の個人差はあるが，血清尿酸値を上げる食品として，肝臓や白子のように総プリン体に占めるヒポキサンチン量の割合が高い食品，フルクトース，アルコール（尿酸排泄低下作用）などが報告されている．一方，下げる食品として，乳たんぱく質（尿酸排泄促進作用），ビタミンC，ポリフェノール，フラボノイド，食物繊維，コーヒーが報告されている．

健常男子の体内尿酸プールは1,200 mg/日に保たれており，その約60％が毎日入れ替わっている．体内で合成が高まったり，排泄能が低下したりすると高尿酸血症（男女とも7 mg/dL以上）となる．高尿酸血症が慢性的に続くと，水に難溶性の尿酸は結晶化し，組織に沈着するようになり，ある日突然，関節や足の親指の付け根に激痛が走る，いわゆる痛風発作が起きる場合がある．

高尿酸血症・痛風の生活指導として，肥満やストレスの解消の他，適正な摂取エネルギー，プリン体の摂取制限，十分な水分摂取，アルコール摂取の制限，有酸素運動が推奨されている．

8 水分

A. 水の特性

1）水分子の構造

水は**水素原子**2個と**酸素原子**1個が**共有結合**した物質で，分子式H_2Oで示される分子量18の小さい分子である．構造は図66のように，半径1.4Å（オングストローム）の酸素原子を中心に2個の水素原子（半径1.2Å）が対照的に結合しているが，直線状ではなく104.5°の結合角をもっている．

電気陰性度（原子が電子対を引き寄せる力）は酸素3.5，水素2.1で酸素のほうが大きいため，結合電子対は酸素原子側にかたよっている．この電気陰性度の差と結合角によって，分子内で酸素側が部分的に負（−，マイナス），水素側が正（＋，プラス）にそれぞれ帯電した状態にある．このように，分子内でプラスとマイナスにそれぞれ帯電のある分子を**極性分子**という．水は代表的な極性分子である．

極性をもった水分子の水素原子は，別の水分子の酸素原子を引きつけ，静電気的な力（クーロン力）で結合をつくる．この結合は水素原子を間に挟んでいるの

表17 **食品中のプリン体含量**

プリン体含量		食品
非常に多い	（300 mg以上/100 g）	鶏肝臓，干物（まいわし），白子（いさき，ふぐ，たら），あんこう肝，太刀魚，ビール酵母，クロレラ，スピルリナ，ローヤルゼリー
多い	（200〜299 mg/100 g）	肝臓（牛，豚），かつお，まいわし，大正えび，干物（あじ，さんま）など
中程度	（100〜199 mg/100 g）	肉（牛，豚，鶏）類の多くの部位，魚類，いか類，えび類，貝類，ほうれんそう（芽），ブロッコリースプラウト
少ない	（50〜99 mg/100 g）	肉類の一部（牛，豚，羊），魚類の一部，肉の加工品，ほうれんそう（葉），カリフラワー
非常に少ない	（50 mg未満/100 g）	鶏卵，乳製品，穀類，豆類，いも類，きのこ類，野菜類，果実類

（文献1をもとに作成）

4）水の融解熱

固体が液体に変化するために必要な熱量を**融解熱**といい，氷1 gあたり80 calである．かき氷を急いで口の中にかき込んだ後で喉に痛みを覚えることがあるのは，融解熱として周囲の熱が奪われ，局所的に温度が急激に下がったからである．

5）水の気化熱（蒸発熱）

液体が気化（蒸発）するために必要な熱量を**気化熱**（蒸発熱）といい，水1 gあたり539 calである．

気化熱とは，液体の物質が気体になるときに周囲から吸収する熱のことである．お風呂あがりに体を拭かずにいると冷えてくる原因は気化熱であり，体表面の水滴が体温を奪って蒸発するため寒くなる．夏場，庭や家の前にまく打ち水によって暑さがやわらいで感じ

B. 食品中の水

1）食品の水分

生命体を由来とする食品は，多くの水分を含んでいる．成人では1日に約2,500 mLの水を摂取しているが，そのうちの約半分は食品に含まれる水分であり，残りの半分は飲料由来である（図69）．その他，摂取した栄養素が燃焼され，その代謝過程で約350 mLの水分が生成するが，これは代謝水とよばれている．

食品中には動物性・植物性を問わず一般に多量の水分が含まれており，特に生鮮食品は水分含量が67〜97 %と高い（表18）．一方で，穀類・豆類および種実類の水分含量は3〜16 %と少ないことから，保存に適

Column

水がタオルに吸収されやすい理由

タオルやガーゼの一部を水につけると，そこから水が吸収されてタオルやガーゼはぬれていくが，これは毛細管現象によるものである．毛細管現象というのは，液体が細い管や微小なすきまに浸透していくことである．タオルやガーゼは，細い糸がよりあわされ織られてできているため，縦糸と横糸，繊維同士のあいだにもたくさんの小さなすきまがあり，そこに水が侵入していく．この「すきまに浸透していく力」というのは，管の径が小さいほど，また液体の表面張力が大きいほど強くなる．

水は表面張力が大きく，タオルやガーゼなどの天然繊維は親水基を多くもっているのでよけい水になじみやすく，水の侵入速度はより速くなる．風呂あがりにぬれた体や髪をタオルで乾かすことができるのは，この水の性質のおかげといえる．

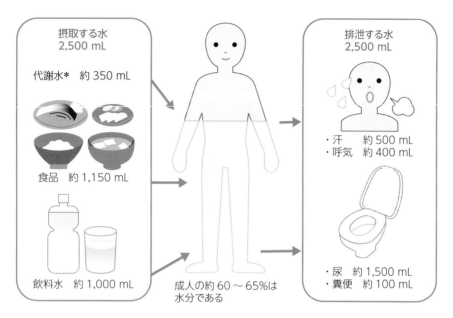

摂取する水
2,500 mL

代謝水＊　約350 mL

食品　約1,150 mL

飲料水　約1,000 mL

成人の約60～65%は
水分である

排泄する水
2,500 mL

・汗　約500 mL
・呼気　約400 mL

・尿　約1,500 mL
・糞便　約100 mL

＊ 代謝水：体内で栄養素が燃焼してエネルギーに変わることにより生じる水.

図69　成人1日の水分の摂取と排泄
（文献2をもとに作成）

している. このように, 食品中の水分は, 食品の保存性だけでなく, 調理・加工特性, 食味, 物性などに大きく影響する. 水分についての理解を深めることは, 食品を扱ううえで重要である.

　一方, 食品には, 食塩のような解離性※19の無機イオン, 酢酸やアミノ酸などの解離性の有機物, グルコースのような非解離性の有機物, でんぷんやたんぱく質などの高分子物質など多くの成分が存在し, それらが水と複雑な相互作用をしている. 食品中の水分は, 食

表18　食品の水分含量

食品	水分含量（%）	食品	水分含量（%）
野菜類	85～97	いも類	69～80
きのこ類	88～95	肉類	43～76
果実類	80～90	卵類	73～75
乳類	87～89	穀類・豆類	12～16
魚介類	67～86	種実類	3～7

※19　分子が分解してイオンや他の分子などを生じること.

Column

ヒトの年齢と水分量の変化

　ヒトの体はほとんどが水でできている. 性別や年齢で差はあるが, 胎児では体重の約90%, 新生児では約75%, 子どもでは約70%, 成人では約60～65%, 老人では50～55%を水が占めている[3].

　なぜ, 成長するに従って水分の割合が減ってしまうのか？ それは, 生きるために必要な脂肪が体についてくるからで, その脂肪分だけ水の割合が少なくなってしまうからである. 成人の男女では, 女性のほうが水分量の割合が低く, これは一般的に男性より女性のほうが脂肪が多いからである. また, 成人と老人を比べると, 老人の水分量はさらに少なくなる. この違いは脂肪の多い少ないではなく, 細胞内の水分の低下が原因であり, 加齢とともに皮膚のシワが多くなり, 皮膚の潤い, 瑞々しさ, 張りなどがなくなってくるのは, このためである. 筋肉が衰えるのと同様に, 細胞内の水分が減っていくのは, 老化現象の一つだと考えられる.

カルボキシ基（–COOH），ペプチド結合（–CO–NH–），エステル結合（–CO–O–）など，分子内にプラスあるいはマイナスに帯電した部分をもつ極性分子は，水分子と水素結合を形成して水和する．

食品成分には水分子を引き付けるものがたくさんあり，水はこれらに水和して高い溶解性を示す．また，水和をした成分は食品中の水分をよく保持し，高い保水性を示す（図71）．

C. 自由水と結合水

食品中に存在する水は，食品に含まれる他の成分との相互作用，すなわちどの程度束縛されているかによって，自由水と結合水の2つに大きく分けることができる．

1) 結合水

結合水とは，水分子が水素結合により食品成分と結合したり，食品組織の中の非常に細かいすきまに閉じ込められたりしたものである．そのため，
①食品成分の表面に強く束縛されて運動性をもたない
②0℃で凍結せず，蒸発もしにくい（100℃では蒸発しない）
③たんぱく質，糖質，無機塩類などの溶質を溶かす溶媒作用がない
④微生物の生育に利用されない
⑤化学変化（脂質の酸化や酵素反応）に関与しない
などの性質をもつ．

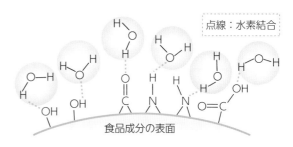

図71 食品成分の官能基と水分子の水素結合（水和）

2) 自由水

自由水は，結合水とは正反対の状態の水であり，
①食品中の成分に束縛されず自由に運動できる
②0℃で凍結し，乾燥で蒸発する
③他の成分の溶解が可能である（溶質を溶かす溶媒になる）
④微生物の生育に利用される
⑤各種化学反応や化学変化に利用され，食品の劣化の原因となる
などの性質をもつ．

3) 食品中での分布

食品成分の表面に直接結合している水は，**単分子層**

吸着水（結合水）とよばれ，固定されて動くことができない．単分子層の上に二層，三層と層をなしていくが，これらの水は**多層吸着水（準結合水）**とよばれる．束縛される力は弱いが，運動性は低く自由に動くことはできない．さらにその外側には，食品組織中に保持された状態で自由に動くことができる自由水が存在する（図72）．

自由水，結合水とその他の水（準結合水）を合わせて食品の水分というが，これらの存在割合や分布は，食品の加工性や保存性に大きく影響する．

D. 水分活性と水分含量

1）水分活性

食品の保存性を考える際には，水分含量よりも自由水の割合（量）が重要である．食品中の自由水の割合

A：単分子層吸着水（結合水）
B：多層吸着水（準結合水）
C：自由水

○水分子

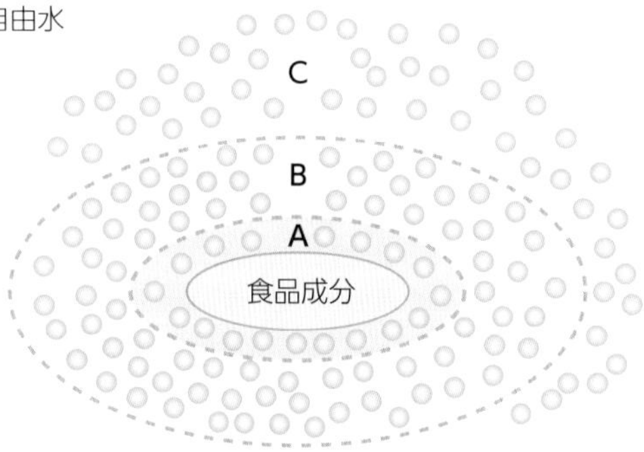

図72 食品中の水の分布

を示す指標として用いられるのが**水分活性（Aw）**である．水分活性は，一定の条件における，純水の蒸気圧（P_0）に対する食品の蒸気圧（P）の比として表される．これは，その食品を入れた密閉容器内の相対湿度（RH，関係湿度ともいう）の$\frac{1}{100}$に等しい．

$$\frac{食品の蒸気圧（P）}{純水の蒸気圧（P_0）} = \frac{RH}{100} = Aw < 1.00$$

水分活性の値は0.00～1.00の範囲であり，1.00より大きくなることはない．純水はすべて自由水であり，水分活性は1.00である．水分活性の値が低いほど自由水の割合が少ないことを表している．野菜や果実は水分含量が高く（表18），水分活性は0.95以上を示す（表19）．

2）食品の変化と水分活性

微生物の生育に利用されるのは自由水であるため，微生物による食品の変質を防ぐには，水分活性を下げることが有効である．微生物の生育に必要な水分活性は，一般細菌0.90以上，酵母0.85以上，カビ0.80以上といわれている．0.65以下の水分活性では，ほとんどの微生物の生育を抑えることができる（図73）．

食品成分の化学変化のうち，酵素活性は水分活性が大きいほど高くなる傾向があり，逆に0.60以下ではきわめて低くなる．非酵素的褐変（アミノ・カルボニル反応；第5章6-A参照）は0.70付近で最も起こりやすく，0.20以下では起こらない．脂質の酸化は水分活性の低下とともに起こりにくくなり，0.30付近で最低となる．しかし，水分活性が低すぎる（0.25以下）と酸

表19 各種食品の水分活性

水分活性（Aw）	食品
1.00～0.95	新鮮肉，果実，野菜，ソーセージ，マーガリン，バター，缶詰果実，缶詰野菜
0.95～0.90	プロセスチーズ，パン類，生ハム，ドライソーセージ，濃縮オレンジジュース
0.90～0.80*	加糖練乳，ジャム，サラミソーセージ
0.80～0.70*	高濃度の塩蔵魚，いか燻製（くんせい），生干しの果実，マーマレード，しらす干し，いわし生干し
0.70～0.60*	乾燥果実，コーンシロップ，パルメザンチーズ
0.60～0.50	チョコレート，はちみつ
0.4	ココア，乾燥卵
0.3	ポテトチップス，クラッカー
0.2	粉乳，乾燥野菜，くるみの実

＊水分活性が0.65～0.85で，水分含量が20～40％程度の食品を中間水分食品という．
（文献4より引用）

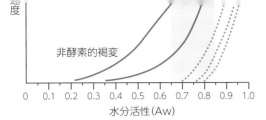

度

非酵素的褐変

| 0 0.1 0.2 0.3 0.4 0.5 0.6 0.7 0.8 0.9 1.0

水分活性（Aw）

図73 食品の変化と水分活性の関係
（文献5より引用）

水分活性が 0.65〜0.85 で，水分含量が 20〜40 程
度の食品を**中間水分食品**という．水戻しが不要なほど
の水分を含み，食感，味覚など食品のおいしさを保ち
ながら，微生物の繁殖をコントロールし，保存性を高
めた食品である．

中間水分食品製造の近代的な技術として，ペット
フードや宇宙食の製造があげられる．ジャム，ゼリー，
干物などは，砂糖や食塩を加えて自由水を結合水に変

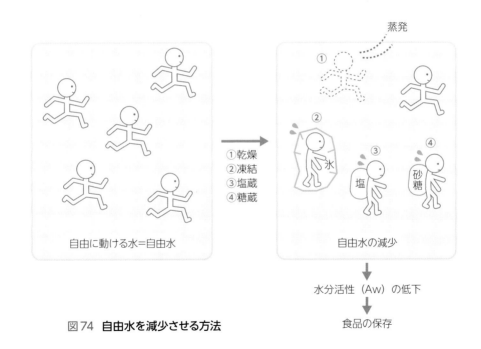

図74 自由水を減少させる方法

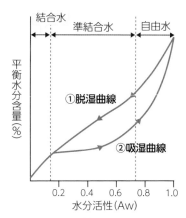

図75　食品の等温吸湿脱湿曲線
（文献5より引用）

えて，水分活性を低下させた中間水分食品のよい例である（表19）．

　ただし，中間水分食品の水分活性の範囲では非酵素的褐変反応および脂質酸化反応は速くなるので，適切な変敗防止策が必要である（図73）．そこで，多価アルコール（グリセリンなど水酸基が2個以上あるアルコール）や砂糖などを加えて水分活性を下げ，さらにブランチング[20]処理，抗菌剤，防カビ剤，抗酸化剤を加えることによって保存性を高める，新しい中間水分食品の開発が進められている．

5）水分活性と水分含量の関係

　食品は，湿度の高い環境では吸湿が起こり，逆に乾燥状態では脱湿が起こる，というように，置かれた環境中の湿度によって水分含量が変化する．ある食品を一定温度で吸湿および脱湿したときの，水分含量と水分活性の関係を表したものが**等温吸湿脱湿曲線**である（図75）．

　水分が多い食品が脱湿していく場合は，まず最も自由度が大きく主として大きな細孔に入っている自由水（水分含量，水分活性がともに大きい領域）が脱水される．次に準結合水（多層吸着水）が脱水される．しかし結合水は，食品成分や組織との相互作用が強く脱水しにくい（図75①脱湿曲線）．一方，乾燥した食品が吸湿していく場合，まず単分子層の吸着水の形（結合水）で食品成分と結合する．次に多層の形で結合して準結合水となる（図75②吸湿曲線）．

　このように，吸湿の過程は脱水のときとは異なる経路をたどる．この現象を**履歴現象（ヒステリシス）**という．水分活性が同じでも，吸湿と脱湿では水分含量が異なることを示している．

E. 冷凍と加熱

1）最大氷結晶生成帯

　水は凍結すると氷の結晶を形成し，体積が約11％増大して密度が小さくなる（図68）．食品の冷凍保存中の品質劣化は，この体積増加が大きな要因となる．

　まず，食品中の水が凍結してできた氷結晶は，細胞内に収まりきれず細胞膜が破れ組織を破壊する．さらに，これを解凍すると，破壊された細胞膜を通って細胞質（細胞の中身）が流出しドリップ[21]となる．そ

[20]　ゆでる，蒸すなどの軽い加熱処理のこと．

[21]　破壊された細胞膜のすきまから血・うま味を含んだ水分がもれて外に流れ出すこと．

Column

おいしい水の条件

　近年，「おいしい水」に大きな関心が集まっている．さまざまな研究から，次のような水のおいしさの条件がわかってきた．

- 水温が低いこと
- 微生物の繁殖が少ないこと
- 酸素と二酸化炭素が適量溶けていること
- ミネラル（カルシウムイオンやマグネシウムイオンなど）が

適量溶けていること

- 有機物があまり溶けていないこと
- 嫌な味をつける物質（塩化物イオン，鉄イオンなど）が溶けていないこと

ミネラル成分がない蒸留水は無味無臭であるが，上記の条件によりおいしい水になると考えられる．

軟水・硬水と料理

水の硬度は，水中に含まれるカルシウムイオン（Ca^{2+}）とマグネシウムイオン（Mg^{2+}）の量を表したもので，日本の水はほとんどが硬度が低い軟水である．一方，ヨーロッパや北米などの水には硬度の高い硬水が多く存在する（図①）．世界の水にさまざまな硬度の差があるのは，その水が流れる大地を形成する地殻物質が異なるからである．

水は，土壌を通って地層へ浸透し，その中をゆっくり移動していくが，この過程で，接触した岩石に水を媒介とした化学的風化作用を起こす．水の中に含まれる溶存酸素や土壌を通過する際に吸収した炭酸ガスなどが主に作用し，溶解・酸化・加水分解・水和・炭酸化などの反応が起こり，岩石の化学成分が微粒の懸濁物質となって，または完全に溶ける形で水に入る．

石灰岩が岩盤をなす地層を流れる水は，カルシウムイオンやマグネシウムイオンを多く含み，硬度が高くなる．一方，これらイオンの含有率が低い花崗岩など結晶質岩盤の地層を流れる水の硬度は低めになる[1]．また，ヨーロッパや北米のように大陸の中をゆっくり移動する水は，それだけ地層と接触する時間が長いため，より多くの硬度成分を含む傾向がある．日本のように地形が急峻な国の水は，地層にとどまる時間が非常に短く，それが日本の水を軟水にしている大きな要因の一つとなっている（図②）．

軟水と硬水には，次のような利用上の特徴や違いがある．

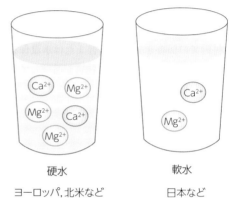

硬水
ヨーロッパ，北米など

軟水
日本など

図①　硬水と軟水の成分の違い

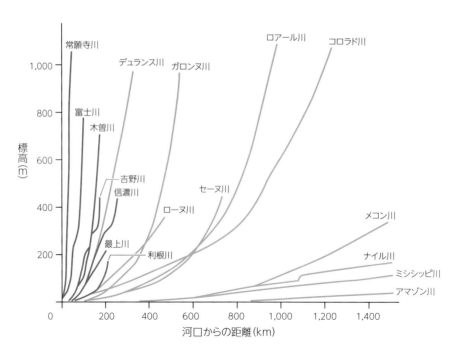

図②　日本と諸外国の河川の状況
（文献 2 より引用）

文　献

〈第2章1，第2章2〉

1) 「改訂 食品機能学 第3版（Nブックス）」（青柳康夫/編著　有田政信，他/共著），建帛社，2016

2) 「原書8版 マクマリー生物有機化学 生化学編」（McMurry J，他/著　菅原二三男，倉持幸司/監訳　上田　実，他/訳），丸善，2018

3) 「三訂版 ハート 基礎有機化学」（ハロルド・ハート，他/著　秋葉欣哉，奥　彬/共訳），培風館，2002

4) 「食品学I 改訂第3版」（中山　勉，和泉秀彦/編），南江堂，2017

5) 「食べ物と健康I」（知地英征/編著　荒川義人，他/共著），三共出版，2005

6) 「食べ物と健康II」（中河原俊治/編著　荒川義人，他/共著），三共出版，2013

7) 「わかりやすい食物と健康1」（吉田　勉/監修　小関正道，佐藤隆一郎/編　五百藏良，他/共著），三共出版，2007

〈第2章3〉

1) 「基礎栄養学 改訂第6版（健康・栄養科学シリーズ）」（医薬基盤・健康・栄養研究所/監　柴田克己，合田敏尚/編），南江堂，2020

2) 「日本食品標準成分表2020年版（八訂）脂肪酸成分表編」（文部科学省）（https://www.mext.go.jp/a_menu/syokuhinseibun/mext_01110.html），2020

3) 「改訂三版 油脂化学便覧」（日本油化学会/編），丸善，1990

4) 永尾晃治：メタボリックシンドロームにおける機能性脂質の活用．生物試料分析，35：113-118，2012

〈第2章4〉

1) 「理系総合のための生命科学 第5版」（東京大学生命科学教科書編集委員会/編），羊土社，2020

2) 「細胞の分子生物学 第5版」（Alberts B，他/著　中村桂子，松原謙一/監訳　青山聖子，他/訳），ニュートンプレス，2010

3) 「原書8版 マクマリー生物有機化学 生化学編」（McMurry J，他/著　菅原二三男，倉持幸司/監訳　上田　実，他/訳），丸善，2018

4) 「食品学（スタンダード栄養・食物シリーズ5）」（久保田紀久枝，森光康次郎/編），東京化学同人，2003

5) 「食べ物と健康I」（知地英征/編著　荒川義人，他/共著），三共出版，2005

6) 「基礎栄養学 改訂第6版（健康・栄養科学シリーズ）」（医薬基盤・健康・栄養研究所/監　柴田克己，合田敏尚/編），南江堂，2020

〈第2章5〉

1) 「ビタミン総合事典」（日本ビタミン学会/編），朝倉書店，2010

2) 「ビタミンの新栄養学」（柴田克己，福渡 努/編），講談社，2012

3) 「ビタミン・ミネラルの科学」（五十嵐 脩，江指隆年/編），朝倉書店，2011

4) 「生化学辞典 第4版」（今堀和友，山川民生/監 大島泰郎，他/編），東京化学同人，2007

5) 「新版 マスター食品学Ⅰ（食べ物と健康）」（小関正道/編著 安藤清一，他/共著），建帛社，2014

6) 「食べ物と健康Ⅰ（健康・栄養科学シリーズ）」（国立健康・栄養研究所/監 菅野道廣，他/編），南江堂，2007

7) 「日本人の食事摂取基準（2020年版）「日本人の食事摂取基準」策定検討会報告書」（厚生労働省）（https://www.mhlw.go.jp/content/10904750/000586553.pdf），2019

8) 「日本食品標準成分表2020年版（八訂）」（文部科学省）（https://www.mext.go.jp/a_menu/syokuhinseibun/mext_01110.html），2020

〈第2章6〉

1) 「ミネラルの事典」（糸川嘉則/編），朝倉書店，2003

2) 「ビタミン・ミネラルの科学」（五十嵐 脩，江指隆年/編），朝倉書店，2011

3) 「基礎栄養学 改訂第6版（健康・栄養科学シリーズ）」（医薬基盤・健康・栄養研究所/監 柴田克己，合田敏尚/編），南江堂，2020

4) 「新版 マスター食品学Ⅰ（食べ物と健康）」（小関正道/編著 安藤清一，他/共著），建帛社，2014

5) 「日本人の食事摂取基準（2020年版）「日本人の食事摂取基準」策定検討会報告書」（厚生労働省）（https://www.mhlw.go.jp/content/10904750/000586553.pdf），2019

6) 「日本食品標準成分表2020年版（八訂）」（文部科学省）（https://www.mext.go.jp/a_menu/syokuhinseibun/mext_01110.html），2020

7) 「高血圧治療ガイドライン2019」（日本高血圧学会高血圧治療ガイドライン作成委員会/編），日本高血圧学会，2019

〈第2章7〉

1) 金子希代子，他：プリン体の測定と食事療法への応用．痛風と尿酸・核酸，43：1-9，2019

2) 「高尿酸血症・痛風の治療ガイドライン 第3版」（日本痛風・核酸代謝学会 ガイドライン改訂委員会/編），診断と治療，2018

〈第2章8〉

1) 「水と健康（栄養科学ライブラリー）」（女子栄養大学栄養科学研究所/編 立屋敷 哲，他/著），女子栄養大学出版部，1997

2) 「食べ物と健康Ⅰ（はじめて学ぶ 健康・栄養系教科書シリーズ）」（喜多野宣子，他/著），化学同人，2011

3) 「知って納得！水とからだの健康（ホーム・メディカ・ブックス）」（左巻健男/監），小学館，2004

4) 「食品と水分活性」（Troller JA, Christian JHB/著 平田 孝，林 徹/訳），学会出版センター，1981

5) 「新 これであなたも管理栄養士5 第2版（管理栄養士国家試験対策シリーズ）」（管理栄養士国家試験21委員会/編），講談社，2006

6) 「調味料・香辛料の事典」（福場博保，小林彰夫/編），朝倉書店，1991

7) 「糖質の科学（食品成分シリーズ）」（新家 龍，他/編），朝倉書店，1996

8) 「食品学 第2版補訂版（スタンダード栄養・食物シリーズ）」（久保田紀久枝，森光康次郎/編），東京化学同人，2011

9) 「新版 食品の官能評価・鑑別演習 第2版」（日本フードスペシャリスト協会/編），建帛社，2006

10)「パートナー天然物化学」（海老塚 豊，森田博史/編），南江堂，2007

〈食べ物と健康〉

1) 「地下水の世界（NHKブックス）」（榧根 勇/著），日本放送出版協会，1992

2) 「国土を知る/意外と知らない日本の国土」（国土技術研究センター）（https://www.jice.or.jp/knowledge/japan/commentary08）

微量ミネラルの種類（13元素）を答えよ

□ □ **Q7** 中間水分食品の定義と，その具体例を答えよ

解答＆解説 ────────────────────────

A1 食品の一次機能とは，糖質，脂質，たんぱく質，ビタミン，およびミネラルの五大栄養素を供給する機能である

A2 炭水化物は大まかに糖質と食物繊維に分類される．糖質は単糖類，二糖類，オリゴ糖類，多糖類に分類され，いずれもヒトにおいてエネルギー源として利用される．食物繊維はエネルギー源とはならないが，さまざまな生体調節機能を有する（図4参照）

A3 油脂を繰り返し使うことによって酸化が進み，色調が黒ずんで変化し，粘度の上昇，不快な酸敗臭が発生するだけでなく，細胞のDNAを損傷する要因になる過酸化脂質（ヒドロペルオキシドなど）が生じる．酸価や過酸化物価，カルボニル価などは上昇する一方，発煙点は低下する．ふつうの精製油脂の発煙点は200℃以上であるが，揚げ物などに長く使って酸化が進んだ油では180℃くらいまで発煙点が下がり，揚げ物中でも発煙するようになり使用に耐えなくなる．また，酸化が進む要因として，酸素や温度以外にも，金属イオンや太陽や蛍光灯などの光があげられる

A4 肉類や卵類などの動物性たんぱく質が良質なたんぱく質といえる．ヒトにとって食品として摂取すべき9種類の不可欠アミノ酸を必要量含み，ヒトの体をつくっているアミノ酸組成と似ているからである．植物性食品では大豆があげられ，「畑のお肉」とよばれている

A5 ・レチノール活性当量（μgRAE）＝ レチノール（μg）＋ 1/12 β-カロテン当量（μg）
・β-カロテン当量（μg）＝ β-カロテン（μg）＋ 1/2 α-カロテン（μg）
　　　　　　　　　　　　　＋ 1/2 β-クリプトキサンチン（μg）
・ナイアシン当量（mgNE）＝ ナイアシン（mg）＋ 1/60 トリプトファン（mg）
　　　　　　　　　　　　　または
　　　　　　　　　　　　＝ ナイアシン（mg）＋ たんぱく質（g）× 1000 × 1/100
　　　　　　　　　　　　　× 1/60（mg）

A6 ・多量ミネラル（5元素）：ナトリウム，カリウム，カルシウム，マグネシウム，リン
・微量ミネラル（8元素）：鉄，亜鉛，銅，マンガン，ヨウ素，セレン，クロム，モリブデン

A7 水分活性が0.65〜0.85で，水分含量が20〜40％程度の食品を中間水分食品という．具体例としてペットフードや宇宙食があげられる

おいしさを決定する要因とおいしさにかかわる食品成分

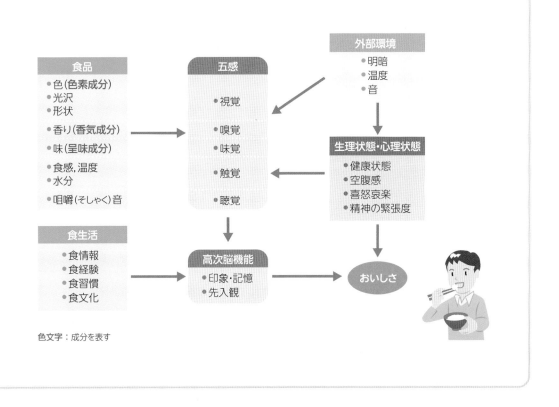

色文字：成分を表す

1 食品の二次機能とは

　私たちが食べ物を摂取するのは，生命維持に必要な栄養成分を得るためにとどまらず，おいしいものを食べて満足感と幸福感を得るためである．私たちが「おいしい」と感じる要因を概略図に示した．

　まず，食べ物を口にする前に私たちが「おいしそう」と感じるのは，食べ物の香り（嗅覚），調理音（聴覚），そして色や外観（視覚）である．次に実際に食べ物を口にしたときの味（味覚）と食感（テクスチャー），水の喉ごしや温度など（触覚）の要素が加わって「おいしい」と感じる．

　一方で，食べるヒト自身の空腹度や健康状態などの生理状態，そして心理状態もおいしさを左右する．さらに，食事をする空間の環境や，食情報，食経験，食習慣や食文化などの私たちを取り巻く環境因子も，おいしさに影響を与える．

　これらが総合されて「おいしさ」が決定されるが，食べ物の側面に着目すると，食品のもつ色，味，香り，かたさといった物性などが私たちの五感を介して嗜好性を左右する機能をもっているといえる．栄養素の供給という重要な機能を一次機能とよぶのに対して，嗜好性にかかわる機能を食品の二次機能という．

2 色素成分

A. 食品中に含まれる色素成分の分類

　食品に含まれる色素は，その化学構造の特徴から分類すると，カロテノイド系色素，フラボノイド系色素，ポルフィリン系色素，その他に分類できる．各色素の色調，所在を表1に示す．

B. カロテノイド系色素

1）カロテノイドの化学構造

　脂溶性色素であるカロテノイドは，分子内に多数の共役トランス二重結合をもっているテトラテルペン※1で，炭化水素であるカロテン類と分子内に水酸基やカルボニル基を有するキサントフィル類に大別される（表2）．水酸基を有するキサントフィル類は，脂肪酸とのエステル体として天然に存在していることが多い．α，β-カロテンおよびβ-クリプトキサンチンは，プロビタミンA活性を示すことが知られている（第2章5-B-1参照）．

※1　テトラテルペン：解糖系代謝産物のグリセルアルデヒド-3-リン酸とピルビン酸からC_5H_8のイソプレンが生成される．これを基本単位として，炭素数40個のテトラテルペンが生合成される．このように，イソプレンが縮合して生合成される化合物群を総称してテルペンという．炭素数20個のものをジテルペン，炭素数30個のものをトリテルペンという．

表1　食品に含まれる色素成分の分類とその所在

色素成分	色調	所在
カロテノイド系色素	橙（だいだい）〜赤色	穀類，いも類，豆類，種実類，野菜類，果実類，海藻類，香辛料類，魚類，卵類
フラボノイド系色素		
フラボン，フラボノール	淡黄〜黄色	穀類，豆類，野菜類，果実類，香辛料類
アントシアニン	赤橙〜青紫色	穀類，いも類，豆類，野菜類，果実類
ポルフィリン系色素		
クロロフィル	黄緑〜青緑色	野菜類，果実類，海藻類，香辛料類
ヘム色素	赤色	魚類，肉類
その他の色素		
クルクミン	黄色	ターメリック（ウコン）
ベタニン	赤色	レッドビート
褐変色素	褐色	ポリフェノール酸化物，カラメル，メラノイジン

	名称	構造	分子式	色	所在
	ルテイン		$C_{40}H_{56}O_2$	黄橙色	とうもろこし，かぼちゃ，緑色野菜，卵黄[2]
	カプサンチン		$C_{40}H_{56}O_3$	赤色	とうがらし，パプリカ
	アスタキサンチン		$C_{40}H_{52}O_4$	赤色	藻類，さけ[2]，ます[2]，まだい[2]，えび・かにの殻[2]
	フコキサンチン[3]	アシル基／エポキシ基	$C_{42}H_{58}O_6$	橙色	藻類，貝類[2]
アポカロテノイド[4]	クロセチン クロシン	R OOC〜COO R　R = H　R = （ゲンチオビオース）両末端に二糖が結合しているので水溶性を示す．たくあんやくりきんとんの着色に利用される．	$C_{20}H_{24}O_4$	橙色	サフラン，くちなし

*1 末端にβ-イオノン環をもつプロビタミンAである．
*2 食物から摂取されたカロテイノドを代謝・蓄積している．動物は体内でカロテノイドを合成できない．
*3 アシル基，エポキシ基を有するため，他のカロテノイドとは異なり，酸，アルカリに不安定である．
*4 炭素数40個以下のカロテノイドの総称．

が遊離し，さらに酸化されて赤色のアスタシンに変化する．このため，甲殻類の殻は加熱すると赤くなる．

C. フラボノイド系色素

1）フラボン，フラボノール

①フラボン，フラボノールの化学構造

　フェニルアラニンを起源として生合成されるケイ皮酸類と3分子の酢酸の縮合反応により，炭素15個からなるフラボノイドが形成される．中央のピラン環（C環）の2位と3位が二重結合で，4位がカルボニル炭素の構造をもつフラボン，さらに3位が水酸基で置換されたフラボノールは淡黄色から黄色を呈し，野菜，果物，穀類など広く植物性食品に分布している（図1）．

比較的安定であるが，酸性で色調が淡色化し，アルカリ性では濃色化する．カリフラワーをゆでるときに酢を加えるが，これはカリフラワーに含まれるフラボノイドを淡色化させ白くしあげるための工夫である．一方，中華めんが黄色を呈しているのは，アルカリ性のかん水の添加により小麦粉中のフラボノイドが黄色化することに起因する．

2）アントシアニン

①アントシアニンの化学構造

　アントシアニンは，野菜や果実に多く含まれる赤橙〜青紫色の色調の水溶性の配糖体である．アントシアニンのアグリコン部[※2]であるアントシアニジンは，1位の酸素がオキソニウムイオンになっている．天然には

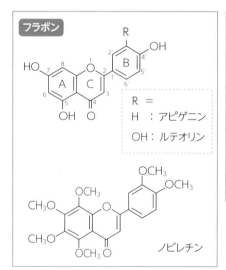
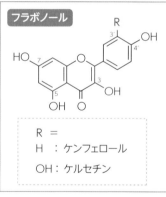

図1　食品に含まれる主なフラボン，フラボノール

（嗜好成分の化学）

R₁ = OCH₃ R₂ = OCH₃：マルビジン（赤紫色●）

図2　食品に含まれるアントシアニジンの構造

Column

にんじんはなぜ橙色なのか

　私たちが色として認識できる可視光線は380〜780 nmの波長をもっており，波長と色の関係は表Aのようになる．補色はその波長の光が吸収され，それ以外の波長の光が私たちの目に届いたときに見える色を示している．

　にんじんの主な色素であるβ-カロテンは，400〜525 nmの紫〜青緑色の可視光線を選択的に吸収する性質がある（図A）．にんじんに可視光線を当てると，β-カロテンを

はじめにんじんに含まれるカロテン類に吸収されず反射した残りの可視光線が私たちの目に届き，補色である橙色として認知される．色素成分がどの波長範囲の光を吸収するのかはその化学構造に依存しており，共役二重結合の数や，さらにそれに共役する酸素や窒素などの非共有電子対をもつヘテロ原子を含む官能基の数などによって決まる．

表A　可視光線の色

波長（nm）	色	補色
380〜435	紫●	黄緑●
435〜480	青●	黄●
480〜490	緑青●	橙●
490〜500	青緑●	赤●
500〜560	緑●	赤紫●
560〜580	黄緑●	紫●
580〜595	黄●	青●
595〜650	橙●	緑青●
650〜780	赤●	青緑●

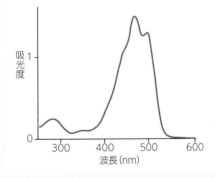

図A　β-カロテンの紫外・可視光線吸収スペクトル

表3　食品に含まれる主なアントシアニン

アントシア ニジン	アントシアニンの構造	含まれる糖	起源食品例
ペラルゴ ニジン	3-グルコシド	β-D-グルコース	紫とうもろこし，いちご
	3,5-ジグルコシド	β-D-グルコース	赤かぶ，ざくろ
	3-ソホロシド*1-5-グルコシド（アシル化体）	ソホロース*1，β-D-グルコース	赤だいこん
シアニジン	3-グルコシド	β-D-グルコース	有色米，紫とうもろこし，黒大豆，紫たまねぎ，いちご，カシス，プルーン，ハスカップ
	3-ガラクトシド	β-D-ガラクトース	カカオ，こけもも，ブルーベリー
	3,5-ジグルコシド	β-D-グルコース	赤かぶ，ざくろ，ハスカップ
	3,5-ジグルコシド（アシル化体）	β-D-グルコース	赤しそ
	3-ソホロシド-5-グルコシド（アシル化体）	ソホロース，β-D-グルコース	紫さつまいも，赤キャベツ
ペオニジン	3-グルコシド	β-D-グルコース	ぶどう，ブルーベリー
	3-ソホロシド-5-グルコシド（アシル化体）	ソホロース，β-D-グルコース	紫さつまいも
デルフィニジン	3-グルコシド	β-D-グルコース	黒大豆，なす，ぶどう，ブルーベリー，カシス
	3-ルチノシド*2-5-グルコシド（アシル化体）	ルチノース*2，β-D-グルコース	有色じゃがいも，なす
ペチュニジン	3-グルコシド	β-D-グルコース	ぶどう，ブルーベリー
マルビジン	3-グルコシド	β-D-グルコース	ぶどう，ブルーベリー
	3-ガラクトシド	β-D-ガラクトース	有色米，こけもも，ブルーベリー

＊1 ソホロース：グルコース2分子がβ-1,2結合した二糖類．ソロホシド：ソロホースがグリコシド結合した化合物．
＊2 ルチノース：L-ラムノースとグルコースがα-1,6結合した二糖類．ルチノシド：ルチノースがグリコシド結合した化合物．

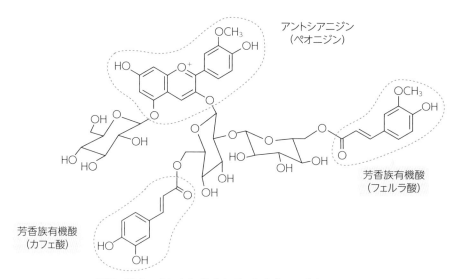

図3　紫さつまいもに含まれるアシル化アントシアニン

在できるので赤色が保持される．pH4の弱酸性～中性領域では，脱水素によって不安定なアンヒドロベースに変化するか，または競争的に2位の水和が起こり無色のシュードベースに変化する（図4）．

　芳香族有機酸でアシル化されると，アントシアニンの安定性が増すことが知られている．これは，アントシアニジンと芳香族有機酸が互いに疎水結合によってサンドイッチ型に会合し，アントシアニジンの2位の水和を阻止することができるためである（図5）．

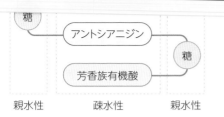

糖

アントシアニジン

糖

芳香族有機酸

親水性　疎水性　親水性

図5　アントシアニンのサンドイッチ型分子内会合の例
アントシアニジン，芳香族有機酸はともに平面構造をもっているため，2つの芳香族有機酸が疎水結合により，アントシアニジンの上下にサンドイッチ型に会合する．このため，アントシアニジンへの水和反応が阻止される．

D. ポルフィリン系色素

1) クロロフィル

①クロロフィルの化学構造

　野菜や未成熟な果実の鮮やかな緑色は，脂溶性色素である**クロロフィル**由来である．クロロフィルはポルフィリン環の中心にマグネシウムイオンが配位した構造をもつ．野菜や果物には青緑色のクロロフィルaと黄緑色のクロロフィルbが3：1〜2：1の割合で含まれている（図6）．

②クロロフィルの安定性と色調変化

　クロロフィルは酸に不安定で，ポルフィリン環に配位していたマグネシウムイオンが2個の水素イオンと置き換わって黄褐色の**フェオフィチン**となる．さらに反応が進むと，フィトール部分の加水分解が起こり褐

リンは鮮やかな緑色を呈するため，緑色度は保たれる．

　植物体には加水分解酵素の一種であるクロロフィラーゼが存在し，細胞が傷つけられると活性化して，フィトールが脱離し緑色のクロロフィリドとなる．酸性条件下ではさらにマグネシウムイオンが脱離してフェオフォルビドが生じるため，緑色野菜の加工時にはクロロフィラーゼを失活させるブランチングを行い，退色を防いでいる．

③クロロフィルの応用

　クロロフィルのマグネシウムイオンを銅イオンに置換した銅クロロフィルは，耐熱性，耐光性があり，全pH領域で安定に緑色を呈する脂溶性色素である．

　銅クロロフィルをアルカリ処理すると水溶性の銅クロロフィリンナトリウムとなる．耐熱性，耐光性があり，中性〜アルカリ性領域で安定である．このため，こんぶ，魚練り製品，野菜や果物類の瓶詰品，みつ豆寒天など加工食品の着色料として使用されている．また，消臭効果があるため，チューインガムや歯磨き剤に添加され，口臭防止に利用されている．

2) ヘム色素

①ヘム色素の化学構造

　ポルフィリン環に2価鉄イオンが配位した分子内錯塩ヘムを含む有色化合物を，総称して**ヘム色素**という．**ミオグロビン**はグロビン（ポリペプチド）に1分子のヘムが結合した，分子量1万数千のヘム色素たんぱく

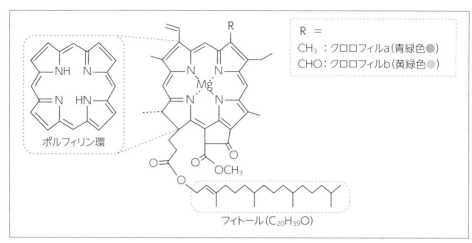

図6 クロロフィルの構造

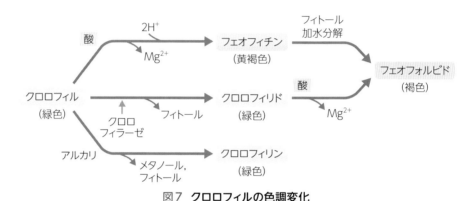

図7 クロロフィルの色調変化

質である（図8）.

　ヘムの中心の鉄は6個の配位子と結合して錯イオンを形成することができる. ミオグロビンではポルフィリン環の4個の窒素とグロビン中の窒素塩基が配位しており, さらにもう1つ配位結合が可能である. この化学構造がヘム色素の安定性に大きくかかわる.

②ヘム色素の安定性と色調変化

　暗赤色のミオグロビンは, 空気中で鮮紅色の**オキシミオグロビン**に変化する. これは非共有電子対をもつ酸素が配位子となるためである. さらに空気中での放置時間が長くなると, 2価鉄イオンが3価鉄イオンに酸化され, 褐色の**メトミオグロビン**に変わる（**メト化**）（第5章3-D参照）.

E. その他の天然色素

1) その他の主な天然色素

　ショウガ科香辛料のターメリックには, 脂溶性で熱に対して比較的安定な黄色色素**クルクミン**（図9）が含まれている. また, ロシア料理のボルシチに使用されるレッドビートの独特の赤色は, 配糖体のベタニンに起因する.

2) 褐変物質

　食品が貯蔵, 加工, 調理過程で褐色に変化することを**褐変**という. りんごやももを切ると切り口が褐色に変化することがよく知られているが, これはポリフェノールオキシダーゼによりポリフェノールが酸化され, キノン型の褐色物質が生成するためである（酵素的褐変）. 一方, 非酵素的褐変には, 糖の加熱（カラメル

図8 ミオグロビン関連物質の構造

化）や菓子の焼き色のように，アミノ・カルボニル反応による褐色物質（**メラノイジン**）の生成がある（第5章6参照）．

表4 糖類の甘味度

糖	甘味度*	糖	甘味度
α-D-グルコース	0.74	スクロース	1
β-D-グルコース	0.48	マルトース	0.3
α-D-フルクトース	0.6	ラクトース	0.2〜0.4
β-D-フルクトース	1.8	マルチトール	0.8
キシリトール	0.95	ラフィノース	0.23
ソルビトール	0.6	フラクトオリゴ糖	0.3〜0.6
マンニトール	0.5		

* スクロースを1としたときの甘味度．
糖類の構造は第2章2参照のこと．

3 呈味成分

A. 味とは

味には甘味，酸味，苦味，塩味，うま味という5つの**基本味**があり，これらの味は味神経を介して認識される．舌の表面や口腔内には50〜100個の味細胞がつぼみ状に集まっている味蕾が存在する．味蕾の先端部には味孔とよばれる開口部があり，呈味物質が味孔から取り込まれ味細胞に受容されると，味細胞内で情報伝達分子が順次発現し，最終的に味神経に情報が伝達される．一方，辛味，渋味などは味神経ではなく，口腔粘膜を支配する三叉神経を介して脳に伝えられ，生理学的には味ではないが広義の味に含められる．

食品には5つの基本味をはじめ，辛味，渋味，えぐ味などを有する多くの呈味成分が含まれている．

B. 食品中の甘味成分

1）糖類

甘味成分の代表は**スクロース（ショ糖）**で，主にさとうきびやてんさいを原料として製造されている．一般に単糖類，オリゴ糖類，糖アルコールは甘味を呈し，糖の種類や立体構造の違いによって甘味度は異なる（表4）．

フルクトース水溶液は，温度が上昇するにつれα形の存在比率が増加しβ形が減少するため，甘味が弱くなるという特徴がある．フルクトースを多く含む果物は冷やして食べるほうが甘く感じるのはこのためである．

2）テルペン配糖体

キク科のステビアの葉には，ジテルペン配糖体の**ス
テビオシド**やステビオシドに1分子のグルコースが結
合した**レバウジオシドA**が含まれている．マメ科の甘
草の根茎にはトリテルペン配糖体の**グリチルリチン**が
含まれており，ともに高甘味度天然甘味料として利用
されている（図10）．

3）アミノ酸，ペプチド，たんぱく質

グリシン，アラニン，セリン，トレオニン（スレオ
ニン）は甘味を呈する．また，L-アスパラギン酸とL-
フェニルアラニンのジペプチドで，フェニルアラニン
由来のカルボキシ基がメチルエステル化されたものを
アスパルテームといい，スクロースの約200倍の甘味
をもっている．他に甘味をもつたんぱく質として，熱
帯果実から見出されたソーマチンやモネリンなどが知
られている．

C. 食品中の酸味成分

食品の酸味成分には無機酸と有機酸がある．無機酸
の炭酸，リン酸などは清涼飲料に使用されている．有
機酸では，酢酸が食酢に，乳酸がヨーグルトや漬物な

どの発酵食品に多く含まれている．また，リンゴ酸は
りんご，もも，いちごなどのベリー類，酒石酸はぶど
う，クエン酸はうめ，レモンなどのかんきつ類に多く
含まれる酸味成分として知られている．アスコルビン
酸は果実や野菜に幅広く含まれている．

D. 食品中の苦味成分

苦味はもともとヒトが好まない味であるが，コーヒー
や茶などの苦味は繰り返し摂取する間にやがて好まし
く感じられるようになり，習慣性を増進させる．食品
に含まれる苦味成分には，アルカロイド[※3]，テルペン，
フラバノン配糖体，ペプチド，無機塩などがある．

1）アルカロイド，テルペン，フラバノン配糖体
（図11）

コーヒーや茶に含まれる**カフェイン**，ココアに含ま
れる**テオブロミン**はアルカロイドの一種である．

ビールには，ホップの成分であるフムロンから蒸煮
工程で生成する**イソフムロン**などのテルペン系の苦味
成分が含まれている．きゅうりなどのウリ科食品に含

※3　アルカロイド：天然由来の含窒素有機化合物の総称．

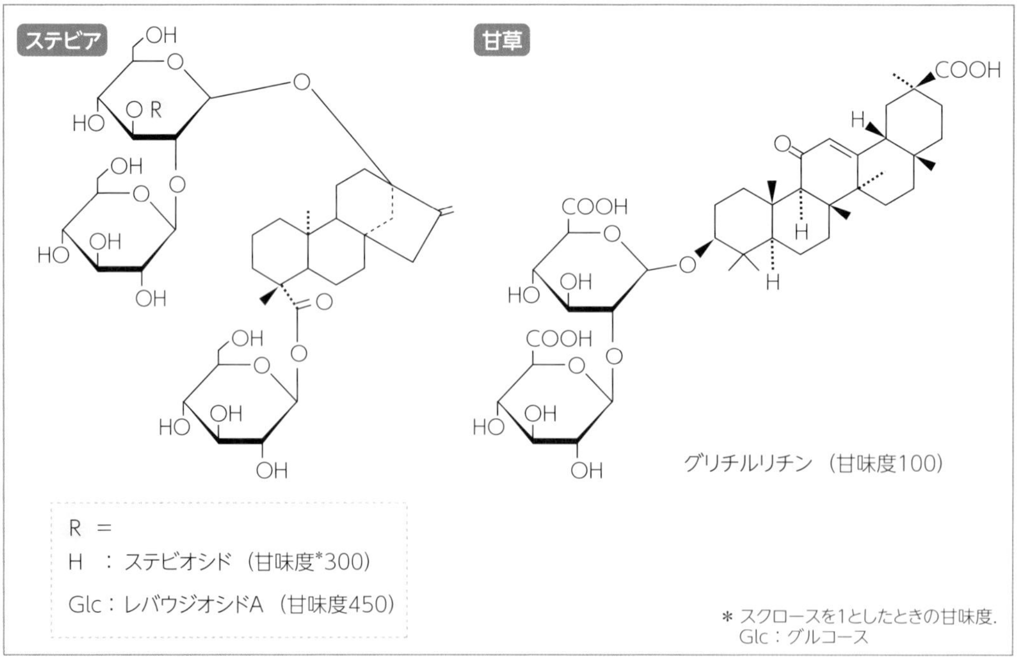

図10　甘味をもつテルペン配糖体

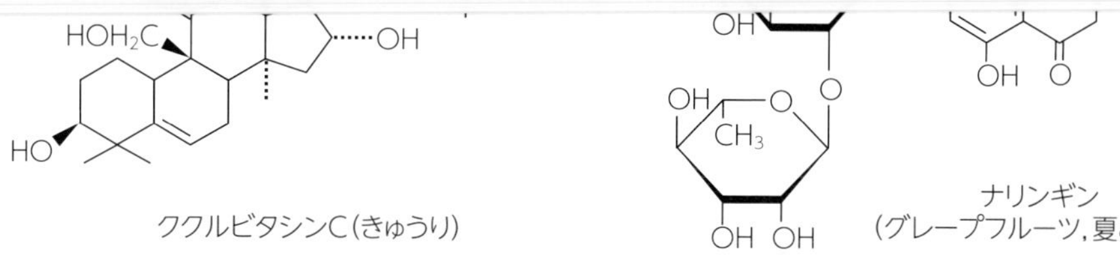

図11　食品に含まれる主な苦味成分

ククルビタシンC（きゅうり）

ナリンギン
（グレープフルーツ，夏みかん）

Column

味覚の生理学的意義

新生児は甘味やうま味を喜んで受け入れる．生まれたてでまだ何の学習もしていないのに，甘味やうま味をもつ水溶液を口に含ませると嬉しそうな顔をするのである．

甘味は糖に代表される味で，エネルギー源を意味しており，うま味はグルタミン酸ナトリウムに代表される味で，たんぱく質，アミノ酸のシグナルと考えられる．すなわちヒトは本能的に生命の維持に欠かせない栄養素の味を好むといえる．塩味はミネラルの存在を表すシグナルである．特に塩味を呈する物質の代表である塩化ナトリウムは，体液の恒常性維持にとって不可欠である．私たちはちょうど体が必要とする塩分濃度である0.9％付近の濃度の塩味を最も好む．

一方，酸味，苦味は，一般に好ましい味と認識されない．酸味は代謝を促す有機酸の味ではあるが，未熟な果実や，腐敗や酸敗して劣化した食べ物を意味している．また，苦味はアルカロイドのような有毒物質の存在を示す警告のシグナルである．

私たちが好ましいと感じる甘味やうま味成分の閾値は比較的高く，避けるべき味と感じる酸味や苦味成分の閾値は低くより微量で感じることができる（表B）．すなわち，味覚は有害なものを避けて栄養のあるものを選択するうえで必要不可欠な機能なのである．

表B　呈味物質の閾値

基本味	呈味物質	閾値（g/100 mL）
甘味	スクロース（ショ糖）	0.20
うま味	L-グルタミン酸ナトリウム	0.013
塩味	食塩	0.0056
酸味	酢酸	0.0012
苦味	硫酸キニーネ	0.000075

（文献1より引用）

換すると無味になる．かんきつ類の加工品を製造する際の苦味の除去に利用されている．

2）アミノ酸，ペプチド

疎水性の高いアミノ酸であるバリン，ロイシン，イソロイシン，メチオニン，トリプトファン，フェニルアラニン，塩基性アミノ酸のリシン（リジン），アルギニン，ヒスチジンには苦味がある．また，みそ，しょうゆ，チーズなどの苦味物質は疎水性アミノ酸から構成されるペプチド類であり，熟成中にたんぱく質が加水分解して生成される．

3）無機塩

無機塩を構成しているカチオン（陽イオン）とアニオン（陰イオン）の直径の合計が6.5Åより小さい場合は，塩化ナトリウム（5.52Å）のように塩味を呈し，直径の合計がそれ以上になると苦味が増すといわれている．にがりの主成分である塩化マグネシウム（8.54Å）は苦味を呈する．

E. 食品中の塩味成分

食塩に含有される塩化ナトリウムが塩味を呈する代表的な物質である．リンゴ酸ナトリウムなどの有機酸ナトリウムも塩味を呈するが，嗜好面では塩化ナトリウムに及ばない．

F. 食品中のうま味成分

食品に含まれるうま味成分には，アミノ酸系物質，核酸系物質，有機酸塩などがある（図12）．

アミノ酸系のうま味成分には，こんぶに含まれる**グルタミン酸ナトリウム**がある．また，玉露茶のうま味成分である**テアニン**は，グルタミン酸のエチルアミド体である．

核酸系うま味成分としては，**5′-イノシン酸**がかつお節のうま味成分として知られ，**5′-グアニル酸**はしいたけなどきのこ類に多く含まれる．これらの物質はナトリウム塩の形でうま味を発揮する．

有機酸であるコハク酸のナトリウム塩は貝類や日本酒に含まれるうま味成分である．

G. その他の味成分

1）辛味成分

辛味成分には，辛味系香辛料に含まれる**カプサイシン**（とうがらし），**ピペリン**（こしょう），**ジンゲロール**（しょうが），**サンショオール**（さんしょう）などがある．一方，アブラナ科植物の辛味は揮発性の**イソチオシアネート**に由来するため，口腔から鼻腔に広がり鼻腔の痛覚を刺激して独特の辛味を発現する．

2）渋味成分

渋味は一般に好まれない味であるが，緑茶やワインでは適度な渋味が嗜好性の向上に役立っている．緑茶

甘味質の改善

甘味物質はそれぞれ固有の甘味質をもっている．例えば，ステビオシドは後味が残るという性質があり，一方，糖アルコールのエリスリトールは後味の切れがよいという特徴がある．そこでこの両者を組み合わせると，スクロースと同様の甘味の持続性と強さのパターンをつくることができる（図B）．

すなわち，複数の甘味物質を混ぜることにより，個々の甘味質の特徴を生かしてお互いの欠点を補完し甘味質を改善することができる．甘味物質を食品に添加する際には，このように甘味物質の併用による甘味質の改善が図られている．

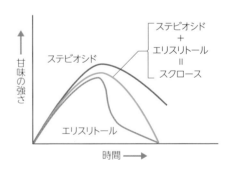

図B ステビオシドとエリスリトールによる甘味質の改善 (文献2より引用)

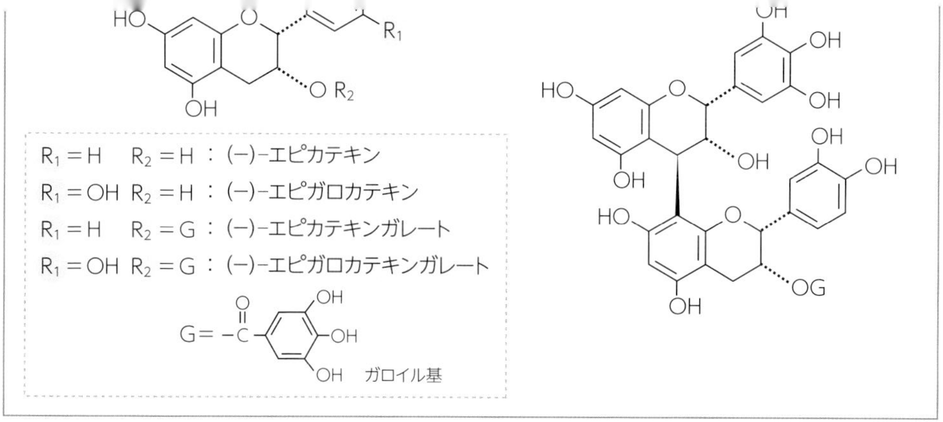

$R_1 = H$　$R_2 = H$ ：（−）−エピカテキン
$R_1 = OH$　$R_2 = H$ ：（−）−エピガロカテキン
$R_1 = H$　$R_2 = G$ ：（−）−エピカテキンガレート
$R_1 = OH$　$R_2 = G$ ：（−）−エピガロカテキンガレート

$G = -C$（=O）のガロイル基

図13　緑茶に含まれる渋味成分

には（−）−エピカテキン，（−）−エピカテキンガレート，（−）−エピガロカテキン，**（−）−エピガロカテキンガレート**の4種のカテキン類が含まれており，このうち（−）−エピガロカテキンガレートが比較的含有量が多く，渋味の主体である．さらに，少量ではあるがカテキン分子が2～3分子縮合したプロアントシアニジンも含まれており，これらも茶の渋味に関与していると考えられている（図13）．かき，ぶどうなどに含まれる渋味も水溶性のプロアントシアニジンに由来する．

3）えぐ味成分

　えぐ味は嗜好上不快な味であり，調理過程でいわゆる「あく」として除去される．シュウ酸カルシウムやたけのこに多く含まれる**ホモゲンチジン酸**が知られている．

H. 相互作用

　しるこに塩を少し加えると甘味が増す，夏みかんに砂糖をかけると酸味が減る，などという味にまつわる不思議な現象が知られている．2種類あるいはそれ以上の異なる味成分を同時または経時的に摂取したとき

表5 味の相互作用

相互作用	味の組み合わせ	味覚現象	現象例
【対比効果】 主となる味がもう一方の味によって引き立てられる現象	甘味 + 塩味	甘味を強める	しるこに少量の塩を加えると甘味が増す. すいかに少量の塩をつけて食べると甘く感じる
	うま味 + 塩味	うま味を強める	だし汁に塩を加えるとうま味が増す
	甘味 → 酸味 (継続摂取)	酸味を強める	甘いお菓子の後にみかんを食べると酸っぱさが増す
	苦味 → 甘味 (継続摂取)	甘味を強める	苦いコーヒーの後に甘いお菓子を食べるとより甘く感じる
【抑制効果(相殺効果)】 一方の味がもう一方または両方の味を弱める現象	酸味 + 甘味	酸味を弱める	夏みかんに砂糖をかけると酸っぱさが減る
	酸味 + 甘味 酸味 + 塩味	酸味を弱める	酢に砂糖や食塩を加えると酸味が抑えられてまろやかになる
【相乗効果】 同種の味をもつ味成分を同時に摂取したとき,それぞれを別々に摂取した場合の呈味力の和よりも味が増強される現象	甘味 + 甘味	甘味が増強される	スクロースとサッカリン,合成甘味料のアセスルファムカリウムとアスパルテームを混合すると甘味が増す(食品への甘味の付与に利用)
	うま味 + うま味	うま味が増強される	こんぶとかつおでとっただし汁のうま味は,こんぶだしまたはかつおだしよりもうま味が強い(L-グルタミン酸ナトリウム + 5'-イノシン酸二ナトリウム)
【変調効果】 異種の味を継続摂取したときに,本来の味とは異なる味に感じられる現象		無味を甘味に変える	酸味,苦味,濃い塩味を体験した後の水は甘く感じる

に起こる味覚現象で,**対比効果**,**抑制効果(相殺効果)**,**相乗効果**,**変調効果**などがある.主な味の相互作用を表5にまとめた.

また,味の変調効果を引き起こす**味覚修飾物質**(味覚変革物質ともいわれる)も知られている.西アフリカ原産のミラクルフルーツを食した直後に酸味のものを摂取すると甘く感じる.これは味覚修飾物質であるミラクリンという糖たんぱく質の作用による.同様の作用を,西マレーシア原産のクルクリゴの果実に含まれているネオクリンという糖たんぱく質ももっている.また,インド原産のギムネマの葉に含まれるトリテルペン配糖体のギムネマ酸は,甘味を感じさせなくする味覚修飾物質である.

4 香気・におい成分

A. 香気・においとは

食べ物から放出される香気成分は,食べ物を口にする前から吸気とともに鼻腔内に導かれ,嗅覚を通して感知される.食べ物を口の中に入れると,香気成分が今度は喉の奥から呼気とともに鼻腔に運ばれ,味,舌ざわりと一体化した総合感覚として認識される.この総合感覚は**風味(フレーバー)**とよばれる.

1) 香気・におい成分の化学的特徴
化学物質がにおいをもつためには,
- 鼻腔内に到達するために揮発性であること
- 鼻腔内の嗅粘液に分散して嗅細胞先端にある嗅繊毛中の嗅覚受容体に結合するために,ある程度の親水性をもっていること

が必要である.さらに親水性と疎水性のバランスがにおいの強さに重要な役割を果たしている.このような条件を満たす香り成分の化学構造の特徴は,一般的に分子量が300以下の比較的低分子の有機化合物であり,二重結合,カルボニル基,水酸基などの極性官能基をもっていることである(図14).

また,魚の生臭いにおい物質のトリメチルアミンやにんにくのにおい物質であるジアリルジスルフィドのように,分子内に窒素や硫黄を含む化合物は特徴的な

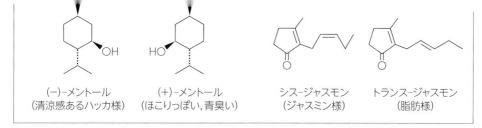

| （−）-メントール
（清涼感あるハッカ様） | （＋）-メントール
（ほこりっぽい、青臭い） | シス-ジャスモン
（ジャスミン様） | トランス-ジャスモン
（脂肪様） |

図14　香気・におい成分の化学的特徴

強いにおいを発現する（図14）.

　立体配置もにおいに影響する. 清涼感の強いハッカの香りは（−）-メントールに由来するが, 鏡像異性体の（＋）-メントールはむしろ不快臭がする. また, ジャスミンの香りはシス-ジャスモンに起因するが, そのシス-トランス異性体であるトランス-ジャスモンは脂肪様の香気をもつ（図14）.

2）食品に含まれる香気・におい成分

　食品に含まれる香気成分の量は, 重量的には生鮮食品1 kgに対してわずか数十mg程度の微量であるが, 含まれている香気成分の種類は一般に100種類以上であることが多い. これらの含有香気成分によって食品自体の香りが形成されるが, おのおのの香気成分の食品の香り形成に対する貢献度は, その成分のもつにおいの強さと含有量とに大きく影響を受ける.

　食品の香気成分は, 生合成, 調理・加工過程における酵素的および非酵素的反応によって生成される.

B. 植物性食品中の香気成分

1）生合成による香気成分の生成

　野菜, 果実, 香辛料などには, しそのペリルアルデヒドのように炭素10個からなるモノテルペンや, グレープフルーツの（＋）-ヌートカトンのように炭素15個からなるセスキテルペンが, 香気成分として多く含まれている. また, パイナップルやももなどの果実が成熟すると, 細胞内で酵素反応によって有機酸とアルコールからエステル類が生合成され, フルーティーな特有の芳香を発現する. さらに, フェニルアラニンやチロシンを出発物質として生合成される香り成分として, シナモンに含まれるシンナムアルデヒド（ケイ皮

アルデヒド），まつたけに含まれるケイ皮酸メチル，クローブに含まれるオイゲノール，バニラ豆に含まれるバニリンなどがある（図15）.

2) 調理・加工過程における酵素的反応による香気成分の生成

食品の切断，磨砕などの調理操作により細胞が損傷すると，種々の酵素が活性化し，香り成分が生成する.トマトやきゅうりに含まれる脂質から，炭素6個あるいは9個のアルデヒドやアルコールが生成され，特有の緑の香りを形成する（第5章9-A参照）.

にんにく，たまねぎなどネギ属の野菜では，**アリイナーゼ**という酵素の作用により特有の香気を形成する.にんにくの場合，硫黄を含むアミノ酸のアリルシステインスルホキシドからアリルスルフィナートやジアリルジスルフィドが生成される（図16）.

アブラナ科の野菜や香辛料は窒素，硫黄を含む配糖体グルコシノレートを含有しており，**ミロシナーゼ**の作用により加水分解が起こり，揮発性の辛味成分であるイソチオシアネートが生成される（第5章図24参照）.

干ししいたけを水で戻したときに生じる独特の香気

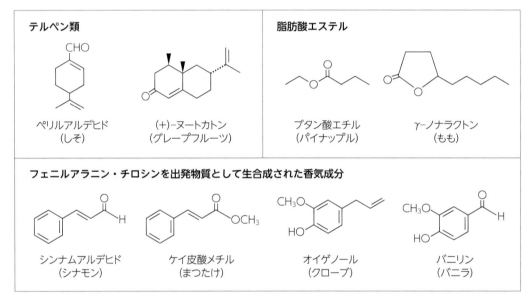

図15 植物性食品に含まれる香気成分の例

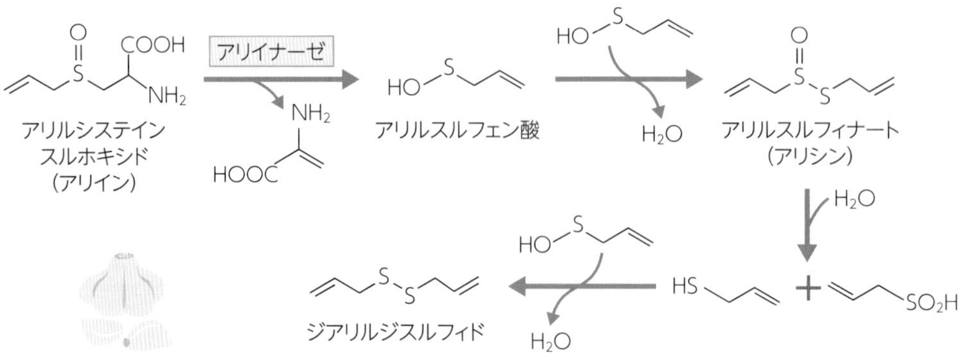

図16 にんにくの香気成分の生成

いる）が生成される．図17にアミノ・カルボニル反応で形成される香気成分の一例を示した．

また，反応中間体の1-デオキシオソンなどの α-ジカルボニル化合物と α-アミノ酸が反応すると，α-アミノ酸から炭素1個少ない特有のにおいを有するアルデヒド類が生じる（**ストレッカー分解反応**）．この反応で同時に生成するピラジン類も，加熱香気の発現に寄与している．

※4 詳細は第5章6-Aを参照．

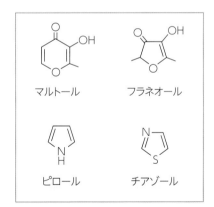

図17 アミノ・カルボニル反応の過程で生成する香気成分の例

適足，生理的，心理的ストレスを与えない環境の整備，適切な統計的処理が必要となる．

B. 官能評価の種類と方法

1）種類

官能評価は分析型と嗜好型に大別される．**分析型官能評価**は，人間の感覚器を測定機器として食品の品質間の差異の識別，特性の描写評価を行うため，比較的少人数（5〜30名）の訓練された**パネル**[※5]で実施する．**嗜好型官能評価**は，食品のどのような特性が好ましいかなど主観的判断を行うため，パネルは特別な訓練は必要ないがパネリスト数は多いほどよい．消費者の嗜好の把握などに用いられる．

2）方法

官能評価法には，識別法，順位法，一対比較法，評点法，プロファイル法などがある．これらの手法では，複数の食品試料の特性の差異に焦点が当てられている．

2点識別法の官能評価の例を以下に示す．

例：2種類のソースAとBの粘りについての官能評価

2種類のソースを比較して，どちらのソースを粘りが強いと感じるかを評価してもらった．ソースAの粘りが強いと答えた人は8人，ソースBの粘りが強いと答えた人は2人であった．

このときの試験の注意点として，官能評価を行う人

※5 官能評価を行う検査員（パネリスト）の集団をパネルという．

表6 2点識別法の検定表（片側検定表）

	有意水準			有意水準	
n	5%	1%	n	5%	1%
5	5	—	23	16	18
6	6	—	24	17	19
7	7	7	25	18	19
8	7	8	26	18	20
9	8	9	27	19	20
10	9	10	28	19	21
11	9	10	29	20	22
12	10	11	30	20	22
13	10	12	31	21	23
14	11	12	32	22	24
15	12	13	33	22	24
16	12	14	34	23	25
17	13	14	35	23	25
18	13	15	36	24	26
19	14	15	37	24	27
20	15	16	38	25	27
21	15	17	39	26	28
22	16	17	40	26	28

n ＝パネリスト数（繰り返し数）

（パネリスト）が，訓練された専門知識を有する者であること，分析型官能評価であるため，検査室の温度や湿度などを適切な状態にすること（嗜好型官能評価では対象とする食品を実際に食べたり，使用したりする場所で行う），試料が可能なかぎり同一条件で作製されていることなどがある．さらに粘りの定義をパネリスト間であらかじめ共通したものにしておく必要がある．

　この試験は2種類の試料を比較する2点識別法であり，結果に差があるかどうかは表6を見て判定数が有意水準より大きいとき有意差ありと判定する．上述のパネリストが10人（$n = 10$）の官能評価の結果では，ソースAの粘りとソースBの粘りに有意差はないと判定する．

　一方，1つの食品でも，摂取したときから咀嚼しえん下するまでの間に食品構造の破壊や風味成分の遊離が起こるために，その官能特性は刻々と変化する．この時間の経過とともに変化する感覚強度を評価する方法を**動的官能評価法**という．主な官能評価の手法を表7にまとめた．

表7 主な官能評価の方法

官能評価の方法		具体例
識別法	【2点識別法】 異なる2種類の試料を与えて，ある特性をもった試料や好ましいほうを選択させる方法	塩分濃度が0.8％と0.9％の2種類のみそ汁を比較し，どちらの塩味が強いかを選択させる（2点識別試験法）．あるいは，どちらを好むかを選択させる（2点嗜好試験法）
	【3点識別法】 異なる2種類の試料の一方を2点，もう一方を1点用意し，3点のなかから同じ試料を選ばせる，あるいはどちらを好むかを選択させる方法	2種類のコーヒードリンクAとBのうち，Aを2つのカップに，Bを1つのカップに入れて提供し，どの2つが同じものかを選択させる（3点識別試験法）．あるいは，2つ入っているほうと，1つ入っているほうのどちらを好むかを選択させる（3点嗜好試験法）
	【1：2点識別法】 標準試料1点をあらかじめ与えてその特徴を記憶させ，その後2種類の試料を与え，どちらが標準試料かを選択させる方法	最初にコーヒードリンクAを与えてその特徴を記憶させる．その後，コーヒードリンクAとBを与えて，どちらが最初に飲んだほうかを選択させる．パネリストの選定や訓練に使用される
順位法	複数の試料を対象に，ある特性の大きさについて順位をつけさせる方法	濃度の異なる5種類のスクロース溶液を，濃度の濃い順に並べさせる．パネリストの濃度差識別能力の調査に使用される
一対比較法	複数の試料を2個ずつ組み合わせて提示し，ある特性の大小を判断させる方法．2種類間で順位をつけるので比較的容易であるが，評価する試料数が多くなるので手間がかかる	4種類のコーヒードリンクA～Dの苦味の強弱を2個ずつ（A＆B，A＆C，A＆D，B＆C，B＆D，C＆Dの計6組）組み合わせて比較評価させて，A～Dの苦味の強さの順位をつける
評点法	パネリスト自身の尺度に従って，試料の特性を評点で評価させる方法	3種類の食パンの焼き色，膨らみ具合，きめ，香り，味，テクスチャーの良さなどの性状と総合的な良さについて，−3（非常に悪い）～0（普通）～+3（非常に良い）まで7段階の評点をつくって評価させる
プロファイル法	試料の特性について，相反する対象語を尺度としてその程度を評価し，各点を結んでプロフィールを描き，試料の特性を読み取る方法	コーヒードリンクの苦味，甘味，香り，色をそれぞれの尺度（例：苦味の場合，苦くない・あまり苦くない・どちらともいえない・やや苦い・苦い）で評価し，コーヒードリンクの特性を明らかにする
動的官能評価法	時間の経過に伴って変化する感覚の強度を評価する方法	スクロースを添加した寒天について，咀嚼開始した時点から経時的に感じる甘味の強度を評価し，強度の変化を調べる

室で行われる．パネリスト個別に検査する場合は，他のパネリストの影響を受けないように部屋に仕切りを設け，個別の試料提供口と水道，排水設備のある検査室で行う．

2) 試料の提供方法

試料の温度，形，大きさ，試料を入れる容器も検査結果に影響を及ぼすため一定にする．また，複数の試料を提供する場合，すべてのパネリストに対してその提供順を同じにすると評価にかたよりが生じる可能性があるので，提供順のランダム化を行う．

6 有害成分

食品は，自然界に存在するあまたの天然物のなかからヒトが経験的に選択してきた栄養性，嗜好性，安全性を兼ね備えたものである．食品素材は，常識的に摂取するレベルで毒性をもたないことが必須条件ともいえるが，なかには，毒性をもつ素材であっても加工や調理過程で有毒成分を取り除き食用としているものもある．

一方，元来毒性のない食品素材であっても，微生物汚染や環境有毒物質（例：ダイオキシン，放射性物質など）による汚染などにより有害成分を含んでいることがある．また，加工・調理によって新たな有害成分

プタキロシド（図18）はわらびに含まれるセスキテルペン配糖体で，弱アルカリ性で容易に加水分解され，DNAのプリン塩基と結合してDNAの突然変異を起こし発がんに関与する．わらびを熱湯（重曹を含む熱湯）であく抜きすると，発がん性は消失する．

ひらたけやしいたけと間違われやすいツキヨタケには，プタキロシドと同じセスキテルペン骨格をもつ有毒成分が含まれている．

3) アルカロイド

ムスカリン（図18），ムスカリジンは，クサウラベニタケに含まれる有毒アルカロイドである．ほんしめじなどの食用きのこと誤認しやすく，日本ではこのきのこによる食中毒の発生数が多い．ムスカリンはベニテングタケにも含まれている．

ソラニン（図18）はじゃがいもに含まれるステロイドアルカロイド配糖体である．新芽や緑色に変色した部分に含まれているので，調理の際に取り除く必要がある．

4) ペプチド，たんぱく質

ドクツルタケ，タマゴテングタケには，RNA合成酵素阻害作用のある α-アマニチン（図18）という環状ペプチドが含まれている．これらのきのこの食中毒では，アマニチンの強い毒性のために死に至る場合がある．

大豆に含まれるたんぱく質に，たんぱく質分解酵素の阻害作用を示す**プロテアーゼインヒビター**が含まれ

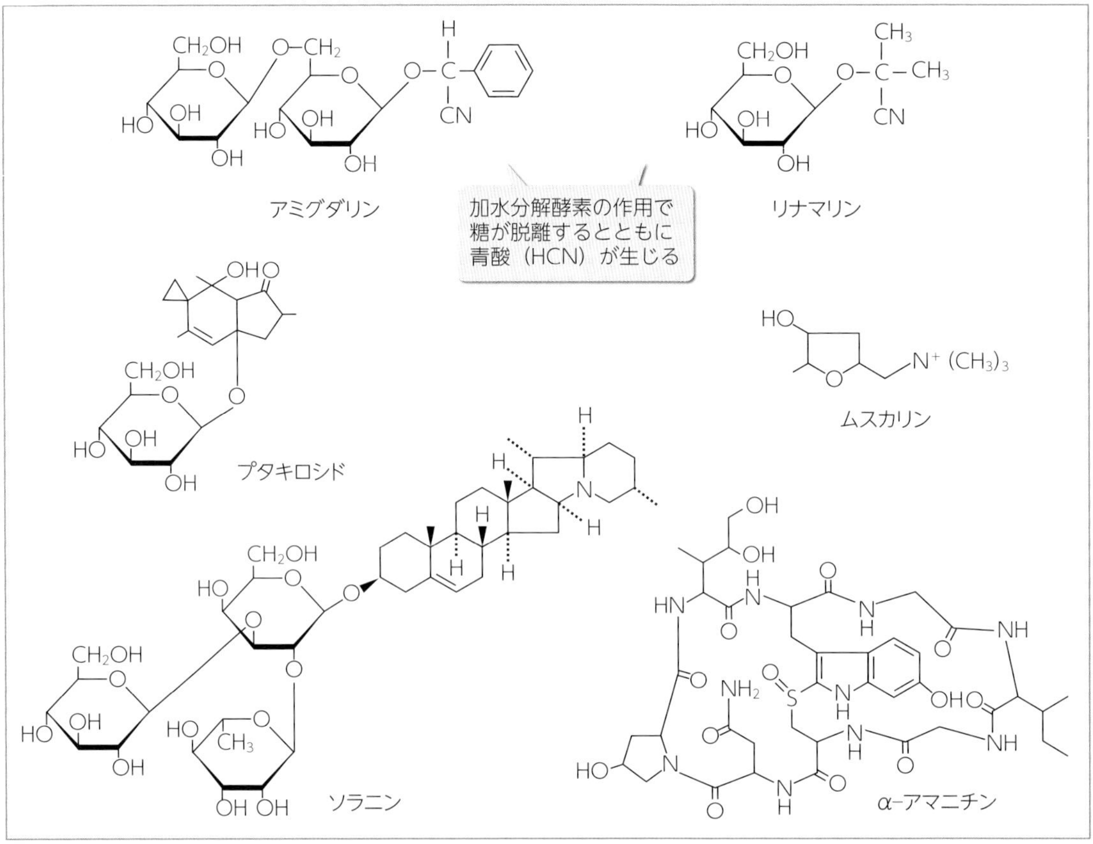

図18 主な植物性有毒成分

ている．また，小麦やいんげんまめなどには**アミラーゼインヒビター**が含まれている他，豆類には赤血球を凝集させる糖たんぱく質の**レクチン**が含まれている．これらのたんぱく質は十分に加熱することにより失活させることができる．

B. 動物性有害成分

　動物性自然毒による食中毒は，魚介類が原因で起こることが多い．一般的に魚介類に含まれる有毒成分は自らが生産したものではなく，エサとして摂取したプランクトンや海藻に付着した微生物などに由来する．有毒成分としてアルカロイド，ポリエーテルなどがある．

1）アルカロイド

　フグ毒として知られている**テトロドトキシン**（図19）は，海洋細菌の*Shewanella algae*に由来し，食物連鎖によってフグの卵巣や肝臓に蓄積される．神経細胞の興奮に必要なナトリウムの流入を阻害し，しびれや呼吸困難などの症状を引き起こす麻痺性の神経毒である．

　赤潮毒の一種の**サキシトキシン**（図19）もテトロドトキシンと同様の作用を示す有毒アルカロイドであり，麻痺性貝毒としても知られている．その他に駿河湾で発生したバイ貝中毒の原因物質であるネオスルガトキシンがある．

2）ポリエーテル

　渦鞭毛藻*Prorocentrum lima*由来の**オカダ酸**（図19）は，二枚貝などに蓄積される下痢性貝毒である．また，赤潮毒のブレベトキシンが知られている．

　熱帯・亜熱帯の魚介類によるシガテラという食中毒が発生することがある．その原因毒として**シガトキシン**（図19），マイトトキシンが知られており，いずれもポリエーテル化合物である．

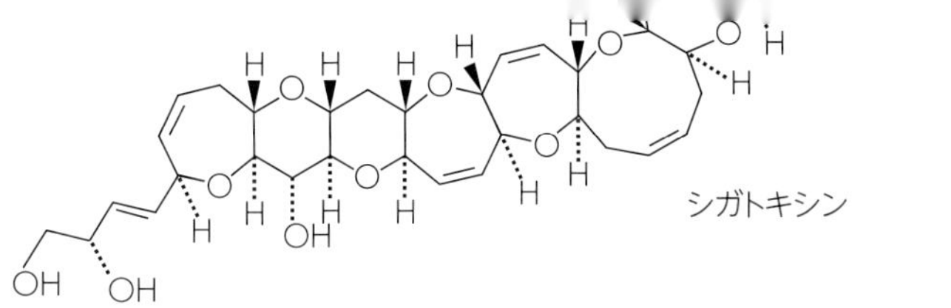

図19 **主な動物性有毒成分**

シガトキシン

C. アレルゲン

食物の摂取によって引き起こされる過敏な免疫学的反応を食物アレルギーといい，原因物質（アレルゲン）はたんぱく質である．

食物アレルギーを引き起こしやすい食品として，現在，28品目が指定されており，このうちアレルギーの発症数や症状の重篤度を考慮して影響が大きい7品目は「特定原材料」として「アレルギー表示」が省令で義務付けられている（第7章表3を参照）．それ以外の21品目は「特定原材料に準ずるもの」として「アレルギー表示」が奨励されている．米や大豆などでは，アレルゲンとなるたんぱく質の蓄積を抑える低アレルゲン食品の開発研究が進んでいる．

D. 突然変異原性物質

突然変異原性物質とは，DNAに何らかの影響を与え，生体に起こる突然変異の頻度を増大させる物質である．特に発がん性物質には強い変異原性を示すものも多い．

私たちが食品から摂取する可能性のある変異原性物質として，わらびの自然毒であるプタキロシドが知られている．また，穀類や落花生などの種子類がアスペルギルス属のカビに汚染され，カビの有毒代謝産物マイコトキシンを含んでいることがあるが，マイコトキシンのなかでも**アフラトキシンB$_1$**（図20）は強い変異原性物質である．

変異原性のある誘起有害成分として，
- ニトロソアミン（食肉の加工で使用される亜硝酸塩，あるいは化学肥料由来の硝酸塩から微生物変換で生

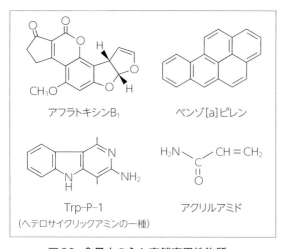

アフラトキシンB$_1$　　ベンゾ[a]ピレン

Trp-P-1　　　　アクリルアミド
(ヘテロサイクリックアミンの一種)

図20　食品中の主な突然変異性物質

じる亜硝酸と，食品中のアミン類との反応で生成される）

* **ベンゾ[a]ピレン，ヘテロサイクリックアミン**（図20）（ともに魚や肉の焼け焦げ部分に存在する），
* **アクリルアミド**（図20）（ポテトチップスなどでんぷんの多い食品を高温で加熱した場合に生じる）

がある（第5章5-D参照）.

　日常の食生活のなかで誘起有害成分の摂取は避けられないが，焼け焦げた部分を食べない，特定の食品を多くとるような偏った食生活をしないなどの工夫で，誘起有害成分の摂取量を低減することは可能である.

カロテノイドは熱や酸，アルカリに安定であるため，日常の調理操作によって退色することはほとんどなく，むしろ料理を色よくしあげるために利用されている．くりきんとんの色付けにくちなしを使うのがその一つの例．くちなしに含まれている黄色のカロテノイドのクロシンが配糖体で水溶性であるからこそ着色できるのである．

アントシアニンは酸性で赤色を安定に保つことができる．この性質を利用したのが梅干し．赤しそに含まれるアントシアニンが梅酢の酸性によって安定化し，うめを赤く色付けしている．赤しそとうめのお互いの成分の化学的性質が織り成す産物といえる．

アントシアニンは酸性領域以外では不安定なため，調理による退色を免れない．それを克服する一つの工夫が，金属イオンのキレート効果で安定化を図ることである．黒豆を煮るときやなすの漬物に鉄くぎを入れるのはそのためである．

クロロフィルは酸性条件で熱により退色する．調理中にできるだけそうならないように，青物はたっぷり

る原因，それはたまねぎの成分チオプロパナールS-オキシドである．

たまねぎはにんにくと同じネギ属の野菜で，にんにくとは少し構造の異なるS-1-プロペニル-L-システインスルホキシドを含んでいる．アリイナーゼの作用で1-プロペニルスルフェン酸が生じ，別の酵素作用により催涙性成分チオプロパナールS-オキシドが生成される．

つまり泣かずにすむためには，催涙性成分の生成を触媒する酵素反応を弱めることを考えればよい．包丁は切れ味のよいものを使用し，切ったときにたまねぎの細胞をムダに多く壊してしまわないようにする．また，切る前に冷蔵庫でたまねぎを冷やしておくと，温度が低いぶん，酵素反応を遅らせることができる．

ここにはほんの一例を示しただけである．調理や加工上の操作の工夫を嗜好成分の化学的性質と関連づけるとたいへん興味深い．このような例を他にも探してみよう．

文　献

1)　「調味料・香辛料の事典」（福場博保，小林彰夫／編），朝倉書店，1991
2)　「糖質の科学（食品成分シリーズ）」（新家　龍，他／編），朝倉書店，1996
3)　「食品学 第2版（新スタンダード栄養・食物シリーズ）」（久保田紀久枝，森光康次郎／編），東京化学同人，2021
4)　「新版 食品の官能評価・鑑別演習 第2版」（日本フードスペシャリスト協会／編），建帛社，2006
5)　「パートナー天然物化学」（海老塚 豊，森田博史／編），南江堂，2007

解答&解説

A1 トマト：リコペン，さけ：アスタキサンチン，いちご：アントシアニン（シアニジン 3-グルコシド，ペラルゴニジン 3-グルコシドも可），ターメリック：クルクミン，卵黄：β-クリプトキサンチン（ゼアキサンチン，ルテインも可）

A2 カフェイン：茶（コーヒーも可），テオブロミン：ココア，イソフムロン：ホップ，ククルビタシン：きゅうり，リモニン：みかん（その他，ナリンギン：グレープフルーツ，夏みかん，ネオヘスペリジン：みかんも可）

A3 グルタミン酸ナトリウム：こんぶ，5′-イノシン酸二ナトリウム：かつお節，5′-グアニル酸二ナトリウム：しいたけ，コハク酸二ナトリウム：貝類（酒も可），テアニン：玉露茶

A4 アリイナーゼ

A5 バナナ：酢酸イソアミル，オレンジ：リモネン，干ししいたけ：レンチオニン，海産魚：トリメチルアミン

第4章 食品の三次機能（食品の健康機能性）

Point

1 食品の三次機能とは，疾病予防や健康増進などの生体調節機能のことである

2 三次機能を担う成分には，栄養素であるものや，非栄養素であるものがある．したがって，三次機能をもつ成分には，一次機能や二次機能をあわせもつものもある

3 三次機能を担う成分は，吸収前に作用するもの（口腔内や消化管内で）と吸収後に作用するもの（肝臓，血管など標的臓器で）がある

4 保健機能食品は，栄養機能食品，特定保健用食品，機能性表示食品の3つから構成される

概略図 特定保健用食品の作用部位

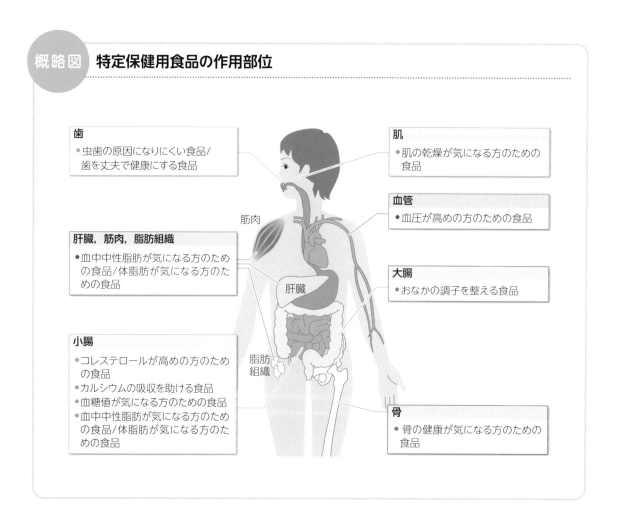

歯
- 虫歯の原因になりにくい食品/歯を丈夫で健康にする食品

肌
- 肌の乾燥が気になる方のための食品

血管
- 血圧が高めの方のための食品

筋肉

肝臓，筋肉，脂肪組織
- 血中中性脂肪が気になる方のための食品/体脂肪が気になる方のための食品

肝臓

大腸
- おなかの調子を整える食品

小腸
- コレステロールが高めの方のための食品
- カルシウムの吸収を助ける食品
- 血糖値が気になる方のための食品
- 血中中性脂肪が気になる方のための食品/体脂肪が気になる方のための食品

脂肪組織

骨
- 骨の健康が気になる方のための食品

これまでの栄養・"嗜好"（おいしさ）を追究することに加えて健康増進機能に目を向け，これを食品の三次機能として位置づけるようになった．いくつかの国家的研究プロジェクトも実施され，世界的にも"Functional Foods（機能性食品※1）"というコンセプトの認知に大きな役割を果たした．

B. はたらき

食品の三次機能とは，生体調節機能のことである．生体にはさまざまな環境の変化に適応し，自らを一定に保とうとするしくみがある（**ホメオスタシス**）．生体が恒常性を維持できなくなった状態が病気である．消化系，分泌系，免疫系，神経系，循環系などの生体系に作用し，生体系の異常を防ぐ，あるいは回復させるはたらきを生体調節機能という．

C. 保健機能食品

わが国は，機能性をもつ食品を法律により定義し，保健機能食品として位置づけている．**保健機能食品**は，**栄養機能食品**，**特定保健用食品**，**機能性表示食品**の3つから構成される（第7章図6参照）．栄養機能食品は，栄養素の補給を目的としていることから，一次機能に関する食品であるといえる．特定保健用食品，機

ある．本章では，一定の科学的根拠（エビデンス）が担保されていると考えられる特定保健用食品とその関与成分※2を中心に取り上げ，食品の三次機能について述べる．

代表的な特定保健用食品の表示内容，関与成分を表1に示す．保健機能食品（栄養機能食品，特定保健用食品，機能性表示食品）の表示や規格基準については第7章を参照のこと．

3 口腔内や消化管内で作用する機能

以下，口腔内から消化管内で作用する機能へと，順を追って説明していく．

A. 虫歯の原因になりにくい食品／歯を丈夫で健康にする食品

口腔内常在菌の一種であるミュータンス菌（*Streptococcus mutans*）は，スクロースなどの糖質を代謝して不溶性グルカンを産生し，細菌の塊である歯垢（プラーク）を形成する．歯垢は，細菌が産生する乳酸などの酸が唾液により中和されるのを妨げるため，歯の表面のエナメル質が溶けていく．この現象がう蝕（虫歯）

※1 機能性食品という用語は，機能性を有する食品に対して広く用いられており，特定保健用食品や機能性表示食品のような行政上の定義はない．

※2 特定保健食品には，健康を保持する効果を発現し，体の調子を整えるはたらきのある成分が必ず含まれており，その成分のことを「関与成分」という．

表1 代表的な特定保健用食品の表示内容および関与成分

表示内容	関与成分
虫歯の原因になりにくい食品／歯を丈夫で健康にする食品	糖アルコール：キシリトール，マルチトール，還元パラチノース，エリスリトール
	第二リン酸カルシウム，カゼインホスホペプチド−非結晶リン酸カルシウム複合体（CPP-ACP），フクロノリ抽出物（フノラン），リン酸化オリゴ糖カルシウム（POs-Ca），ユーカリ抽出物，緑茶フッ素
おなかの調子を整える食品	オリゴ糖類：イソマルトオリゴ糖，ガラクトオリゴ糖，キシロオリゴ糖，フラクトオリゴ糖，乳果オリゴ糖，ラクチュロース，ラフィノース
	各種乳酸菌
	食物繊維：グアーガム分解物，サイリウム種皮，ポリデキストロース，小麦ふすま，低分子化アルギン酸ナトリウム，難消化性デキストリン
コレステロールが高めの方のための食品	大豆たんぱく質，リン脂質結合大豆ペプチド（CSPHP），低分子化アルギン酸ナトリウム，茶カテキン，キトサン，植物ステロール
カルシウムの吸収を助ける食品	クエン酸リンゴ酸カルシウム（CCM），カゼインホスホペプチド（CPP），難消化性オリゴ糖（フラクトオリゴ糖など）
血糖値が気になる方のための食品	難消化性デキストリン，グァバ葉ポリフェノール，小麦アルブミン，L-アラビノース
血中性脂肪が気になる方のための食品／体脂肪が気になる方のための食品	難消化性デキストリン，コーヒー豆マンノオリゴ糖，茶カテキン，ウーロン茶重合ポリフェノール，グロビンたんぱく分解物，クロロゲン酸，ケルセチン配糖体，モノグルコシルヘスペリジン，ドコサヘキサエン酸（DHA），エイコサペンタエン酸（EPA），中鎖脂肪酸
血圧が高めの方のための食品	かつお節オリゴペプチド，カゼインドデカペプチド，サーデンペプチド，ラクトトリペプチド，杜仲葉配糖体（ゲニポシド酸），γ-アミノ酪酸（GABA），酢酸
骨の健康が気になる方のための食品	乳塩基性たんぱく質（MBP），大豆イソフラボン，ビタミンK_2，カルシウム
肌の乾燥が気になる方のための食品	米胚芽由来グルコシルセラミド

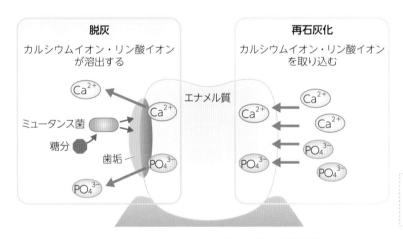
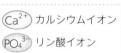

図2 脱灰と再石灰化

である．酸により歯のエナメル質が溶け，カルシウムイオンやリン酸イオンが溶出することを**脱灰**といい，唾液により酸が中和され，エナメル質が修復されることを**再石灰化**という（図2）．

う蝕は，脱灰と再石灰化のバランスが崩れることにより起こる．したがって，ミュータンス菌に利用されにくい糖質を摂取して脱灰を起こりにくくすることや，再石灰化を促進させる物質を摂取することが歯の健康

維持に役立つ（表2）．

キシリトール，マルチトール，還元パラチノース，エリスリトールなどの糖アルコールは，ミュータンス菌に資化（栄養源として利用）されにくいため，酸の産生を抑制し脱灰を起こりにくくする（**低う蝕作用**）．

リン酸化オリゴ糖カルシウム（POs-Ca），**第二リン酸カルシウム**，**カゼインホスホペプチド−非結晶リン酸カルシウム複合体**（CPP-ACP）は，リン酸イオンお

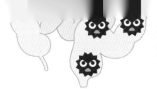
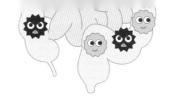

水溶性
食物繊維,
難消化性
オリゴ糖など

プレバイオティクス

図3 プロバイオティクスとプレバイオティクス

よびカルシウムイオンの供給源となり，エナメル質の再石灰化を促進する．**キシリトールやフクロノリ抽出物**（フノラン）は，再石灰化を促進する働きがある．

緑茶フッ素は，菌による酸の産生抑制，再石灰化促進，エナメル質の耐酸性増強作用をもつ．

ユーカリ抽出物は，歯垢の生成を抑え，歯周組織（歯ぐき）の健康維持にはたらく．

これらの関与成分を混合したガムやあめなどの商品が特定保健用食品として認可されている．

B. おなかの調子を整える食品

腸内細菌叢を改善して便通をよくすることなどを目的とし，関与成分は**乳酸菌，オリゴ糖類，食物繊維**の3つに大別される（表1）．乳酸菌のようにヒトに有用な菌またはそれらを含む食品を**プロバイオティクス**といい，オリゴ糖類や食物繊維のようにヒトに有用な菌を増殖させる作用をもつ食品成分を**プレバイオティクス**という（図3）．

1）乳酸菌[※3]

乳酸を産生する細菌を総称して乳酸菌といい，ラクトバシラス属やビフィドバクテリウム属（ビフィズス菌）などが含まれる．乳酸菌やビフィズス菌が産生する乳酸や酢酸は，腸内を酸性化することで，腸管の蠕動運動の促進，ウェルシュ菌[※4]などの悪玉菌の増殖抑制，ビフィズス菌などの善玉菌の増殖を促し，腸内環境を改善させる．

2）オリゴ糖類

単糖類が数〜十個程度結合した糖をオリゴ糖類という．難消化性のオリゴ糖は，小腸での消化・吸収を免れ大腸に達し，腸内細菌に資化される．オリゴ糖を資

※3　乳酸菌という名称は特定の菌種を指すものではないが，狭義ではラクトバシラス属を指す場合もある．

※4　ウェルシュ菌：クロストリジウム属に属する嫌気性桿菌で，アンモニアなどの腐敗物質を産生する．

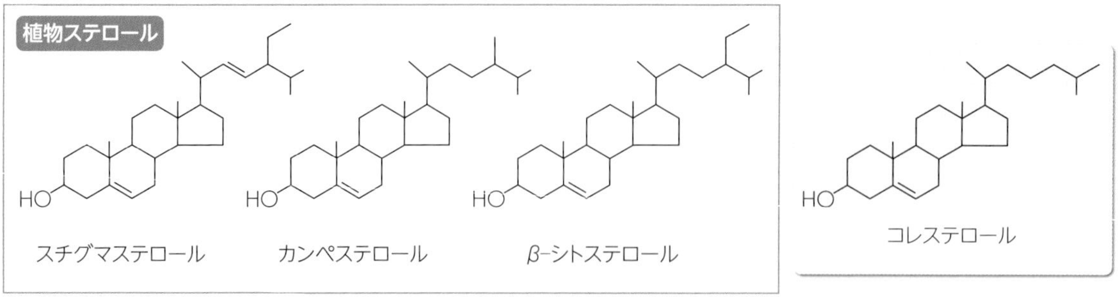

図4 植物ステロールとコレステロールの構造式
植物ステロールは植物由来のステロールであり，動物由来のものがコレステロールである.

化できる腸内細菌が増殖し，大腸で産生された乳酸や短鎖脂肪酸は，腸内を酸性化して腸内環境の改善にはたらく．このような作用をもつオリゴ糖類には，**イソマルトオリゴ糖，ガラクトオリゴ糖，キシロオリゴ糖，フラクトオリゴ糖，乳果オリゴ糖，ラクチュロース，ラフィノース**などがある.

3) 食物繊維

食物繊維は，難消化性多糖類およびリグニンから構成され，水への溶解性の違いによって**不溶性食物繊維**と**水溶性食物繊維**に大別される[※5]．**小麦ふすま**は，不溶性食物繊維を多く含む．**グアーガム分解物，ポリデキストロース，低分子化アルギン酸ナトリウム，難消化性デキストリン**は，水溶性食物繊維を多く含む．**サイリウム種皮**は，不溶性食物繊維と水溶性食物繊維の両方を含む.

不溶性食物繊維は，保水性により便を軟らかくするとともに便量を増やすはたらきがある．水溶性食物繊維は，腸内細菌により資化され，食物繊維を資化できる腸内細胞が増殖し，乳酸や短鎖脂肪酸が産生されて腸内を酸性化し，整腸作用を示す．これら食物繊維が特定保健用食品の関与成分として利用されている.

C. コレステロールが高めの方のための食品

生体内のコレステロールは，食事からの摂取と肝臓での生合成により供給される．血中コレステロールの低下に関与する成分は，主に小腸でのコレステロール吸収の抑制，あるいは胆汁酸の再吸収抑制に作用する

（表1）.

植物ステロールは植物の細胞膜の構成成分で，コレステロールと同じくステロールの一種であり，化学構造が類似している（図4）．β-シトステロール，カンペステロール，スチグマステロールなどがある．コレステロールが吸収されるには，まず腸管内で胆汁酸ミセルに取り込まれて乳化される必要がある．植物ステロールもコレステロールと同様に胆汁酸ミセルへ取り込まれ，その際にコレステロールと競合する．その結果，胆汁酸ミセルに取り込まれなかったコレステロールは吸収されずに排泄される（図5）．腸管内には，胆汁の構成成分として排出された内因性コレステロールも存在するため，食事由来のコレステロールの吸収阻害だけでなく，内因性コレステロールの再吸収も阻害され，血中コレステロールの低下につながる.

大豆たんぱく質，リン脂質結合大豆ペプチド（CSPHP），**低分子化アルギン酸ナトリウム，茶カテキン**もコレステロールの胆汁酸ミセルへの取り込みを阻害することにより，コレステロールの吸収量を低下させる．大豆たんぱく質にはアミノ酸組成による影響（含硫アミノ酸，リシン／アルギニン比など）としてのコレステロール低下作用も認められる[※6].

キトサンは甲殻類の甲皮の成分であるキチンをアルカリ処理により脱アセチル化して得られる難消化性多糖類である（図6）．キトサンや**低分子化アルギン酸ナトリウム**は，腸管内で胆汁酸と結合して排出されることで，胆汁酸の再吸収を抑制する．胆汁酸は肝臓でコ

[※5] 食物繊維の定義は統一されていない．難消化性食品成分の総称として「ルミナコイド」が提唱されている.

[※6] 大豆たんぱく質のアミノ酸組成を模したアミノ酸混合食でもコレステロール低下作用が観察される.

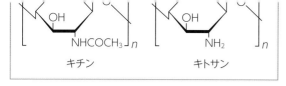

図6 キチンおよびキトサンの構造式
キチンは N-アセチルグルコサミンの重合体であり，キトサンはグルコサミンの重合体である．

レステロールから生合成されるため，胆汁酸の再吸収が低下すると，コレステロールから胆汁酸への代謝が亢進し，結果として生体内のコレステロールが減少する（図7）．

る．残りの1％は血液および細胞に存在し，血液凝固や筋収縮をはじめ，さまざまなシグナル伝達に関与している．摂取されたカルシウムは酸性下では可溶化し吸収されやすい状態であるが，小腸上部から下部に進むにつれpH上昇の影響により不溶性の塩を形成しやすく，吸収率が低下することが知られている．したがって，腸管内でのカルシウムの可溶性を保つことにより吸収率を高めることができる（表1）．

クエン酸リンゴ酸カルシウム（CCM）は，カルシウムにクエン酸とリンゴ酸を一定の比率で配合したものである．CCMは，消化管内のpHの影響を受けることが少なく，カルシウムの可溶性が保たれる．

Column

植物ステロールの排出機構

植物ステロールは，野菜や果物などの植物性食品に広く存在し，1日あたりの摂取量はコレステロール摂取量と同等の300 mg前後と推定されている．小腸吸収上皮細胞への取り込みは，単純拡散以外にNPC1L1(Niemann Pick C1 like 1)というコレステロールと共通のトランスポーター（輸送体）を介することが明らかにされている．

植物ステロールは，図5のようにいったん小腸吸収上皮細胞に取り込まれた後，小腸内腔へ排出される．この排出を担うのがABCトランスポーターの一種であるABCG5およ

びG8（ATP-binding cassette transporter G5およびG8）であり，これらはヘテロ二量体として小腸や肝臓に発現している．ABCG5/G8は，非エステル型（遊離型）の植物ステロールおよびコレステロールを輸送する機能を有する．植物ステロールは小腸吸収上皮細胞内ではコレステロールに比べエステル化されにくいことから，ABCG5/G8により大半が排出されると考えられている．植物ステロールの種類によっては，胆汁酸ミセルとの親和性が高く，小腸吸収上皮細胞にほとんど取り込まれないものもある．

カゼインホスホペプチド（CPP）は，カゼインを酵素処理して得られる，リン酸基を多く含むペプチドである．CPP中のリン酸基はカルシウムと相互作用し，不溶性塩の形成を防ぐことで，カルシウムの吸収を高める．

フラクトオリゴ糖のような難消化性オリゴ糖は，腸内細菌により乳酸や短鎖脂肪酸に代謝され，腸管内pHを低下させることでカルシウムの可溶性を高め吸収率を向上させる．

E. 血糖値が気になる方のための食品

摂取された糖質は，消化酵素の作用で単糖類（グルコース，フルクトース，ガラクトースなど）に加水分解された後，小腸吸収上皮細胞から吸収される．でんぷんは，唾液および膵液の**α-アミラーゼ**によりα-1,4結合が加水分解されオリゴ糖となり，その後，小腸吸収上皮細胞の膜上に存在する**α-グルコシダーゼ（マルターゼ，グルコアミラーゼ，イソマルターゼ**など）によってα-1,4結合やα-1,6結合が加水分解され，遊離したグルコースが吸収される．マルトースやスクロースなどの二糖類・オリゴ糖類は，α-アミラーゼの作用は受けずに小腸に到達し，α-グルコシダーゼ（マルターゼ，スクラーゼなど）により単糖に加水分解された後，吸収される（図8）．したがって，消化酵素のはたらきを阻害する，あるいは単糖（グルコース）の

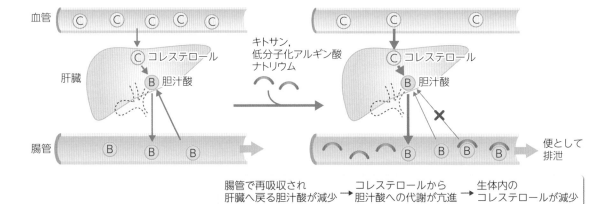

図7 **胆汁酸再吸収抑制によるコレステロール低下メカニズム**

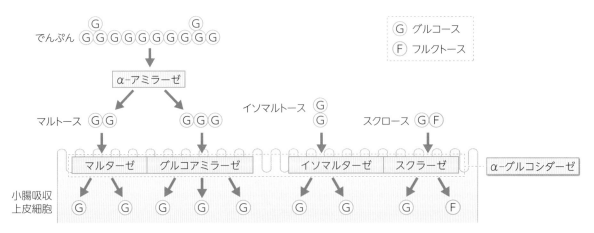

図8 **糖質の消化・吸収**
α-グルコシダーゼは，厳密にはマルターゼのことを指すが，グルコアミラーゼ，イソマルターゼ，スクラーゼなども含められることも多い．

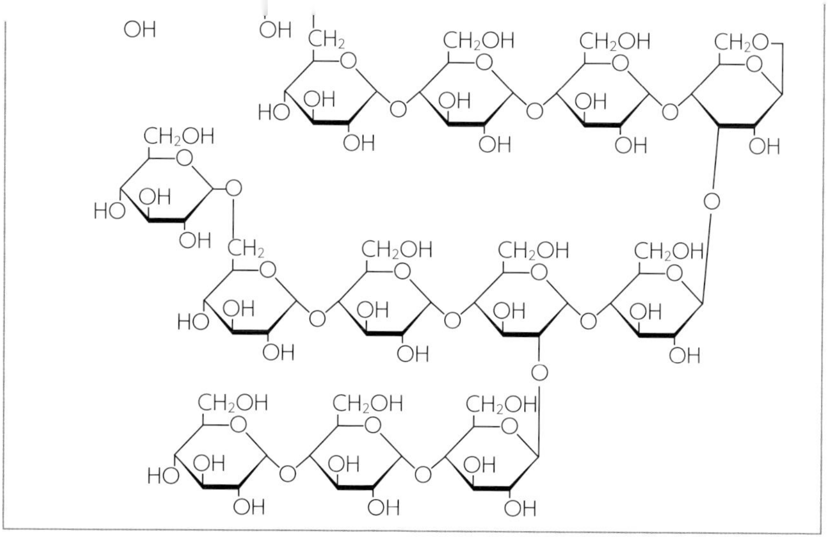

図9 難消化性デキストリンの構造式
難消化性デキストリンは，β-1,2結合やβ-1,3結合を含み，消化酵素の作用をほとんど受けない．

α-グルコシダーゼの本当のすがた

糖質の最終段階の消化は，小腸吸収上皮細胞の微絨毛膜に局在する複数のα-グルコシダーゼにより行われる（膜消化）．主要なものとして，マルターゼ・グルコアミラーゼ（MGAM）複合体とスクラーゼ・イソマルターゼ（SI）複合体がある．いずれの複合体も1本のポリペプチド鎖として合成されるが，それぞれ2カ所の酵素活性部位をもつ．こ

れら酵素活性部位（合計4カ所）は，いずれもマルターゼ活性およびグルコアミラーゼ活性を有する．これはヒトが最も多く摂取する糖質であるでんぷんの消化をスムーズに行ううえで合目的である．SI複合体は，これらの酵素活性に加え，C末端側の酵素活性部位はスクラーゼ活性を有し，N末端側の酵素活性部位はイソマルターゼ活性を有する．

表3 血糖値上昇抑制の関与成分とその作用機序

関与成分	作用機序
難消化性デキストリン	グルコースの吸収を阻害
グァバ葉ポリフェノール	α-アミラーゼ, α-グルコシダーゼを阻害
小麦アルブミン	α-アミラーゼを阻害
L-アラビノース	スクラーゼを阻害

リパーゼにより**長鎖脂肪酸**とモノグリセリドに分解された後，小腸吸収上皮細胞に取り込まれる（**図10**）．リパーゼの作用を阻害，または小腸吸収上皮細胞への取り込みを阻害することにより，トリグリセリドの吸収量を減らすことができる（**表1**）．

　難消化性デキストリンは，胆汁酸ミセルからの長鎖脂肪酸やモノグリセリドの放出を抑制して吸収を遅延させる．

　コーヒー豆マンノオリゴ糖は，マンノースが数個β-1,4結合したオリゴ糖類から構成され，脂肪の吸収を抑制する．

　茶カテキンは，エピカテキン，エピガロカテキン，エピカテキンガレート，エピガロカテキンガレートなどのカテキン類から構成される．このなかでエピガロカテキンガレートのような没食子酸エステル型のカテキンは，リパーゼの作用を阻害する（第3章図13参照）．

　ウーロン茶重合ポリフェノールはカテキン類が重合した複数の化合物から構成され，リパーゼの作用を阻害する．

　グロビンたんぱく分解物は，ヘモグロビンやミオグロビンを構成するたんぱく質であるグロビンを酵素分解して得られるペプチドの混合物である．リパーゼの阻害に加え，リポたんぱく質リパーゼ，肝性トリグリセリドリパーゼの活性化により脂質代謝を亢進させる．

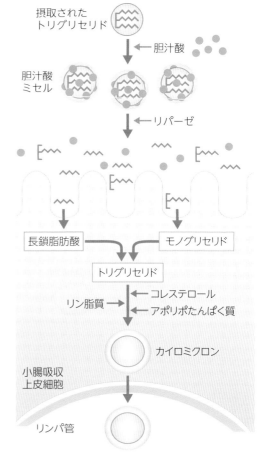

図10 脂質の消化・吸収

摂取されたトリグリセリドは，胆汁酸の作用により乳化し，胆汁酸ミセルを形成する．これは消化酵素の作用を受けやすくするためである．リパーゼの作用により，トリグリセリドは長鎖脂肪酸とモノグリセリドに加水分解され，吸収される．小腸吸収上皮細胞内では，再びトリグリセリドが形成され，同様に吸収されたコレステロール，リン脂質や生合成されたアポリポたんぱく質とともにカイロミクロンというリポたんぱく質を形成し，リンパ管を経て，血液循環系へ入る（中鎖脂肪酸の吸収については図16参照）．

アラビノースのユニークさ

　自然界に存在する糖は通常D体のものが多いが，アラビノースはL体のほうが多い．アラビノースのスクラーゼ阻害活性は，天然型であるL体のみに観察されるが，自然界にはあまり存在しない単糖の状態でのみ阻害活性を有する．

　L-アラビノースのスクラーゼに対する阻害機構は，不拮抗阻害という珍しい様式である．これは，L-アラビノースを阻害剤として酵素反応実験を行い，ラインウィーバー・バークプロット（酵素反応の速度論的解析を行うためのプロット法の一つ）を作成するとグラフが平行になることから推測され，L-アラビノースは酵素基質複合体（スクラーゼとスクロース）に結合して阻害作用を発揮するものと考えられる．このようにアラビノースは，ユニークな特徴をもつ糖である．

杜仲葉配糖体（**ゲニポシド酸**）は，中国原産の落葉高木トチュウ（杜仲）の葉に含まれる化合物である（図12左）．アセチルコリン※7受容体を介した副交感神経系への作用により，血管平滑筋を弛緩させ血圧を低下させる．

γ-アミノ酪酸（GABA）は，アミノ酸の一種で，生体内で神経伝達物質として機能している（図12右）．摂取されたGABAは，末梢の交感神経系に抑制的に作用することで，血圧を低下させると考えられている．

酢酸は，代謝産物であるアデノシンを介した血管弛緩作用により血圧を低下させると考えられている（表4）．

B. 骨の健康が気になる方のための食品

骨はつねに新陳代謝が行われ，古い骨から新しい骨につくりかえられている．古くなった骨は破骨細胞による**骨吸収**（骨を分解）が行われ，血中にカルシウムが放出される．また同時に，**骨芽細胞**による**骨形成**も絶えず行われており，新しい骨がつくられる（図13）．閉経後の女性ホルモンの低下や生活習慣の乱れなどにより，骨吸収が骨形成よりも亢進し，骨がもろくなった状態が骨粗鬆症であり，骨折のリスクが高まる．特

※7　アセチルコリン：神経伝達物質の一つであり，副交感神経を刺激する．

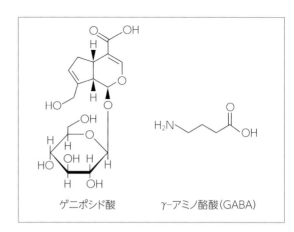

図12　ゲニポシド酸，γ-アミノ酪酸の構造式

表4　血圧上昇抑制の関与成分とその作用機序

関与成分	作用機序
各種ペプチド	アンジオテンシン変換酵素の阻害
ゲニポシド酸	副交感神経系を刺激して血管平滑筋を弛緩
γ-アミノ酪酸（GABA）	交感神経系の抑制による血管収縮の抑制
酢酸	アデノシン受容体を介した血管平滑筋の弛緩

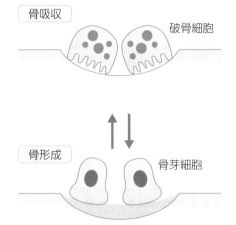

図13 **骨吸収と骨形成**
骨吸収と骨形成のバランスが重要である.

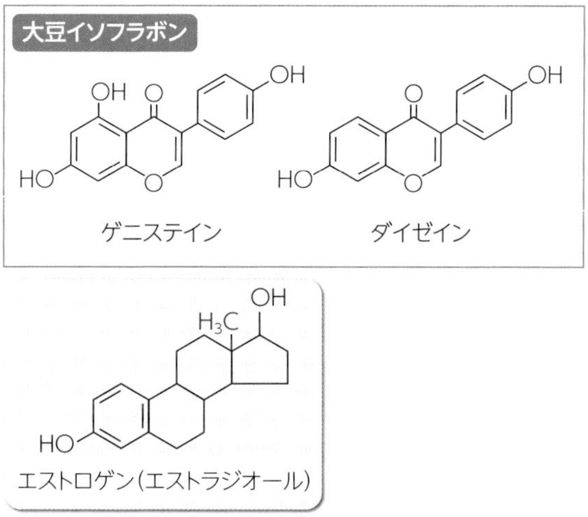

大豆イソフラボン

ゲニステイン

ダイゼイン

エストロゲン(エストラジオール)

図14 **大豆イソフラボン（ゲニステイン，ダイゼイン）と
エストロゲンの構造式**
大豆イソフラボンは，エストロゲンの一種であるエストラジオールと
化学構造が類似し，エストロゲン受容体に結合するため，エストロゲ
ン様作用を示す.

定保健用食品の関与成分としては，**カルシウム**の他，以下の成分が認められている（表1）.

乳塩基性たんぱく質（MBP）は，乳清たんぱく質に含まれ，破骨細胞のはたらきを抑制して骨吸収を低下させるとともに，骨芽細胞を増やして骨形成を促進させる.

大豆イソフラボンは，大豆に含まれるポリフェノールの一種であり，**ダイゼイン**や**ゲニステイン**およびそれらの配糖体の総称である．大豆イソフラボンは，**エストロゲン（女性ホルモン）様作用**を有することから，骨吸収を抑制し，骨形成を促進させる（図14）.

ビタミンK$_2$は，骨たんぱく質である**オステオカルシン**を活性化するビタミンK依存性カルボキシラーゼ

の補酵素であり，骨形成を促進する作用がある.

C. 血中中性脂肪や体脂肪が気になる方のための食品

食事に含まれる糖質は，主にグルコースとして吸収されたのち，解糖系，TCA回路，電子伝達系により代謝され，ATP合成に利用される．糖質が十分に摂取されていると，肝臓や脂肪組織で**脂肪酸合成**が促進され，トリグリセリド（中性脂肪）として貯蔵される．空腹時や運動時にはトリグリセリドの分解が促進し，生じた脂肪酸から**β酸化**によりアセチルCoAが生成し，TCA回路，電子伝達系を経て代謝され，ATPが生成される（図15）.

Column

吸収・代謝されやすい中鎖脂肪酸

消化酵素としてのリパーゼには，舌リパーゼ，胃リパーゼ，膵リパーゼがある．長鎖脂肪酸からなるトリグリセリドは，舌リパーゼおよび胃リパーゼによる分解はわずかであり，胆汁酸ミセル形成後の膵リパーゼによる分解が中心である.

一方，中鎖脂肪酸からなるトリグリセリドは比較的親水性が高いことから，舌リパーゼ，胃リパーゼ，胃酸の作用に

より，そのほとんどが分解され，速やかに吸収されることが知られている．門脈経由で肝臓へ運ばれた中鎖脂肪酸は，長鎖脂肪酸とは異なり，ミトコンドリアへの移行にカルニチンを必要とせずβ酸化を受けやすい．このような特性から，中鎖脂肪酸は古くから経腸栄養剤，治療食品として用いられている.

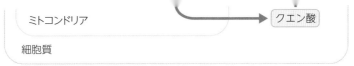

図15　糖質代謝と脂質代謝のつながり

食事から糖質を過剰に摂取すると，体内に脂質として蓄えられる．体内に蓄積している脂質の由来は，糖質から代謝され合成されたものと，はじめから脂質として食事から摂取されたものの両方がある．

1）関与成分（表1）：ポリフェノール

茶カテキンは，ミトコンドリアやペルオキシソームといった細胞内小器官での β 酸化にかかわる酵素の活性を高め，脂肪の燃焼を促進させると考えられている．

クロロゲン酸は，桂皮酸誘導体とキナ酸のエステル化合物の総称であり，カフェオイルキナ酸，フェルロイルキナ酸などが含まれ，ミトコンドリアでの β 酸化を亢進させることが報告されている．

ケルセチン配糖体は，ケルセチンにグルコースが結合したもので，グルコース残基数の異なる配糖体が含まれる．脂肪組織でトリグリセリドの分解に関与するホルモン感受性リパーゼや β 酸化関連酵素の活性を高

Column

試験管内での機能性評価だけで大丈夫？

ポリフェノールなどの植物性二次代謝産物を用いた機能性評価がさかんに取り組まれている．しばしば試験管内（in vitro）での評価のみを根拠に機能性を報告する例を見かけるが，結果の解釈には注意が必要である．

これらは栄養素ではなく非栄養素であり，生体にとっては異物であるので，一般的に吸収率が低く，吸収されたとしても小腸や肝臓で代謝を受け化学構造が変化する．したがって，ある化合物を培養細胞に添加して反応を観察するといったタイプの研究では，吸収や代謝を考慮した生理的な実験条件で実施しないかぎり，得られた結果は虚偽（アーティファクト）である可能性がある．機能性評価には，吸収や代謝も考慮することが必要である．

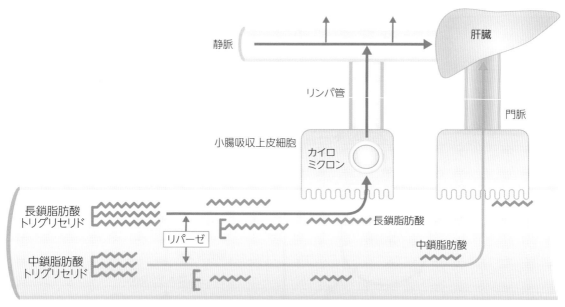

図16　中鎖脂肪酸と長鎖脂肪酸の吸収・代謝の違い

中鎖脂肪酸のみを構成脂肪酸とするトリグリセリドは，消化により3つの中鎖脂肪酸とグリセロールに加水分解された後，小腸吸収上皮細胞に取り込まれ，門脈を経て肝臓へ運ばれて代謝される．

め，脂肪の燃焼を亢進させるとされている．

モノグルコシルヘスペリジンは，かんきつ類の果実の皮や袋に含まれるポリフェノールであるヘスペリジンに，グルコースを結合させ水溶性を高めたものである．脂肪酸合成の抑制およびβ酸化の亢進作用が報告されている．

2）関与成分（表1）：脂肪酸

ドコサヘキサエン酸（DHA），エイコサペンタエン酸（EPA）は，*n*-3系多価不飽和脂肪酸であり，魚油に多く含まれる．主に肝臓での脂肪酸およびトリグリセリドの合成低下ならびに分解促進，VLDL（超低密度リポたんぱく質）の代謝亢進などにより脂質代謝を調節する（DHA，EPAの詳細な作用機序やその他の機能についてはp.138『食べ物と健康』参照）．

中鎖脂肪酸は，一般に炭素数が6〜12（研究者によっては10まで）の脂肪酸を指し，ヒトの母乳や牛乳，ヤシ油などに含まれる．吸収された中鎖脂肪酸は長鎖脂肪酸とは異なり，門脈から肝臓へ運ばれ，速やかにβ酸化を受ける（図16，p.134 Column参照）．このような代謝特性を利用し，中鎖脂肪酸を構成脂肪酸

として一部含む食用油が特定保健用食品として認可されている．

D. 肌の乾燥が気になる方のための食品

スフィンゴ脂質の骨格分子の一つであるセラミドは，角層細胞として，皮膚の保湿性やバリア機能に深くかかわっている．スフィンゴ脂質の摂取による皮膚の機能改善を目的としたさまざまな研究が実施され，**グルコシルセラミド**の摂取が生体内でのセラミドの合成を促進し，皮膚の保湿性を改善することが報告されている．米胚芽由来のグルコシルセラミドが関与成分として認可されている．

E. 抗酸化作用をもつ食品

ヒトは，酸素により炭水化物を酸化してエネルギー（ATP）を産生している（**呼吸**）．生体内での代謝過程で一部の酸素より，活性酸素といわれる反応性の高い酸素種が産生する．活性酸素は，ウイルスや細菌に対する感染防御，シグナル伝達因子として作用する一方で，過剰になると，生体内分子（DNA，たんぱく質，

（ONOO⁻），次亜塩素酸（HOCl）なども含める.

　生体内では，活性酸素を代謝する酵素である**スーパーオキシドジスムターゼ（SOD），カタラーゼ，グルタチオンペルオキシダーゼ**などのはたらきにより活性酸素は制御されている（第5章2参照）．食品中に含

※8　Lはlipid（脂質）を意味し，LO・, LOO・, LOOHは脂質の酸化により生じる．主に酸化を受けるのは多価不飽和脂肪酸である．

数多くの疫学研究により，野菜や果物の摂取量とがんや生活習慣病の発症には負の相関が示されており，植物性食品成分（**フィトケミカル**）が注目されてきた．近年，さまざまなポリフェノール化合物が同定され，その多くが試験管内（*in vitro*）で抗酸化作用を有することから，健康増進作用が期待されている（表5）．

DHA，EPAの多様な機能

n-3系脂肪酸であるDHA，EPA（図）は，本章でも取り上げたように「血中中性脂肪が気になる方のための食品/体脂肪が気になる方のための食品」の関与成分として使用されている．DHA，EPAの機能性については，1970年代にグリーンランドで生活していたイヌイットを対象とした疫学研究を端緒とし，それ以降，脂質代謝改善作用は数多くの研究グループから支持され，機能性成分のなかでも十分なエビデンスがあるといえる．

作用メカニズムについても一定の見解が得られている．DHA，EPAは，複数のリポジェニック酵素（脂肪酸合成に関与する酵素）の転写因子であるSREBP（ステロール調節配列結合たんぱく質）やChREBP（炭水化物応答領域結合たんぱく質）の発現を抑制することで，脂肪の生合成を低下させる．また，PPARα（ペルオキシゾーム増殖剤応答性受容体-α）やAMPK（AMP活性化プロテインキナーゼ）の活性化を介してβ酸化を亢進させることで，脂肪の燃焼を促進させる．

この他にも，① アラキドン酸カスケードに対する拮抗作用による起炎性エイコサノイドの産生抑制，② レゾルビン，プロテクチンといったDHA，EPA由来抗炎症性代謝物の産生，③ 飽和脂肪酸による

TLR4(Toll様受容体4)を介した炎症惹起の阻害，④ GPR120（Gたんぱく質共役型受容体120）を介した炎症性サイトカイン産生の抑制など，さまざまなシグナル伝達経路により抗炎症作用を発揮することが明らかになりつつある．また，PPARγを介したアディポネクチンの産生促進作用も知られている．

これらの作用をまとめると，DHAおよびEPAは，脂質異化促進，インスリン感受性亢進，抗炎症作用により，肥満，糖尿病，脂質代謝異常などのメタボリックシンドローム改善に複合的に作用することが期待できる．

それではDHAやEPAは優れた脂肪酸であり，飽和脂肪酸やDHA，EPA以外の不飽和脂肪酸は劣った脂肪酸ということであろうか？ 決してそうではない．DHAやEPAの機能性は，わが国や欧米諸国のメタボリックシンドロームを誘発しやすい環境（肉食中心，カロリー過剰の食生活，運動不足など）においては有用であるというだけのことである．前述の疫学研究では，魚介類中心の食生活を送っていたイヌイットは心筋梗塞や脳梗塞の発症率は著しく低かったものの，決して長寿ではなかったことが示されている．バランスのとれた脂肪酸摂取が肝要である．

H₃C ～～～～～～COOH
DHA（ドコサヘキサエン酸）

H₃C ～～～～～COOH
EPA（エイコサペンタエン酸）

図 DHAとEPAの構造式

文 献

1) 「食べ物と健康II」（中河原俊治/編著 荒川義人，他/共著），三共出版，2013
2) 「食品学（スタンダード栄養・食物シリーズ）」（久保田紀久枝，森光康次郎/編），東京化学同人，2003
3) 「消化・吸収」（細谷憲政/監 武藤泰敏/編著），第一出版，2002
4) Othman RA, et al：Non-cholesterol sterols and cholesterol metabolism in sitosterolemia. Atherosclerosis, 231：291-299, 2013
5) Kalupahana NS, et al：(n-3) Fatty acids alleviate adipose tissue inflammation and insulin resistance: mechanistic insights. Adv Nutr, 2：304-316, 2011
6) 「「健康食品」の安全性・有効性情報」（医薬基盤・健康・栄養研究所）（https://hfnet.nibiohn.go.jp/）

解答＆解説

A1　食品の三次機能とは，疾病予防や健康維持・増進などの生体調節機能のことである

A2　乳酸菌のようにヒトに有用な菌またはそれらを含む食品をプロバイオティクスといい，オリゴ糖類や食物繊維のようにヒトに有用な菌を増殖させる作用をもつ食品成分をプレバイオティクスという

A3　キトサンは胆汁酸と結合して排泄されることで，胆汁酸の再吸収を抑制する．胆汁酸は肝臓でコレステロールから生合成されるため，胆汁酸の再吸収が低下すると，コレステロールから胆汁酸への代謝が亢進し，結果として生体内のコレステロールが減少する

A4　表3参照

A5　中鎖脂肪酸は，門脈を経て肝臓へ運ばれ速やかにβ酸化を受ける．長鎖脂肪酸は，小腸吸収上皮細胞内でカイロミクロンを形成してリンパ管を経て血液循環系へ入る（図10，図16参照）

第5章 食品成分の変化

Point

1 でんぷんの糊化と老化について理解する

2 脂質の自動酸化と加熱酸化のしくみを理解する

3 食肉の色の変化にかかわる発色反応（ミオグロビンと酸素あるいは亜硝酸塩との反応）を理解する

4 酸化されやすいビタミンを知る．ビタミンCとビタミンEが抗酸化ビタミンとよばれる理由を理解する

5 エマルションの分類と構造を理解する

6 非酵素的褐変と酵素的褐変の分類を知り，それぞれの反応機構を理解する

7 食品成分の変化にかかわる代表的な酵素を知り，その反応機構を理解する

概略図 食品成分の変化によるさまざまな影響

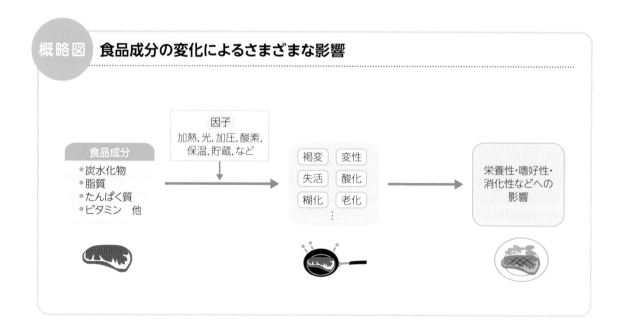

利用する．この際に，粗糖を分解する酵素が活躍する．

体内ではまず α-アミラーゼによってでんぷんの α-1, 4結合が分解されてマルトース単位に分解される．逆にこの酵素の作用を受けない，受けにくい多糖類（食物繊維）は，低カロリー食品として利用され，またおなかの調子を整えるという機能性が期待される（第4章3-B参照）．

清涼飲料水に用いられる異性化糖[※1]はイソメラーゼのはたらきによりつくられる．

※1　異性化糖：フルクトースまたはグルコースを主成分とする糖であり，甘味が強く，価格も安い．清涼飲料水などによく用いられている．

り，でんぷんを徐々に加熱していくと約 の温度に達する．完全に糊化する温度（完全糊化温度）は開始温度よりも数℃高い．じゃがいもでんぷんなどでは比較的容易に糊化できるが，とうもろこしでんぷんなどは沸騰させる必要がある．また，加える水の量や共存する他の食品成分にも影響を受ける．

糊化したでんぷんは分子構造が粗になってやわらかくなっており，食感もよく，酵素（糖質分解酵素）なども入り込みやすくなっているため消化もよい特徴がある．

C. でんぷんの老化

でんぷんの**老化**とは，糊化でんぷん生成の後に起き

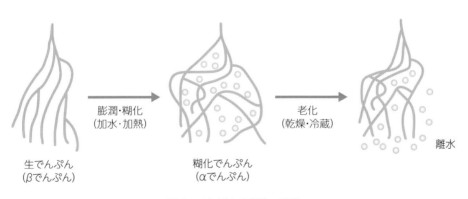

図1　でんぷんの糊化・老化

生でんぷん
（βでんぷん）

膨潤・糊化
（加水・加熱）

糊化でんぷん
（αでんぷん）

老化
（乾燥・冷蔵）

離水

る現象を意味する言葉である．室温などに戻された糊化でんぷんは，時間が経つにつれ，かたく，もろくなり，水分が漏れてくるなどの老化現象が認められる（図1）．いったんαでんぷんとなった構造が変化して，一部は再びβ型のでんぷんに近い構造に戻る．この際に分子間に保持されていた水分子が漏出する場合がある．

冷蔵庫の温度（0～4℃付近）で老化が著しく進む．60℃など比較的高温に保てば老化は抑制できるが，これは炊飯器によるご飯の保温を考えるとわかりやすい．急速に冷凍しても老化の防止が可能であり，炊飯後のご飯の冷凍保存や冷凍うどんなどの例があげられる．

D. でんぷんのゲル化

水ででんぷん粉を溶き，加熱してから冷却するとゲル化する．例えば，マメ科の多年草であるくず（葛）の根から得られるでんぷんを精製してつくられるくず粉に，水，砂糖を加えて加熱して練り，冷やすとくず餅になる※2．わらび（蕨）もちも，わらびの地下茎から精製したでんぷん（わらび粉）を使ったゲル製品である．

このような食品は冷やすことが多く，老化が進むため，一般的に長期保存には向かない食品といえる．

E. 糖のカラメル化

単糖類やオリゴ糖類を含む水溶液を加熱していくと，水分の蒸発とともに溶融状態※3になる．分子の脱水や分解反応が進行し，揮発性物質が生じ，香気（いわゆるカラメルの香り）となる．糖そのものは褐変（カラ

※2　ただし，市場に出ているくず粉の多くはじゃがいも，さつまいもやとうもろこしに由来するでんぷんを混入したものが多い．
※3　固体が液体となる状態のことで，溶融は融解と同じ意味である．

メル化）する．苦味と甘味が混在しており，甘味料や食品の着色に用いられる．

カラメル化は糖のみの加熱で生じる反応であり，非酵素的褐変の1つといえるが，糖とアミノ基（アミノ酸）との化学反応を介するアミノ・カルボニル反応とは異なる（本章6-A参照）．

2 脂質の変化

A. 活性酸素

私たちが呼吸しているいわゆる酸素（三重項酸素：$^3O_2$）は，数%が体内で反応性に富む**活性酸素**へと変化する．活性酸素は総称であり，**活性酸素種**ともよばれている．酸素原子を含む反応性の高いラジカル（不対電子をもつ分子：フリーラジカル）と，**過酸化水素**（H_2O_2）や**一重項酸素**（$^1O_2$）など容易に自身がラジカルに変化したり，他の分子上にラジカルを生じさせる能力を有する非ラジカル性の活性酸素に分類される（表1）．酸化反応を誘発する引き金となる分子ともいえる．

1）一重項酸素

一重項酸素は，光照射に伴い生じる活性酸素種であり（図2）（詳細は本章7参照），脂肪酸の二重結合に酸素を付加するなどの反応性を示して脂質酸化を誘導するが，カロテノイド色素により効率よく消去される．酸化された脂肪酸もラジカルを生じ，連鎖反応を誘導

表1　活性酸素・フリーラジカルの分類

ラジカル	非ラジカル
ヒドロキシラジカル（HO•）	過酸化水素（H_2O_2）
スーパーオキシド（スーパーオキシドアニオンラジカル：O_2^-•）	一重項酸素（$^1O_2$）
一酸化窒素（NO•）	次亜塩素酸（HOCl）
アルコキシラジカル（LO•）	ペルオキシナイトライト（ONOO$^-$）
ペルオキシラジカル（LOO•）	

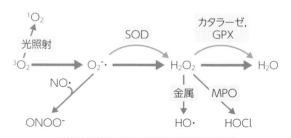

SOD ：スーパーオキシドジスムターゼ
GPX ：グルタチオンペルオキシダーゼ
金属 ：遷移金属イオン
MPO：好中球ミエロペルオキシダーゼ

図2　活性酸素種の代謝

去することは難しい．このため過酸化水素の生成を抑える，あるいは過酸化水素を消去することが重要となる．

体内ではカタラーゼやグルタチオンペルオキシダーゼなどが過酸化水素を消去し，無毒化している（図2）．このような防御機構が備わっていることも，スーパーオキシドジスムターゼがスーパーオキシドから過酸化水素への転換を促進している理由とも考えられる．

※4　不均化反応：同じ構造の分子がお互いに反応して，2分子以上の異なる生成物を生じる化学反応．

質や脂質，核酸のニトロ化を誘導する．例えばニトロ化された核酸分子が細胞内情報伝達分子としてはたらくことも知られており，活性酸素生成に伴う生体分子の修飾は，受け身だけではなく能動的な面も有する．

B. 自動酸化

1）酸化されやすい脂質

脂質の酸化は連鎖反応を伴うことが多く，**自動酸化**とよばれる．脂質の多くを占める脂肪酸のなかでも酸化されやすいのが不飽和脂肪酸であり，反応性が高い

Column

植物由来の抗酸化物質

好気性生物であるヒトは，呼吸により酸素を取り込んでいる．この酸素を使ってエネルギー（ATP）を生産しているが，嫌気性生物と比べるとATP生産効率は非常に高い．一方で，酸素は反応性の高い分子であり，呼吸で取り込んだ酸素の数%が活性酸素に変化する．活性酸素は万病のもと，ともいわれる．酸素を利用する生命は，体内で生じる活性酸素から自身を守る必要があり，カタラーゼやスーパーオキシドジスムターゼなどの抗酸化酵素群や，抗酸化ビタミン（ビタミンCやE），グルタチオンなどの抗酸化物質を有している．

一方，植物はポリフェノールなどフィトケミカル（植物由来の化学成分）をつくり，紫外線や活性酸素から自分自身を防御している．私たちが摂取する植物性食品にはフィトケミカルも含まれているが，たんぱく質や脂質，糖などの栄養素ではないため異物として積極的に体外へ排除される．ただし，フィトケミカルの一部が体内に取り込まれ，疫学研究が示すように疾病予防にも役立っているようである．体内で抗酸化作用を発揮するのか，何らかの遺伝子発現を制御するのかなど，いまだに十分にわからないことが多く，現在研究が進められている．

二次産物（アルデヒド）を生じやすい．酸化された脂質は「**過酸化脂質**」ともよばれている．

　不飽和脂肪酸は分子内に二重結合を有し，具体的にはオレイン酸，リノール酸やアラキドン酸，α-リノレン酸，エイコサペンタエン酸（EPA）やドコサヘキサエン酸（DHA）などがあげられる．複数の二重結合を有する脂肪酸は「**多価不飽和脂肪酸（PUFA）**」とよばれ，n-3系とn-6系多価不飽和脂肪酸に分類されている（第2章3-A参照）．DHAやEPAなどのn-3系多価不飽和脂肪酸はきわめて酸化されやすい．

2）自動酸化の機構

　脂質酸化における連鎖反応を図3に，リノール酸を例とした自動酸化機構の一部を図4に示す．不飽和脂肪酸の二重結合にヒドロキシラジカルや一重項酸素などが攻撃し，脂肪酸ラジカル（L•）が生じる．このラジカルは酸素を取り込んでペルオキシラジカル（LOO•）に変化する．LOO•は隣接した不飽和脂肪酸の二重結合から水素を引き抜くことで，過酸化脂質の一種である**ヒドロペルオキシド（LOOH）**となる．この際，活性メチレンとよばれる2つの二重結合に挟まれたメチレン基（$-CH_2-$）で水素の引き抜き反応が起きやすい．水素を引き抜かれた脂質はL•となり，酸素の導入，ラジカルの引き抜きへと連鎖的に進む．

　ヒドロキシラジカルや一重項酸素の代わりに，LOOHが開裂して連鎖反応の開始剤になることもある．

　ラジカル同士が反応した産物は非ラジカルであり，連鎖反応の停止につながる（図3）．よって，自動酸化を誘発するのは一重項酸素を生じる光増感酸化や，ラジカル生成源となりうるLOOHと，その開裂を促進する微量の金属イオンとなる．以上のことから，脂質の酸化を抑制するためには，

- 光を遮る
- 酸素を供給できないように密封状態を保つ（あるいは窒素置換する）
- 反応性を下げるために低温保存を行う
- 遷移金属イオンを捕捉する

などがあげられる．

- 抗酸化物質の添加

も脂質酸化の防止に有効である．

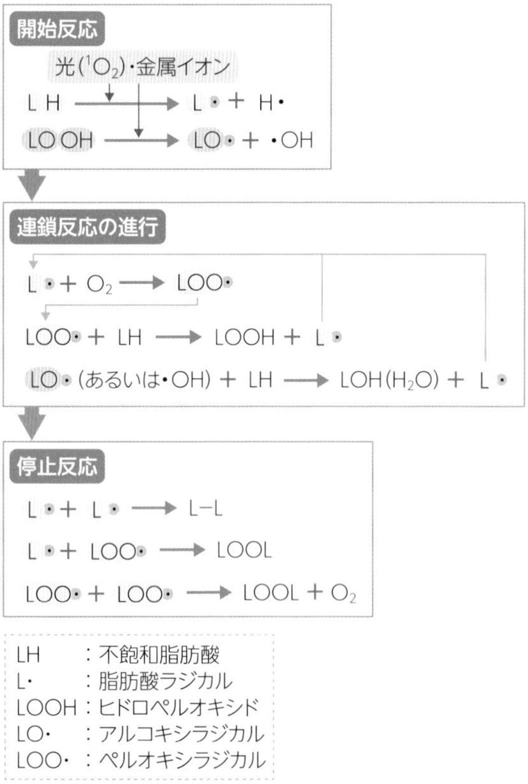

図3　脂質酸化における連鎖反応

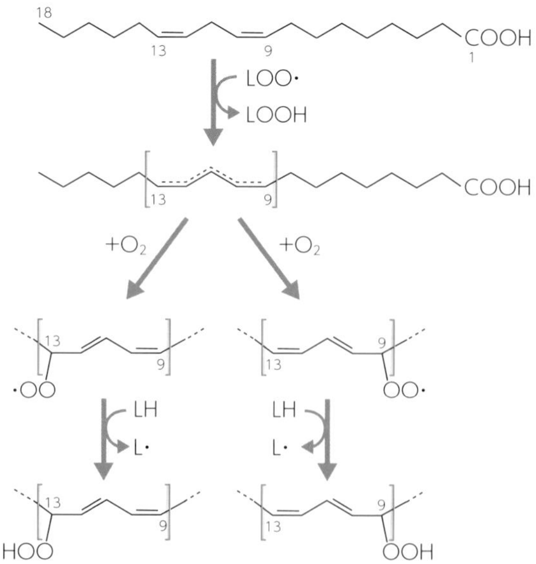

図4　リノール酸の自動酸化

D. 過酸化脂質とたんぱく質の反応

たんぱく質はさまざまな修飾（翻訳後修飾）を受けるが，なかでも脂質成分による修飾は古くて新しい分野である．

食品の調理・保存中に脂質成分の酸化が生じ，酸化された脂質がたんぱく質を修飾する．私たちが酸化修飾されたたんぱく質を摂取しても，栄養価の低下はあるが，その影響はわずかである．一方で，生体内では，たんぱく質が生命活動を担う実働部隊であるため，たんぱく質の脂質修飾によりその生理機能に変化が生じる可能性がある．このため，脂質によるたんぱく質修飾機構を明らかにすることは重要であり，食品機能成

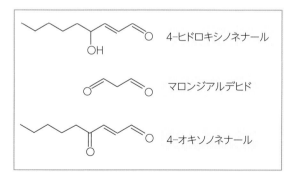

図5 低分子アルデヒド
ヒドロペルオキシド (LOOH) から生じる.

3 たんぱく質の変化

A. 変性

たんぱく質は20種類のアミノ酸が直鎖状につながった基本構造からなり，糖鎖がついたり，リン酸化されたりとさまざまな翻訳後修飾を受ける．またヘム鉄を有するヘモグロビンなどを例にとるとわかりやすいが，補因子や補欠分子族など，アミノ酸ではない成分とも結合していることが多い（第2章4-H参照）．

このように繊細な立体構造をとっているが，反応性に富む化学物質との反応，酸・アルカリの添加によるpHの変動，加熱，光照射，撹拌などの物理的影響を受けて立体構造が崩れ，たんぱく質の**変性**が引き起こされる（図6）．酵素の場合は酵素活性の消失（**失活**）を伴う場合も多い．

変性は機能性などを失うことにつながるが，食品の加工調理の場合は，物性の変化を伴うたんぱく質変性を積極的に利用している．例えばコラーゲンは水に不溶であるが，加熱することにより変性して水に溶けやすくなり，さまざまな使途に利用される**ゼラチン**になる．また，カット野菜などの場合，クロロフィラーゼによる野菜の褐変が問題になるが，短時間の加熱処理（ブランチング）を行うことで，酵素（クロロフィラー

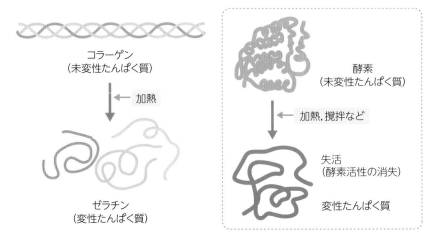

図6 たんぱく質の変性

ゼ）を失活（変性）させている.

B. 酵素による変化

　たんぱく質の構造や物性に影響を与える酵素は，主としてプロテアーゼである．プロテアーゼはたんぱく質を分解する能力がある.

　例えば唐揚げ粉にプロテアーゼを加えることで肉をやわらかくすることが可能である．塩麹を調理に使う例においても，麹（コウジカビ）がもつプロテアーゼのはたらきを利用していることが多い．一方で，コラーゲンの変性物であるゼラチン（高分子）からつくったゼリーにプロテアーゼを含む生果実を入れると，ゼラチンが低分子化し，ゼリーが固まらなかったり，崩れてしまうことも起きる.

C. 貯蔵・加工時の栄養価の変化

　食品の加工などの場合，撹拌やすりつぶしなど物理的な作用がはたらき，食材のもっていた局在性が崩される．すなわち，局在していた脂質や炭水化物，たんぱく質（酵素）などが混合（ホモジネート）されることになる．わさびなどのすりおろしに伴いはたらく酵素ミロシナーゼなどが一例である（本章9-A参照）.

　一方，本来，（食材の表面以外は）隔離されていた酸素分子とも触れ合うことが多く，食品成分の酸化反応も誘導される．たんぱく質の場合は，酸化を受けやすいアミノ酸残基と比較的耐性のあるアミノ酸残基に大

表2　酸化されやすいアミノ酸残基とその生成物

酸化されやすいアミノ酸残基	生成物
アルギニン	グルタミルセミアルデヒド（GSA）
プロリン	GSA，2-ピロリドン，ヒドロキシプロリン
リシン（リジン）	α-アミノアジピルセミアルデヒド
ヒスチジン	アスパラギン，アスパラギン酸，2-オキソヒスチジン
システイン	シスチン
メチオニン	メチオニンスルホキシド
チロシン	ジチロシン，3,4-ジヒドロキシフェニルアラニン（ドーパ：DOPA）
トリプトファン	N-ホルミルキヌレニン，キヌレニン

別される（表2）．酸化修飾されたアミノ酸は栄養価値が低下する.

　また，食品のアルカリ処理や長期保存によりアミノ酸の構造が変わり，L型からD型に変化する．D型アミノ酸は栄養価がないものが多く重要視されてこなかったが，呈味性や機能性を有することが明らかになりつつある．他に，アミノ・カルボニル反応（本章6-A-2参照）や脂質酸化反応も食品加工の段階で生じることが多く，長期保存に伴って反応が進んで着色や栄養価の低下に寄与する.

　これら長期保存に伴うたんぱく質の変化（変性）は，架橋形成や凝集体形成などの重合化を伴うことも多く，その場合は消化性の低下を招く.

図7 食肉の色調変化

D. 亜硝酸塩と食肉の発色反応

食肉の赤い色は食欲（購買意欲）をそそるため，その色調の維持は重要である．この食肉の赤色はミオグロビンという色素たんぱく質に含まれるヘム色素（第3章図8参照）によるものであり，放置しておくと時間とともに変色する．新鮮な生肉では暗赤色を呈するが，酸素の存在下で放置するとヘムに酸素が結合し，オキシミオグロビンとなって鮮やかな赤色を示す（図7）．また，さらなる酸化によりヘム色素の鉄が2価から3価に酸化されたメトミオグロビンへと変化（メト化）し，褐色を呈する．加熱（調理）などにより，メトミオグロモーゲンへと変化して灰褐色となる．

発色剤として硝酸塩や亜硝酸塩をミオグロビンに添加することにより，一酸化窒素（NO）がミオグロビンのヘム鉄部分と結合して赤色のニトロソミオグロビン（ニトロシルミオグロビン）を生じる．加熱によりニトロソミオクロモーゲン（ニトロシルミオクロモーゲン）に変化するが，色調はメトミオグロモーゲンの場合と異なって赤色系であるピンク色となる．このような添加物の作用により，肉の赤色が安定化され，ハムやソーセージなどの加工肉食品，たらこなどの魚卵食品に幅広く利用される．

4 ビタミンの変化

ビタミンはその溶解性から，水溶性ビタミンと脂溶性ビタミンに大別される（第2章5参照）．水溶性ビタミンの大部分は補酵素として機能する．一方，脂溶性ビタミンは生理活性物質として機能するものが多い．

ビタミンは，食品中の他栄養素との相互作用や，生体内での吸収代謝の過程でさまざまな変化を受ける．ここでは，食品中のビタミンの変化に大きくかかわる酸化と加熱変化について述べる．

A. ビタミンの酸化

ビタミンの多くは酸化によりその機能を失うことから，食品の加工や保存の過程で，酸化を防ぐことが重要である．特に，**ビタミンC**や**ビタミンE**は酸化を受けやすい．これらのビタミンは，自身が酸化されることで食品成分や生体成分の酸化を防ぎ，過酸化物の生成を抑制する**抗酸化ビタミン**として知られている．こ

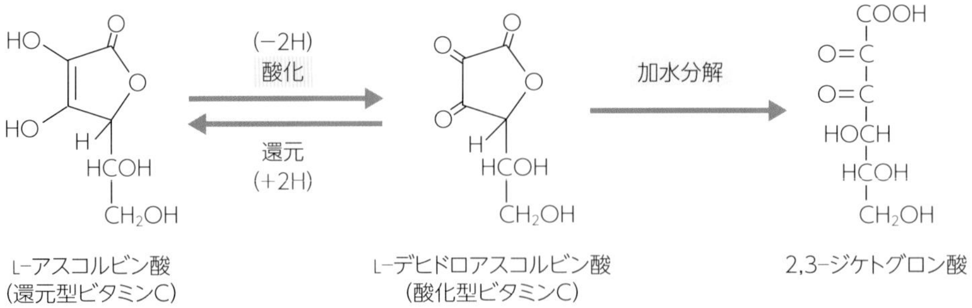

図8 ビタミンCの酸化還元

の他に，ビタミンAの前駆体（プロビタミンA；体内でビタミンAに変換される）である**カロテン類**も抗酸化作用をもつ（自身が酸化される）ため，抗酸化ビタミンの一つにあげられることが多い．

1）ビタミンCの酸化

L-アスコルビン酸（**還元型ビタミンC**）の酸化には，空気中の酸素による酸化（非酵素的酸化）と，食品中に含まれるL-アスコルビン酸オキシダーゼによる酸化（酵素的酸化）がある．

L-アスコルビン酸は，酸素の存在下で容易に分解されて**L-デヒドロアスコルビン酸**（**酸化型ビタミンC**）になる（図8）．この酸化反応は可逆的であるため，L-デヒドロアスコルビン酸は生体内でグルタチオンや酸化還元酵素などによってL-アスコルビン酸に還元される．このサイクルによって，ビタミンCは生理機能（抗酸化能）を発揮する．ただし，L-デヒドロアスコルビン酸が加水分解された2,3-ジケトグロン酸はL-デヒドロアスコルビン酸やL-アスコルビン酸に還元されないため，抗酸化能はもたない．

一方，酵素的酸化にかかわる**L-アスコルビン酸オキシダーゼ**は，にんじんやきゅうりなどの食品に含まれており，植物組織が損傷を受けることで活性化する．この酵素は，L-アスコルビン酸を基質としてL-デヒドロアスコルビン酸を生成する．

2）ビタミンEの酸化

ビタミンEは**トコフェロール**と**トコトリエノール**の2種類があり，いずれにもα，β，γ，δ体の4種類が存在するため，計8種類の同族体が存在する．

ビタミンEの生理機能の大部分は，生体膜の酸化抑制であると考えられている．脂溶性のラジカル捕捉剤として機能し，ラジカルを速やかに消去することで脂質の自動酸化を抑制する（図9）．ビタミンEの酸化により生成したビタミンEラジカルは，ビタミンCから電子を受け取ることで還元されて，抗酸化物質として再利用される．

ビタミンEの生理活性（生体内における抗酸化活性）は$\alpha > \beta > \gamma > \delta$-トコフェロールの順に強いことが知られている．一方，トコトリエノールの抗酸化能はトコフェロールより弱い．

B. ビタミンの加熱変化

1）ビタミンC

食品中の水溶性ビタミンのなかでもビタミンCは，加熱により分解されやすい．加熱調理のなかでも「ゆでる」加熱と「電子レンジ」加熱を比較した場合には，一般的に電子レンジ加熱のほうが，ビタミンCの損失が少ないことが知られている．この理由として，電子レンジ加熱では，

● 食品からのビタミンCの流出が少ないこと
● 急速な温度上昇によりL-アスコルビン酸オキシダーゼ（上述）が短時間で失活すること

があげられる．

2）ビタミンB₁

ビタミンCと並んで変化しやすいビタミンの一つに，**ビタミンB$_1$**（**チアミン**）があげられる．ビタミンB$_1$は酸性下では安定であるが，アルカリ性下ではきわめて不安定であり室温でも容易に分解する．酸性下でも120℃以上の加熱で分解することが知られている．

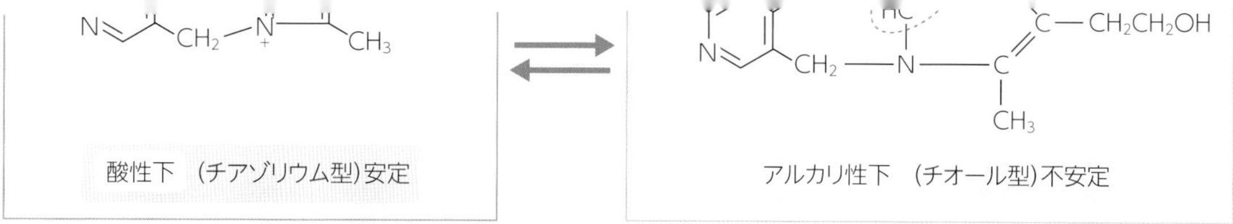

| 酸性下 （チアゾリウム型）安定 | アルカリ性下 （チオール型）不安定 |

図10 ビタミンB₁の構造変化

ビタミンB₁には，チアゾリウム型とチオール型が存在するが，アルカリ性下ではチオール型がほとんどを占める（図10）．チオール型がもつチオール基とアルデヒド基は酸化されやすく不安定であり，加熱によって分解は促進される．

3) ビタミンA

脂溶性ビタミンのなかでは，**ビタミンA（レチノール）**が加熱の影響を受けやすい．ビタミンAは共役二重結合（単結合C−Cと二重結合C＝Cが交互に並んだ構造）をもつため（第2章図49参照）酸化分解されやすく，この分解反応は加熱によって促進される．

4) その他のビタミン

一方，加熱に対して比較的安定なビタミンとして，ナイアシン（ニコチン酸，ニコチンアミド），ビオチン，およびビタミンKがあげられる．しかしながら，ビタミンの大部分は加熱の影響を受けるため，効率よく摂取するためには過剰な加熱を控えるべきである．

5 相互作用による変化

A. エマルション

エマルション（乳濁液）は，水と油のような本来混ざらない液体のうち，一方が微粒子となって他方の液体中に分散している溶液のことをいう．通常，水と油は一時的に混ざり合うことはあってもしばらくすると分離するが，**乳化剤（界面活性剤）**が存在するとエマルションとして安定化する．しかし，安定状態は永久的なものではなく，いずれは水と油に分離する．

乳化剤は，親水性と疎水性の両方の性質をもつ分子であり，混ざり合わない境界面上で表面張力を低下させる作用がある．食品製造上でよく用いられる乳化剤として，モノグリセリドやジグリセリド，および大豆や卵黄に含まれるレシチンなどがあげられる．

これらの乳化剤が水と混ざった場合には，親水基を外側に，疎水基を内側に向けて集まることで水の中に油が分散した状態で安定する（図11）．このようなエマルションを**水中油滴型（O/W型）**といい，その代表的な食品として牛乳やマヨネーズがあげられる．逆に，油の中に水が分散したエマルションを**油中水滴型（W/O型）**といい，バターやマーガリンなどが代表例としてあげられる．その他，近年では，水を内部に閉じ込めた油滴が水中に分散したW/O/W型や，その逆のO/W/O型の複合エマルションも合成され，食品だけでなく化粧品や薬品などにも幅広く利用されている（図11）．

B. 炭水化物と脂質の相互作用

脂質には，さまざまな種類があるが（第2章3-A参照），そのなかでも生体膜の構成脂質でアミノ基（–NH$_2$）を有するホスファチジルエタノールアミン（PE）のようなリン脂質は，炭水化物のカルボニル基との間でアミノ・カルボニル反応し，糖化ホスファチジルエタノールアミン（アマドリ-PE）を生じること

が明らかにされている．アミノ・カルボニル反応については本章6-A-2に記載した．

C. 脂質とたんぱく質の相互作用

食品の加工や貯蔵の過程で脂質が酸化され，**過酸化脂質**が生じる．過酸化脂質は反応性が高いため，食品中でアミノ酸やたんぱく質と反応し，酵素の不活性化や，アミノ酸あるいはたんぱく質の栄養価の低下などを引き起こす．脂質の酸化により生じる**アルデヒド類**は，アミノ基と反応してイミン（シッフ塩基）を形成する．この反応はアミノ・カルボニル反応とよばれ，褐変物質の生成に関与している．

脂質とたんぱく質の相互作用を利用した代表的な食品には，湯葉があげられる．湯葉は，加熱により豆乳表面に形成される皮膜（たんぱく質と脂質の複合体）である．加熱により変性したたんぱく質は，豆乳中で生じた対流により液面まで運ばれ，表面の水分が蒸発することで濃縮される．脂質は，豆乳表面に一定量存在しており，変性たんぱく質との複合体を形成する．

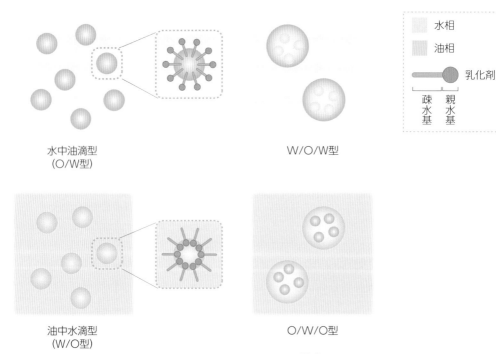

水中油滴型
（O/W型）

W/O/W型

水相

油相

乳化剤

疎水基　親水基

油中水滴型
（W/O型）

O/W/O型

図11　エマルションの構造

性環境下でニトロソアミンが合成される可能性が指摘されている．しかしながら，これらの食品を日常的に摂取することによる発がんリスクについては，まだ不明な点が多い．

カルボニル反応過程で生成すると考えられているが，その生成経路の詳細は明らかとなっていない．アミノ・カルボニル反応以外の反応経路もアクリルアミドの生成に関与する可能性が示唆されている．

アクリルアミドが含まれる代表的な食品には，フラ

※5　この他にも，「個別危害要因への対応（健康に悪影響を及ぼす可能性のある化学物質）」（農林水産省）（http://www.maff.go.jp/j/syouan/seisaku/risk_analysis/priority/hazard_chem.html）には，リスク管理の必要がある有害物質として，多環芳香族炭化水素（PAH），フラン，ヒ

スタミン，クロロプロパノール類，トランス脂肪酸などがあげられている．
※6　還元糖：直鎖状構造をとったときに，アルデヒド基またはケトン基を形成する糖．他の物質を還元する性質をもつ（p.36 第2章 2-E参照）.

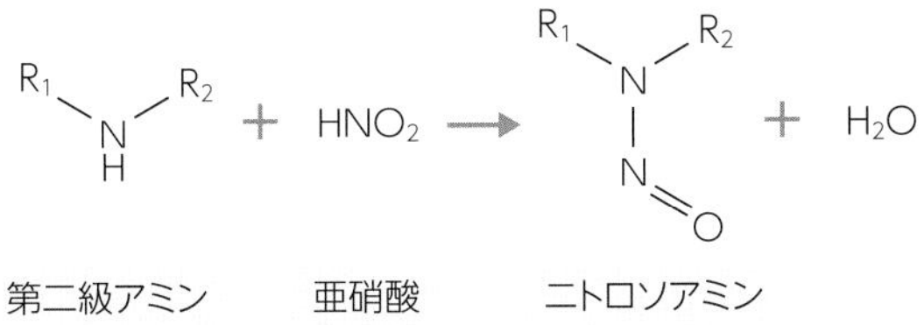

第二級アミン　　　亜硝酸　　　　ニトロソアミン

図12　ニトロソアミンの生成

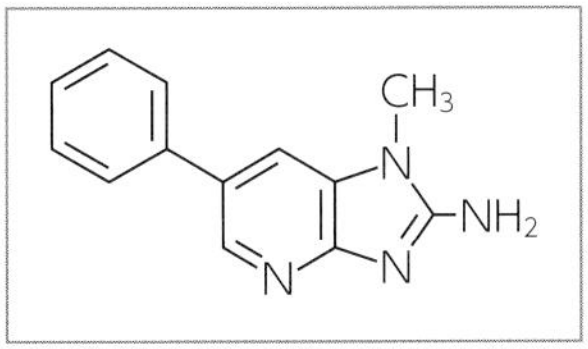

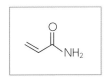

図13　代表的なヘテロサイクリックアミンであるPhIP の構造

PhIP：2-amino-1-methyl-6-phenylimidazo[4,5-b]pyridine

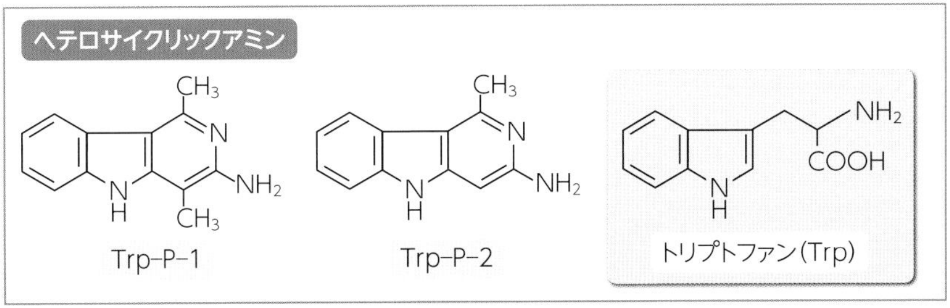

ヘテロサイクリックアミン

Trp-P-1　　　　　　Trp-P-2　　　　　トリプトファン(Trp)

図14　トリプトファン由来のヘテロサイクリックアミンの構造

図15　アクリルアミドの構造

イドポテトなどのじゃがいもを揚げた食品，穀類を原材料とする焼き菓子や揚げ菓子，およびコーヒー豆などの焙煎加工品があげられる．

6 褐変

　食品の色は，加工や保存の過程で褐色に変化することがあり，この変化は一般的に褐変とよばれる．褐変は，酵素が関与しない**非酵素的褐変**と，酵素の関与する**酵素的褐変**に大別される（表3）．しかしながら，さまざまな食品成分や酵素が存在する食品において，非酵素的褐変と酵素的褐変が同時に起こる場合もあるため，生じた褐変がどちらによるものかを明確に区別することは難しい．

A. 非酵素的褐変

1）カラメル化反応

　カラメル化反応は，糖類を高温（150〜200℃）で加熱することで，褐色物質（**カラメル**）が生じる反応

のことをいう．加熱された糖類は，異性化，分解，重合などの複雑な経路を経て高分子化し，カラメルとなる．この反応によって，フラノン類やマルトールなどのカラメルに特徴的な香気成分が生じる．カラメルは，食品の着色や風味付けに広く用いられている．

2）アミノ・カルボニル反応

　アミノ・カルボニル反応は，食品中のアミノ基をもつ化合物（アミノ化合物）とカルボニル基をもつ化合物（カルボニル化合物）との成分間反応である．1912年にメイラードによって発見された反応であることから，**メイラード反応**ともよばれる．アミノ酸やペプチド，たんぱく質などの**アミノ化合物**を，還元糖や脂質酸化物，アスコルビン酸などの**カルボニル化合物**とともに加熱することで，複雑な反応経路を経由して最終的に褐変物質である**メラノイジン**が生成される．

①反応機構

　この反応機構は，一般的に3段階（初期，中期，最終）に分類される．図16には，一例としてグルコースとアミノ酸の反応過程を示した．初期段階では，アミノ化合物とカルボニル化合物が反応（縮合）してイ

表3　食品における代表的な褐変反応

褐変の種類	主な褐変反応	反応する食品成分
非酵素的褐変	カラメル化反応	糖類
	アミノ・カルボニル反応	アミノ化合物，カルボニル化合物
酵素的褐変	ポリフェノールオキシダーゼによる反応	ポリフェノール類

食品とヒトのアミノ・カルボニル反応

　アミノ基と還元糖を加熱した際に褐変が生じるアミノ・カルボニル反応は，フランス人の化学者ルイ・カミーユ・メイヤールが発見したことから，メイヤールの英語読み"メイラード"をとってメイラード反応ともよぶ．食品の加熱調理に伴って必ずといっていいほど生じる非酵素的褐変反応の一種であり，その機構は食品研究者により詳細に解析が進められてきた．

　そして驚くことに，体内でも同じような反応が生じていることがわかった．ヒトの体温は36〜37℃であり，加熱調理からみれば低い温度である．しかし考えてみれば，数十年

にわたり保温が続いているといえるし，体内にはエネルギー源として血糖ともよばれるグルコース（還元糖）が循環し，またアミノ基をもつアミノ酸やたんぱく質などが豊富に存在している．ヒトは動くインキュベーター（恒温器）ともいえよう．特に糖尿病患者の場合は，血中のグルコース濃度が高いため，アミノ・カルボニル反応によりグルコースが結合したヘモグロビン量（血中濃度），いわゆるHbA1cが血糖コントロールのための一つの指標になっている．このように科学は普遍的なものなのである．

ミノレダクトンからピラジン類が生じる．アルデヒド類やピラジン類は食品を加熱したときに生じる香気成分である．

糖コントロールの指標として臨床現場で広く用いられている．

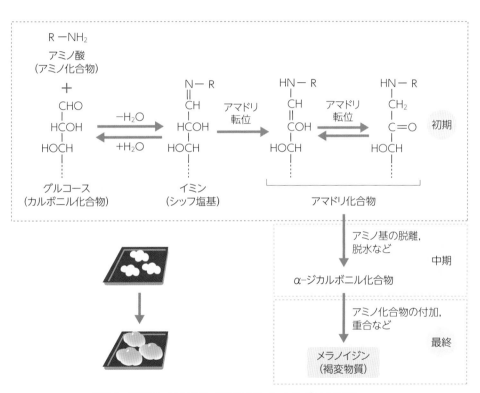

図16 グルコースとアミノ酸のアミノ・カルボニル反応

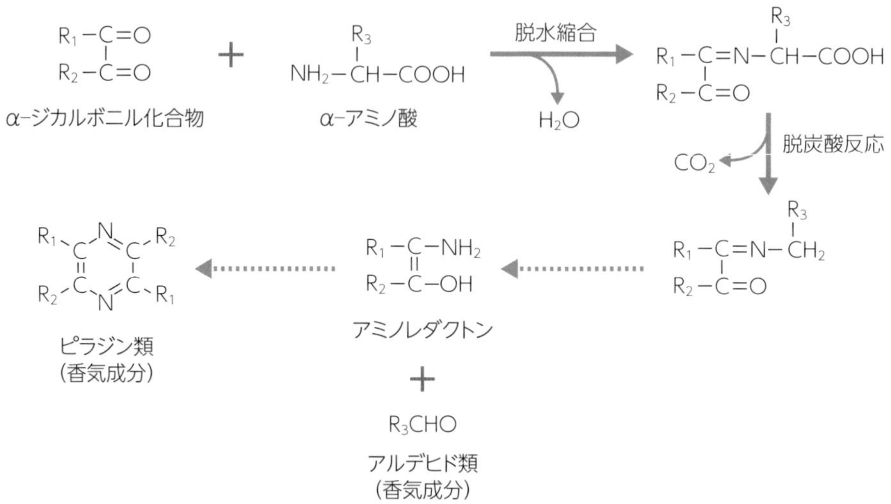

図17 ストレッカー分解反応

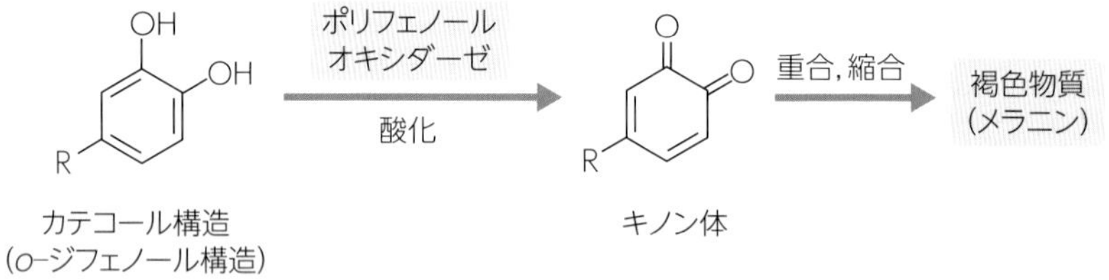

図18 ポリフェノールオキシダーゼによる褐変

B. 酵素的褐変

　食品の褐変のうち，酵素が関与する反応を酵素的褐変という．ポリフェノールオキシダーゼの関与がよく知られているが，その他に，L-アスコルビン酸オキシダーゼやクロロフィラーゼなどの酵素も褐変化に関与するとされている．

1）ポリフェノールオキシダーゼ

　ポリフェノールオキシダーゼは，フェノール類の褐変にかかわる酵素の総称である．フェノールオキシダーゼとよばれることもある．モノフェノール類を酸化するチロシナーゼとジフェノール類を酸化するラッカーゼに区別されてきたが，両酵素の基質特異性についてはあいまいな点が多いため，近年は総称としてポリフェノールオキシダーゼがよく使われる．

　この酵素がかかわる具体例として，りんごやなすの切断面の褐変があげられる．食品成分に含まれるフェノール類は，酸素とポリフェノールオキシダーゼの存在下で反応性の高いキノン体へと酸化され，重合，縮合などを経て褐色物質（メラニン）を生じる（図18）．特に，カテコール[※7]構造（o-ジフェノール構造）をもつポリフェノール類は，酵素的褐変を受けやすいとされる．酵素的に生じたキノン体は，アミノ化合物の存在下で，アミノ・カルボニル反応による褐色物質の生成にも関与する．

　食品の加工や貯蔵の過程で生じる褐変は，品質劣化や商品価値の低下につながるため，その制御は重要である．一般的に，酵素反応の抑制方法として，加熱（ブ

※7　カテコール：ベンゼン環状のオルト位に2個のヒドロキシ基をもつ有機化合物．

照）．L-デヒドロアスコルビン酸は2,3-ジケトグロン酸を経てさらに酸化および分解を受けて，その過程で着色物質が生じる．

また，酸化型ビタミンCのカルボニル基は，アミノ化合物と反応（アミノ・カルボニル反応）し，最終的に褐色物質であるメラノイジンが生成される．このように，酵素的褐変の反応過程で生じたカルボニル化合物が非酵素的褐変反応にも関与することで，褐変がさらに進行することも多い．

3）クロロフィラーゼ

クロロフィラーゼは，緑色色素クロロフィルを加水分解する酵素である．クロロフィルの分解により緑色の色調が失われるため，緑黄色野菜の加工過程で問題とされることが多い．

7 光による変化

A. 光酸化と光増感酸化

光は酸化を誘導する因子の一つである．光による酸化は，直接的な**光酸化**と，間接的な**光増感酸化**に大別される．

1）光酸化

紫外線は低波長紫外線（UVC），中波長紫外線

には，$^1O_2$からの防御が重要となる．スーパーオキシド（$O_2^-\cdot$）も生成するが，$^1O_2$生成に比べれば比較的起こりにくいと考えられている．

B. 食品の光増感酸化

UVCなどの低波長紫外線照射は殺菌にも使用される技術の一つであるが，食品の場合，包装されていることが多く，直接にUVCが照射されることはまれである．一方で，透明な包装の場合は長波長側であるUVAや可視光線などが包装フィルムなどを通過して食品に当たることになる．このため，特に光増感酸化を制御することが重要となる．

光増感剤としてはフロクマリン類，フラビン色素やポルフィリン色素などがある．食品の中に含まれる光増感剤の例として，リボフラビン（ビタミンB_2）やフェオフォルバイド（フェオフォルビド）などがあげられる．

リボフラビンは牛乳に含まれる光増感剤である．また，クロロフィル分解物であるフェオフォルバイドの一つとして，ピロフェオフォルバイドaがあげられる（図19）．貝類が海藻を食べたためにクロロフィル類が蓄積し，その貝を食物連鎖の上位にある動物が食することにより光線過敏症が引き起こされることが知られているが，その原因物質である．家畜の光線過敏症の原因物質としても知られている．

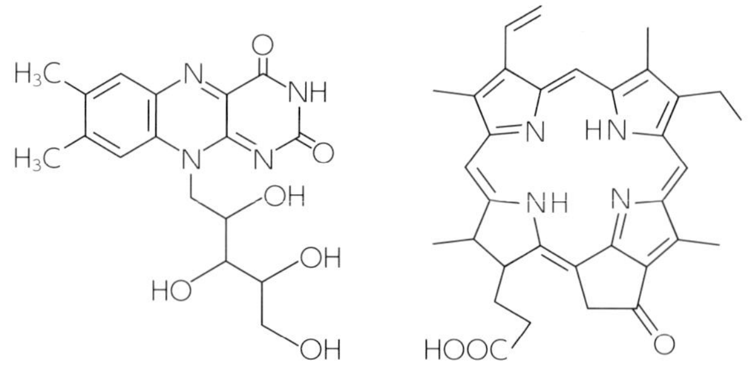

図19　光増感剤

C. 光酸化および光増感酸化の防止法

　光酸化および光増感酸化のいずれにおいても，光を物理的に遮ることが最も優れた防止法といえる．なるべく日（光）に当てない，などの工夫は可能であるが，食品（食材）は見て選ぶという面もあり，加工食品などを除けば，完全な遮光は困難である場合も多い．

　光による酸化反応は酸素ラジカル（活性酸素）が関与しているため，通常の酸化防止と同じになるが，窒素置換や真空パックなど酸素を物理的に除去する手段もきわめて有用である．さらには酸化防止剤として，光増感酸化により生じる一重項酸素の消去能の高いカロテノイド類の添加が有効となる．野菜・果物などの場合は，カロテノイド高含量食物の利用や開発なども有効と考えられる．

8　加熱・加圧・減圧による変化

A. 加熱による変化

1）脂質の加熱変化

　脂質の場合は，室温で固体の脂（あぶら）と液体の油（あぶら）がある．脂の場合は，加熱により融点に達すると溶解（液化）する．脂質により融点はさまざまであり，二重結合が多い多価不飽和脂肪酸では融点がきわめて低いため，植物油や魚油のように低温で液状であることが多い．

　一方，動物性の脂質は飽和脂肪酸が多く，生肉の状態では固体である．調理に伴う加熱により酸化反応が促進される．酸化により脂肪鎖が環を形成し，あるいはペルオキシ架橋（-O-O-）などにより二量体へと重合化し，さらには多量体へと変化する（図20）．同時に，泡立ちや粘性の増加が認められる．

　酸化に伴い炭素鎖の開裂も生じ，アルデヒド類やアルコールなどをもつ低分子化合物も生じ，においの原因となる．なかでもアルデヒド類は高い反応性を有し，食品（食材）中に含まれる他の生体成分のチオール基やアミンなどと反応するため，栄養価の低下につながる．

2）たんぱく質の加熱変性

　食品の加熱により，たんぱく質分子および周囲の水分子の熱運動が生じ，立体構造が維持できなくなり，加熱変性が生じる．一般に未変性のたんぱく質は立体構造が密であり消化を受けにくいが，加熱変性により構造が崩れるため消化酵素の作用を受けやすくなる良い面がある．

　たんぱく質の変性は，凝固や沈殿を伴うことが多い．これは，かまぼこやちくわなど加工食品製造に利用されている現象である．アルカリ条件下での加熱により，たんぱく質中のシスチン，システイン，セリン（ホスホセリンも含む）などのアミノ酸残基がデヒドロアラニン残基になり，リシン残基のεアミノ末端と反応して架橋物質である**リシノアラニン**が生成する（図21）．このため栄養価の低下を引き起こす．

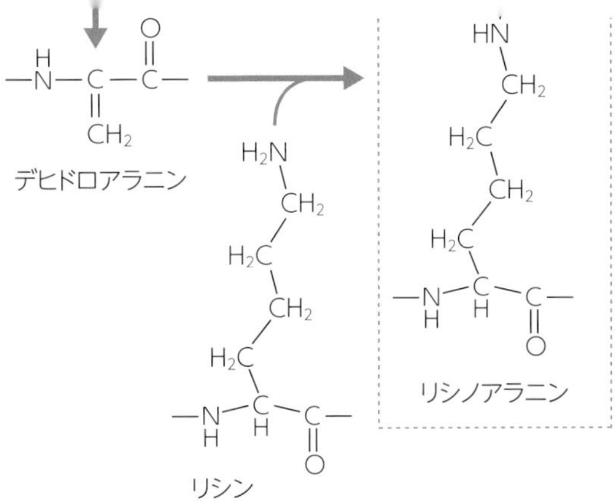

デヒドロアラニン

リシン

リシノアラニン

図21 リシノアラニンの生成

3) 炭水化物の加熱変化

炭水化物（でんぷん）の加熱および冷却により，糊化と老化が生じる．でんぷん（生）は微結晶構造をとっているが，加熱により水分子が入り込むことででんぷん粒子が膨潤し，粘度の高いコロイド溶液（糊）になる（糊化）．一方，糊化したでんぷんを室温に戻していくと，かたく，水に溶けにくいでんぷんへと変化（老化）する（本章1-B，C参照）．

また，還元糖などの場合は化学反応性が高く，加熱によりカラメル化を誘導され，またアミノ基の存在下でアミノ・カルボニル反応が進行する．

に圧力をかけて調理することもしばしば行われる．沸点が高くなるため，通常（大気圧）よりも高い温度をかけることが可能であり，加熱処理と併用して短時間でおいしく調理ができる．

食品に加圧処理（数百MPa：メガパスカル）を行うと，非加熱状態でも殺菌（微生物の不活化）やたんぱく質の凝固促進が生じることが知られている．この場合，低分子成分はほとんど影響を受けないため，それらに由来する香りや色，栄養素，機能性などは保持できる．一方，高分子成分（たんぱく質，多糖類）は加圧処理のため立体構造が崩れ，たんぱく質が酵素の場合は失活することもある．

一方で，加圧処理では食材中の細胞壁なども破壊されるため，基質と酵素の分画がなくなり，酵素活性により基質から生成物が生じることもある．実際に，加圧処理による食品として，ジャムやご飯（包装米飯）など実用化されている．

2) 減圧処理

減圧処理も食品の加工に用いられている．例えば野菜や果物の減圧フライなどが知られており，実際に野菜チップスや即席カップめんなどの具材として利用されている．

減圧下では沸点が下がるため，比較的低温での揚げ物が可能となり，栄養素の保持や高温で生じる**アクリルアミド**生成の可能性が低いなど，優れた面がある．

9 酵素による変化

A. 酵素反応による食品成分の変化

食品の加工や保存の過程で酵素が作用すると，食品の変質や劣化をもたらすことがある一方，熟成により品質を高めたり，消化吸収されやすくすることもある．表4に，食品中の代表的な酵素についてまとめた．それぞれの酵素の作用については本章1～4も参照してほしい．

1) 酵素による糖質の変化

でんぷんの分解にかかわる酵素に**アミラーゼ**がある．一般的には，**α-アミラーゼ**，**β-アミラーゼ**，**グルコアミラーゼ**などがよく知られている．

- α-アミラーゼは，α-1,4結合をランダムに加水分解し，デキストリンやマルトースなどのオリゴ糖を生成する．
- β-アミラーゼは，非還元末端※8からマルトース単位でα-1,4結合を加水分解する．
- グルコアミラーゼは，非還元末端からグルコース単位でα-1,4結合およびα-1,6結合を加水分解するため，最終生成物はグルコースのみとなる．

植物の細胞壁を構成するセルロース（グルコースがβ-1,4結合した多糖）は，**セルラーゼ**によって加水分解され，グルコース，セロビオースなどが生成する．

D-ガラクツロン酸を主な構成成分とする複合多糖ペクチンは，**ペクチナーゼ**によって分解される．

2) 酵素による脂質の変化

食品中の脂質成分の変化を引き起こす酵素として，脂質を分解する**リパーゼ**と酸化する**リポキシゲナーゼ**のはたらきが重要である．リパーゼはグリセリドのエステル結合を加水分解する．トマトやきゅうりなどの野菜を包丁で切ったときの新鮮な香りは，野菜の組織が損傷を受けることで内因性のリパーゼがはたらき，脂肪酸が遊離するためである．生じた脂肪酸がリポキシゲナーゼのはたらきにより酸化され，さらに脂肪酸鎖が開裂されるなどして低分子成分となり，香気を

※8　開環してアルデヒドになるグリコシド性ヒドロキシ基の存在する末端は還元末端．

表4　食品に含まれる代表的な酵素

基質となる食品成分	酵素	酵素の分類
糖質	α-アミラーゼ	加水分解酵素
	β-アミラーゼ	
	グルコアミラーゼ	
	セルラーゼ	
	ペクチナーゼ	
脂質	リパーゼ	
	リポキシゲナーゼ	酸化還元酵素
たんぱく質	プロテアーゼ	加水分解酵素
核酸	ATPアーゼ	
	ミオキナーゼ	
	AMPデアミナーゼ	
ポリフェノール	ポリフェノールオキシダーゼ	酸化還元酵素
アスコルビン酸（ビタミンC）	アスコルビン酸オキシダーゼ	
チアミン（ビタミンB₁）	チアミナーゼI	転移酵素
	チアミナーゼII	加水分解酵素
クロロフィル	クロロフィラーゼ	
アリイン	アリイナーゼ	付加脱離酵素
シニグリン	ミロシナーゼ	加水分解酵素

放つ．

野菜中の脂質から生じた脂肪酸がリノール酸やα-リノレン酸の場合，トマト由来の酵素ではそれぞれ脂肪酸の13位に酸化が生じて13-ヒドロペルオキシ体を生じる．リアーゼ（脱離酵素）による開裂反応に進み，香気成分ヘキサナールやヘキサノール，3-ヘキセノール（青葉アルコール）などを生じる（図22左）．

きゅうりでは9位に酸化が生じ，同様にリアーゼ，さらに異性化反応やアルコール脱水素酵素などが作用し，2-ノネナールや2,6-ノナジエノール（キュウリアルコール）などが生じる（図22右）．

このように，野菜に含まれる脂肪酸組成の違いや酵素のはたらきの違いは，野菜によって香りが異なる原因となる．一方で，食品の劣化に伴ってもリポキシゲナーゼがはたらき，不快臭を生じる原因ともなる．

3) 酵素によるたんぱく質の変化

たんぱく質を分解する酵素の総称を**プロテアーゼ**という．植物中に含まれるプロテアーゼとして，パパイヤのパパイン，パイナップルのブロメライン，イチジ

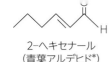

2-ヘキセナール
(青葉アルデヒド*)

3-ヘキセノール
(青葉アルコール*)

＊緑茶の香り成分として知られている

図22　トマト，きゅうりからの緑の香りの生成

クのフィシンなどがよく知られている．これらはたんぱく質をペプチド，アミノ酸まで分解する．肉類と組み合わせて調理することで，肉質をやわらかくし，うま味を向上させる効果がある．

4) 酵素によるビタミンの変化

①ビタミンB₁

ビタミンB₁（チアミン）を分解する酵素に**チアミナーゼ**がある．チアミナーゼは，淡水魚や二枚貝，甲殻類などに存在するⅠ型と，酵母などに存在するⅡ型に大別される．

②ビタミンC

ビタミンC（L-アスコルビン酸）の酸化には，L-アスコルビン酸オキシダーゼが関与する．L-アスコルビン酸を基質として酸化型ビタミンC（L-デヒドロアスコルビン酸）を生成する（ビタミンCの酸化，本章4-A-1参照）．L-デヒドロアスコルビン酸は，さらに酸化や分解を受け，アミノ化合物と反応することで褐色物質となり，食品の褐変化に関与する（アミノ・カ

ルボニル反応，本章6-A-2参照）．

5) 酵素によるその他食品成分の変化

食品成分に含まれるポリフェノール類は，酸化還元酵素である**ポリフェノールオキシダーゼ**によって酸化されて褐色物質を生じるため，食品の褐変の原因となる（本章6-B参照）．その他，褐変に関与する酵素として，緑色色素クロロフィルを加水分解する酵素である**クロロフィラーゼ**があげられる．クロロフィルの分解により緑色の色調が失われるため，緑黄色野菜の加工過程で問題とされることが多い．

にんにくやたまねぎなどのネギ属植物に含まれる**アリイナーゼ（CSリアーゼ，システインスルホキシドリアーゼ）**は，含硫アミノ酸であるアリインから，催涙性揮発成分（香気成分）であるアリシンを生成する酵素である（第3章4-B-2参照）．アリシンは，ビタミンB₁と反応することで脂溶性のアリチアミンとなり生体内へのビタミンB₁の吸収率を高める（図23）．

わさびやだいこんなどのアブラナ科植物に含まれる

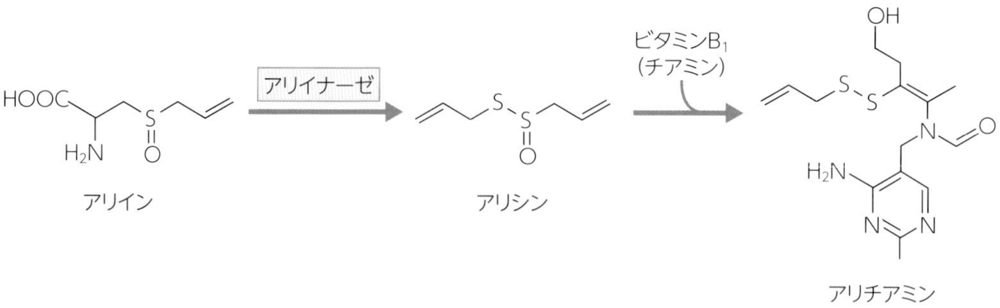

図23 アリインの酵素反応

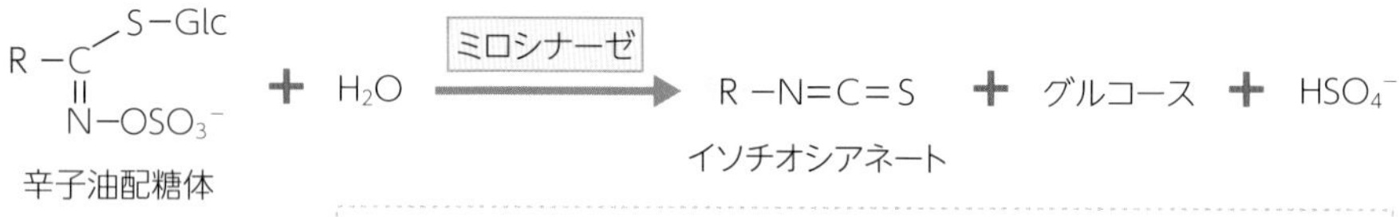

R =
$CH_2=CHCH_2-$：アリルイソチオシアネート
（わさび，ブロッコリーなど）
$CH_3SCH=CHCH_2CH_2-$：4-メチルチオ-3-ブテニルイソチオシアネート
（だいこん）

図24 アブラナ科植物のイソチオシアネートの生成

ミロシナーゼは，辛子油配糖体（グルコシノレート；シニグリンなど）を加水分解して辛味成分イソチオシアネートを生成する（図24）．イソチオシアネートは，R-N=C=S構造をもつ物質の総称であり，そのなかでもわさびに含まれるアリルイソチオシアネートや，ブロッコリースプラウトに含まれるスルフォラファンがよく知られている（図25）．スルフォラファンは胃がん抑制作用を有する報告などもある．組織の破壊に伴ってミロシナーゼがはたらくため，すりおろしなどにより辛味が生じる．だいこんでは，根の先端にいくほど辛子油配糖体が多くなるため，辛味を必要とするだいこんおろしには根の下部が使用されることが多い．

食肉のうま味の生成には，ATPアーゼやAMPデアミナーゼが関与する．アデノシン三リン酸（ATP）に酵素ATPアーゼおよびミオキナーゼが作用してアデノシン一リン酸（AMP）が生成し，さらにAMPデアミナーゼにより分解されてイノシン酸に変化することで，うま味成分がつくり出される（図26）．

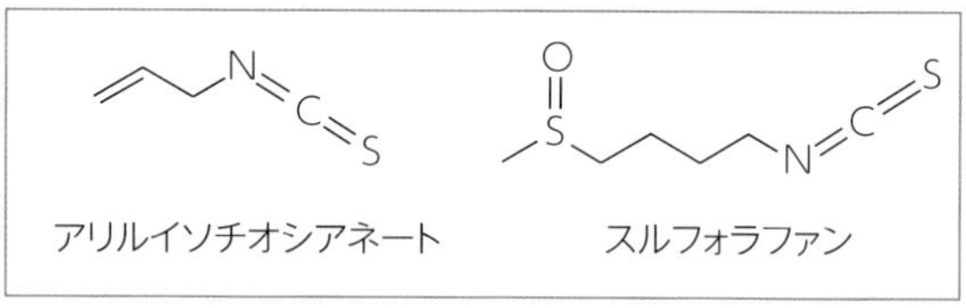

図25 代表的なイソチオシアネートの構造

B. 酵素反応の制御と食品保存

酵素は，通常ゆっくりと進む反応を触媒作用により急速に促進させる．このため，酵素を制御することは食品の保存にとってきわめて重要である．

加熱処理は酵素を失活させるため，食材を生で必要としない場合には有効な手段である．生で食することの多い果物や野菜などの酵素的褐変反応の抑制には，食材に存在するポリフェノールオキシダーゼと酸素との接触の阻害や，pHをコントロールする（酵素の最適pHから外す）ことなどがあげられる．また，カッ

加工調理のサイエンス

動物は肉食であれ，草食であれ，基本的に食べ物をそのまま食べる．一方，人類は生（なま）でも食べるが，火を使って調理することを覚え，文明の発達とともに，さまざまな料理・調理法を各地域で発展させてきた．人類にしかできない「加工調理」に伴う食材の変化を細かく見ていくと，当たり前のことであるが，さまざまな処理や現象が科学的に説明できることに気付く．これは，食品学を学ぶ者の特権ともいえよう．

本章でも取り上げた酵素的褐変反応を例にとってみれば，お弁当に入れるりんごを塩水で軽く洗うなど，サイエンスを意識していなくても，実際には「酵素ポリフェノールオキシダーゼ阻害」を利用していたことになる．肉と一緒にプロテアーゼを豊富に含んだ果物を調理して肉をやわらかくする操作などもある．家庭での調理の工夫のみならず，製品としても，例えば肉をやわらかくする機能をもった唐揚げ粉もスーパーに並んでいる．その他，食品企業でも食品加工時にさまざまな「科学に基づいた」処理をしている．食品加工調理時のひと工夫が科学で説明できる事例は，本書を参考にしつつ，いろいろ自分でも考えて気付いてほしい．このように，調理を科学的にみると，非常に合理的である．

最近では，科学を基盤とした斬新な調理法も生まれ，「分子ガストロノミー（分子調理法）」なる言葉で紹介されている．例えば注射器や液体窒素を調理に使うなど，これまでにない発想である．一方で，科学の十分な知識がないと危険にも感じることがある．例えば液体窒素の場合，沸点が$-196℃$（！）であり，凍傷や酸欠などの危険性がある．

ここまで斬新でなくても，調理（料理）はレシピに忠実に従うだけでなく，自分なりにいろいろ，工夫（アレンジ）することが楽しい．塩を振りかけながら，浸透圧に思いを巡らせてほしい．フライパンで肉を加熱しながら，肉表面からたんぱく質熱変性が生じる様子をイメージし，また揚げ物をしながら脂質の酸化劣化機構を思い出してほしい．その科学的思考が，調理・料理・加工への新しい工夫（創作）を生み出せるはず．

「和食のきほん」といわれる「さしすせそ」（調味料を入れる順番，砂糖→塩→酢→しょうゆ→みそ）も，本当にそれがユニバーサルに使えるのか，もっとおいしくするチャンスを失っているのではないか，和食の発展を妨げているのではないか，と思ったりもする．昔からの知恵は示唆に富んでいるが，一方で「常識」とされることを疑うことも大切である．

文　献

1）　二木鋭雄：ビタミンEおよびその類縁化合物の抗酸化作用．有機合成化学協会誌，47：902-915，1989
2）　「新版 食べ物と健康 第2版」（高岡素子／編著　菊﨑泰枝，他／共著），八千代出版，2016
3）　「食品の科学」（上野川修一，田之倉 優／編），東京化学同人，2005
4）　「食べ物と健康Ⅰ（健康・栄養科学シリーズ）」（国立健康・栄養研究所／監　菅野道廣，他／編），南江堂，2007
5）　「食品学総論 第2版（栄養科学シリーズNEX）」（辻　英明，海老原 清／編），講談社，2007
6）　「食べ物と健康 第3版」（長澤治子／編著），医歯薬出版，2017
7）　村田容常：酵素的褐変とその制御．化学と生物，45：403-410，2007
8）　「食品中に含まれるヘテロサイクリックアミンの安全性評価情報に関する調査報告書」，食品安全委員会，2010
9）　「食品学 第2版（新スタンダード栄養・食物シリーズ）」（久保田紀久枝，森光康次郎／編），東京化学同人，2021

解答&解説

A1 糊化はでんぷんの加熱により糊のようになることをいう．老化は糊化したでんぷんから水分が漏れてくるなどして，かたく，もろくなることをいう

A2 光に当てない，酸素との接触を断つ，遷移金属イオンを捕捉する，抗酸化物質を添加する，低温を保つ

A3 ビタミンCとビタミンEが代表的である．ビタミンCは，還元型ビタミンC（L–アスコルビン酸）から酸化型ビタミンC（L–デヒドロアスコルビン酸）に酸化される（図8参照）．ビタミンEはビタミンEラジカルに酸化される（図9参照）

A4 酵素が関与する褐変が「酵素的褐変」，酵素が関与しない褐変が「非酵素的褐変」である．褐変の種類は表3を参照のこと．ポリフェノールオキシダーゼの反応（酵素的褐変）は，紅茶やウーロン茶などの発酵茶，アミノ・カルボニル反応（非酵素的褐変）は，パン，焼き菓子，みそ，しょうゆ，コーヒーなどの着色の原因である

A5 アリルイソチオシアネートは，ミロシナーゼにより辛子油配糖体（グルコシノレート）が加水分解されて生じる

第6章 食品の物性

Point

1. コロイド分散系の種類と実例を理解する
2. レオロジーを理解し，弾性率，粘度，粘弾性的性質の測定法を理解する
3. テクスチャーを理解し，テクスチャーの機器測定を理解する

概略図 食品の物性とテクスチャーの関係

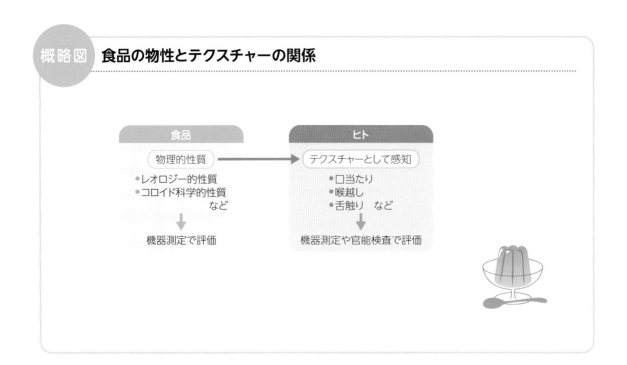

食品	ヒト
物理的性質	テクスチャーとして感知
●レオロジー的性質 ●コロイド科学的性質 　　　　　など	●口当たり ●喉越し ●舌触り　など
↓	↓
機器測定で評価	機器測定や官能検査で評価

A. コロイドとは[1]

コロイドとは，$0.001 \sim 0.1 \, \mu m$（マイクロメートル）程度の大きさの粒子が他の物質中に均一に分散している状態，あるいは物質を意味する．コロイドを形成する粒子（コロイド粒子）の大きさでは，体積に対して表面積が大きくなり，表面あるいは界面[※1]の性質が重

※1　界面：液体/液体，固体/液体の境界を記述するために用いられる用語.

多い.

C. ゾルとゲル

1）ゲル，ゾルとは

液体を分散媒とし，固体を分散質とするコロイド分散系のうち，流動するものを**ゾル**，流動しないものを**ゲル**という．ゲルとゾルとを区別するには，試験管のような容器に入れた試料を，逆さまにしたときに流れ落ちればゾル，流れずに試験管の底にとどまっていれ

表1　コロイド分散系の分類

		分散質		
		気体	液体	固体
分散媒	気体	—	エアロゾル 霧 雲	粉体 粉ミルク 小麦粉
	液体	気泡 ビールの泡 泡沫 メレンゲ	エマルション クリーム 牛乳（脂肪球） マヨネーズ	サスペンション スープ みそ汁 牛乳（カゼインミセル）
	固体	マシュマロ	青果物の組織	冷凍食品 板チョコレート

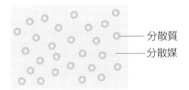

分散質
分散媒

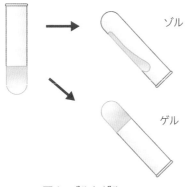

ゾル

ゲル

図1 ゾルとゲル

ばゲル，と判別する方法がとられる（図1）．しかしこの場合，ある程度の時間が経過すれば流れ出す試料があるため，ゾルかゲルかの判別は観測者によって異なることがありえる[2]．

水を分散媒とするゲルを特にハイドロゲルとよぶことがあり，その水を蒸発などにより乾燥させたゲルをキセロゲルとよぶ．棒寒天がキセロゲルの例である．

2) ゾルからゲルへの変化

ゾルからゲルへの変化（ゲル化）を生じる例として，ゼラチンゾルを冷却することで得られるゼラチンゲル，寒天ゾルを冷却することで得られる寒天ゲル，卵液を加熱することによって得られるゲルなどがある．ヨーグルトは乳を乳酸菌が発生する酸でゲル化させたものである．くずもち，わらびもちはでんぷん分散質を糊化させたあと冷却して得たでんぷんゲルである．木綿豆腐は豆乳を塩化マグネシウム（にがり）や硫酸カルシウムで沈殿・凝固させて得たゲルである．

D. エマルション

エマルションは乳濁液ともよばれ，互いに混じり合わない液体の一方が乳化剤の作用で液滴として分散している状態を指す．エマルションには，水の中に油滴が分散した**水中油滴型（O/W型）**，油の中に水滴が分散した**油中水滴型（W/O型）**がある（第5章図11参照）．O/W型エマルションの例として，生クリーム，牛乳，マヨネーズ，W/O型エマルションの例として，バター，マーガリンなどがあげられる．

乳化剤とは，界面自由エネルギーを小さくするはたらきのある物質である．界面自由エネルギーは界面張力の大きさと正の比例関係がある．界面張力は液滴の表面積を小さくしようとする力のことで，水と油のエマルション中に乳化剤がなければ，油同士もしくは水同士が合一して表面積を小さくしようとするため水相と油相に分離する（相分離）．乳化剤があれば界面自由エネルギーが小さくなるため，界面張力が低下し，この合一過程がそれほど速く進まなくなる[2]．マヨネーズでは卵黄が乳化剤としての役割を果たしている．

E. サスペンション

サスペンションは懸濁液ともよばれ，液体を分散媒とし，固体微粒子が分散質である分散状態を指す．

果実の搾汁液は不溶性微粒子が分散したサスペンションで，微粒子の密度が水の密度より高いので，分散は安定ではなく微粒子は沈殿する．球形の微粒子が分散媒中を一定速度でゆっくり沈降する場合，その速度は微粒子の大きさ，密度，液体の粘度に依存する．すなわち，微粒子の半径が小さければ落下が遅くなり，微粒子と液体の密度の差が小さければ，落下が遅くなる．また液体の粘度が高ければ落下が遅くなり，微粒子がなかなか沈まず，分散状態が続くということになる．

牛乳などのエマルション中の油滴が浮上し，油滴が集合する現象をクリーミングという．クリーミングの際の油滴が集まる速度も，微粒子（この場合，油滴）の大きさ，密度，液体の粘度によりその速度が異なる．油滴の半径が小さければ浮上が遅くなり，油滴と液体の密度の差が小さければ，浮上が遅くなる．また液体の粘度が高ければ浮上が遅くなる[2]．

3 レオロジー

A. レオロジーとは

レオロジーとは変形と流動の科学であり，固体である弾性体の力学，液体である粘性体の流体力学を基礎として，この両方の性質の共存するような現象，すなわち食品によくみられる現象である粘弾性現象につい

例関係にあり，この関係をフックの弾性法則という．また，このときの比例係数を弾性率という．すなわち，

応力＝弾性率×ひずみ

であり，弾性率が大きいとある量のひずみを与えるのに必要な応力は大きくなる．このことは弾性率が大きいと変形しにくい，ということを意味している．

②弾性率：伸び（縮み）変形

直方体の伸長の様子を図2Aに示した．長さ l の試験片が Δl だけ伸長あるいは圧縮した場合，ひずみは $\dfrac{\Delta l}{l}$ で表わされる．この直方体の断面積を A_0，加えた力を F とすると，応力は単位面積あたりにはたらく力なので $\dfrac{F}{A_0}$ となる．応力とひずみの比例定数を E と書くことにすれば，

$$\frac{F}{A_0} = E \times \frac{\Delta l}{l}$$

となる．この比例定数 E をヤング率（伸び弾性率）といい，物質の伸びにくさ，あるいは縮みにくさを表す．

面積あたりにはたらく力であるから，応力と同じ $\dfrac{N^{※2}}{m^2} = Pa$（パスカル）という単位で表される〕のなかで，一定の体積 V を示す物体を考える．いま，等方的圧力が p から $p + \Delta p$ へ増加したとき，体積 V が $V - \Delta V$ へ減少したとすれば（図2C），圧縮応力は Δp，体積ひずみは $-\dfrac{\Delta V}{V}$ であるので，応力とひずみとの関係は

$$\Delta p = -\kappa \times \frac{\Delta V}{V}$$

と書ける．ここで，比例係数 κ を体積弾性率とよぶ．

⑤物質の弾性率

ひずみは無次元の量であるため，ヤング率や剛性率の単位は応力と同じで，Nm^{-2} または Pa で表す．ヤング率の値は金属で $10^{10} \sim 10^{11}$ Pa，ゴムでは常温で 10^6 Pa 程度，みつ豆の寒天では常温で 10^3 Pa 程度である[2]．

※2　N（ニュートン）：力の単位で，kg・m/s² で表される．物体が力を受けると加速度が生じるが，単位 N は，力の大きさは加速度の大きさと質量に比例するということを表している．

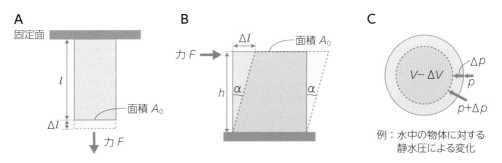

図2　伸び変形（A），ずり変形（B），圧縮変形（C）

⑥ポアソン比[2]

　棒状試験片を伸ばすとき，棒の断面積は縮む．そこで，丸棒（半径r，長さl）をΔlだけ伸ばしたとき，半径がΔrだけ縮むとすると，伸びひずみは$\dfrac{\Delta l}{l}$，側面の収縮ひずみは$-\dfrac{\Delta r}{r}$と書ける．伸びひずみと収縮ひずみの比μを**ポアソン比**という．μは

$$\mu = \frac{\text{収縮ひずみ}}{\text{伸びひずみ}} = -\frac{\dfrac{\Delta r}{r}}{\dfrac{\Delta l}{l}}$$

で表し，0〜0.5の値を示す．ゼリーのような非圧縮性物質では0.5，コルクやスポンジケーキのような多孔性物質では0に近い値を示す．

　ヤング率E，剛性率G，ポアソン比μの間には

$$E = 2(1 + \mu)G$$

の関係があり，ポアソン比が0.5である場合は$E = 3G$となる．体積弾性率κ，ヤング率E，ポアソン比μの間には

$$\kappa = \frac{E}{3(1 - 2\mu)}$$

の関係がある．

⑦塑性

　塑性は物体にある外力をかけて変形させた場合，力を除いてももとに戻らず永久変形を生じる性質である．塑性を示す食品はバター，マーガリンがある．

B. 液状食品の流動特徴

1）ニュートン流体

　液状食品では，流体の流れにくさを表す**粘度**によって流動特性が特徴づけられる．粘度は応力（Pa）を**ひずみ速度**[※3]（s^{-1}）で除したものとして定義される．つまり，

※3　ひずみ速度：ひずみが変化する速度．

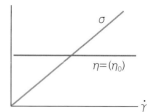

A　ニュートン流体

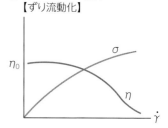

B　非ニュートン流体
【ずり流動化】

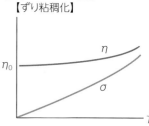

C　非ニュートン流体
【ずり粘稠化】

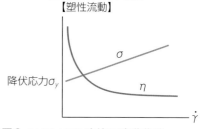

D　非ニュートン流体
【塑性流動】

図3　いろいろな流体の流動曲線
縦軸：ずり応力σまたは粘度η，横軸：ずりひずみ速度$\dot{\gamma}$
（文献2をもとに作成）

Column

塑性がパイをおいしくする

　バターやマーガリンなどの塑性は折り込みパイやクロワッサン，デニッシュなどの生地をつくるのに利用される．デニッシュ生地やパイ生地づくりでは，バターを板状にしてドウ（小麦粉に50％の水を加えてこねた弾力性のある生地）で包み込み，それをのばしては折り込む，という操作を繰り返す．この生地を加熱するとバターが溶け，水分が蒸発してドウの一枚一枚を浮き上がらせることにより層ができる．

流動化といい，ずりによ…（省略）…

る．これに対して，ずりひずみ速度の増加につれて粘度が増加する現象をずり粘稠化という（図3C）．

②粘度の測定

液状食品の粘度の測定には回転式粘度計がよく使われる．図4に円錐‐平板（コーン‐プレート）型の測定治具を示した．円錐‐平板型に試料を満たして測定すると，試料内のどの部分においても同一のずりひず

一定の応力を加えないと流れ出さない場合，その流れを生じさせるのに必要最低限の応力を**降伏応力**という．降伏応力をもつ非ニュートン流体は，ある一定の値以上のずり応力を加えるまで流動しないが，降伏応力以上のずり応力に対しては流動する（図3D）．降伏応力以上の応力で流動するという，塑性の特徴をもつ流動であるため，塑性流動ともよばれる．

Column

とろみ調整用食品の粘度

消費者庁が指定する特別用途食品に，とろみ調整用食品がある．とろみ調整用食品は，えん下を容易にし誤えんを防ぐために，液体にとろみをつける食品を指す．その規格基準は，表の要件を満たすものとされている．

このとき，コーン‐プレート型回転式粘度計を用いて，ずり速度を$50s^{-1}$に設定し，測定開始2分後の値を粘度としている．この粘度の値から粘度要件および性能要件を評価している．

表 規格基準（概要）

1. 粘度要件		
平均粘度（mPa・s）	100	400
添加濃度（%）	0.1以上1.5未満	1.5以上4.0未満
2. 性能要件		
とろみ調整用食品を冷たい液体や温かい液体に溶かした際の以下の4つの性能を確認しています． ① 溶解性・分散性（5 mm以上の塊（だま）ができないか） ② 経時的安定性（30分後でも一定の粘度が保たれるか） ③ 唾液抵抗性（アミラーゼ添加後でも一定の粘度が保たれるか） ④ 温度安定性（温度によって粘度が大幅に変動しないか）		

（文献3より引用）

ケーキに使うクリームは力を加えると流れ出すが，静置されていれば流れ出さないような降伏応力をもっているため，ケーキの上では美しい形を保っている[2].

3）チキソトロピー，レオペクシー，ダイラタンシー

マヨネーズやケチャップを速く撹拌した後ただちに粘度を測定すると，速く撹拌する前よりも低ずりひずみ速度域での粘度の値が小さくなり，流れやすくなるが，一定の時間静置することによって速く撹拌する前の値に粘度が回復する．この現象を**チキソトロピー**とよぶ．チキソトロピーは，ずり流動化のうち，ずりひずみ速度だけでなく時間にも依存する現象である．

一方，静置しただけでは粘度はほとんど回復しないが，遅い流れを加えると粘度の回復が加速される現象をレオペクシーとよぶ．

ダイラタンシーはずりひずみ速度の増加とともに粘度が増加する現象のことを指し，そのような流体をダイラタント流体とよぶ．かたくり粉などのでんぷんを高濃度で水に分散させたものはダイラタント流体である．

4）口腔内での粘度感知

ポタージュスープなど非ニュートン流体のスープを摂取するときの口中での粘性感覚を調べた結果から，人はスープをずりひずみ速度が$50\ s^{-1}$付近で飲み込んでいると考えられている．また，粘度の高い液体ほど低いずりひずみ速度で，粘度の低い液体ほど高いずりひずみ速度で摂取しているといわれている[2].

C. 食品の粘性と弾性

1）粘弾性

食品は，弾性と粘性の両者の性質，**粘弾性**を示すことが多い．粘弾性体では，一定の応力を加えると時間とともに徐々にひずみが増加するような現象がみられ

る．これを**クリープ**とよぶ．また，粘弾性体を瞬間的にわずかに引き伸ばし，そのひずみを一定に保つと，それを維持するのに必要な応力は時間とともに減ってくる．この現象を**応力緩和**という[※4].

粘弾性体に特有の挙動を理解するために，理想的な弾性体のモデルとしてのバネ（フックの弾性法則に従い，バネは引っ張るとその力に比例して伸び，力を除くとすぐにもとに戻る），理想的な粘性体であるニュートン流体のモデルとしてのダッシュポット（注射器に液体を入れたようなモデルで，瞬間的に引き伸ばすことはできない）を組み合わせることがなされる．バネとダッシュポットが直列に結合したものをマックスウェル模型（図5A），並列に結合したものをケルビン・フォークト模型という（図5B）[2].

マックスウェル模型にはバネとダッシュポットが直列に入っており，一定応力を加えると時間に比例して流動するため，液体状態に近い粘弾性体を表している．一方，ケルビン・フォークト模型にはバネがダッシュポットと並列に入っており，無限に流れ続けることがなく，固体に近い粘弾性体を表している[2].

応力緩和はマックスウェル模型により，クリープはケルビン・フォークト模型により説明できる．しかし，これらの模型だけでは，応力緩和またはクリープのいずれかしか説明できない．両方の現象を説明するためには，バネおよびダッシュポットを3つ以上組み合わせた力学模型を使うことが必要になる．

2）静的粘弾性，動的粘弾性

クリープや応力緩和は，ある瞬間以降，一定の応力

※4 クリープ，応力緩和のいずれも理想的な弾性体ではみられない．理想的な弾性体に一定の応力を加えた場合，瞬時に一定のひずみを生じ，時間が経過してもそのままのひずみを保ち続け，増加することはない．また，一定のひずみを与えた場合，瞬時に一定の応力を生じ，時間が経過してもそのままの応力を保ち続け，減少することはない．

Column

マヨネーズの構造

マヨネーズは，卵黄を乳化剤として，食用油と食酢（水）のO/W型エマルションに食塩，香辛料で味を調製したものである．食用油は全体の約70％，食酢は約30％で，油の割合が多い．食用油が油滴として存在し，水膜が隔壁として存在し，その隔壁が連続した相をなし，水が分散媒となっている．この状態がマヨネーズ特有の物性（チキソトロピー特性など）を生み出している．

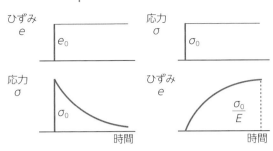

図5 粘弾性体の応力緩和（A）とクリープ（B）

バネにかかる応力をσ_s，ひずみをe_s，ダッシュポットにかかる応力をσ_d，ひずみをe_dとすると，マックスウェル模型では，$\sigma = \sigma_s = \sigma_d$，$e = e_s + e_d$，ケルビン・フォークト模型では，$e = e_s = e_d$，$\sigma = \sigma_s + \sigma_d$と書ける.

テクスチャーとは，口腔内で感知される食品の物理的性質のことで，口当たりや歯ごたえ，喉越しなどにその性質が現れる．固体状の食品については，特に日常多く摂取する固体状食品（米飯やパン，めん類，豆腐など）は，テクスチャーがおいしさを決める要因として重要である．最近は咀嚼・えん下困難者の増大に伴い，誤えんを防止する安全な食べ物の設計にも欠かせないとして強い関心が寄せられている．

テクスチャーを評価するために，1960年代にSzczesniakらによってテクスチャープロファイル法が提案された（表2）．テクスチャーには力学的特性，幾何学的

表2 Szczesniakのテクスチャープロファイル

性質	一次特性	二次特性	代表的な用語
力学的特性	かたさ	―	やわらかい，かたい
	凝集性	もろさ	ポロポロした，割れやすい
		咀嚼性	しなやかな，かみにくい
		ガム性	粉状の，のり状の，ガムのような
	粘性	―	サラサラした，ネバネバした
	弾性	―	可塑性の，弾性の
	付着性	―	べとべとした，くっつきやすい
幾何学的特性	粒子の大きさと形	―	粒状の，粗粒状の
	粒子の形と会合状態	―	繊維状の，結晶状の
その他の特性	水分含量	―	乾いた，湿った，濡れた，水っぽい
	油分含量	油っこさ	油性の
		脂っこさ	脂性の

（文献4をもとに作成）

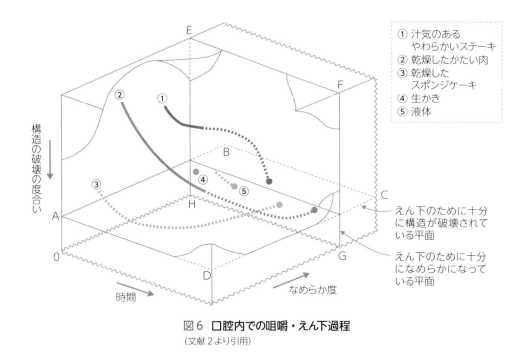

① 汁気のある
　やわらかいステーキ
② 乾燥したかたい肉
③ 乾燥した
　スポンジケーキ
④ 生かき
⑤ 液体

構造の破壊の度合い

時間

なめらか度

えん下のために十分
に構造が破壊されて
いる平面

えん下のために十分
になめらかになって
いる平面

図6　口腔内での咀嚼・えん下過程
（文献2より引用）

特性（粒子の大きさ，形状，集まり具合など），水分・
油分含量が含まれるという考え方のもと，それぞれに
ついて用語と尺度を用いて分析していくという方法で
ある．

　しかしこの方法は食べる過程を経時的にとらえてい
ないとして，Sherman は食べる前の印象から咀嚼後に
口に残る感触までを総合的に考慮するべきと提唱した．
のちに Lillford らは Sherman の考え方をさらに検討し
て食品の咀嚼えん下モデルを提案し，口腔内に入った
食べ物がえん下されるまでに経る過程を模式的に示し
た（図6）[2]．テクスチャー評価には，口腔内えん下過
程を解析することが大切であるという認識が広まりつ
つあるが，解析法はまだ確立されていない．

B. テクスチャーの機器測定

1）2回繰り返し圧縮試験[5]

　テクスチャーの機器測定として代表的な方法は，食
品を2回繰り返し圧縮する試験によって得られる力と
変形の関係から，口腔内で感知される力学特性を得よ
うとする方法である．初期の頃は，ヒトの「歯」に似
た治具を作製し，それを上から下へ弧を描いて降下さ
せるという食品咀嚼の模擬実験において，その「歯」

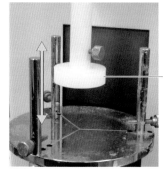

プランジャー

図7　プランジャー

にかかる力を検出するというものであった．しかし，
より簡単に分析するため，今では材料試験において汎
用されている一軸圧縮試験機に置き換えた実験方法が
多く使用されるようになっている．

　一軸圧縮試験機で行う2回繰り返し圧縮試験では，
台の上に設置した固体または半固体試料をプラン
ジャー（図7）で圧縮するか，あるいは試料より面積
の小さいプランジャーを貫入させるかして，力と変形
の関係を調べる．このとき力の検出器を保護するため
に，下の台より少し上の位置でプランジャーが停止す
るようにセットする．この保護のための距離（プラン

試料が破壊されるのに要したエネルギーに比例する. あらかじめ設定したクリアランスの位置まで降下させたのち, プランジャーを引き上げると, プランジャーに付着した試料から下へ引き戻すような力がはたらく. そのエネルギーは面積A_3に比例する. 引き上げた後に再度プランジャーを降下させると, クリアランスより上まで変形が回復している試料では, 降下に伴い最初の降下の場合と同様に力が検出され, そのエネルギーは面積A_2に比例する.

2) 求められるパラメーター[5]

2回繰り返し圧縮試験で求められるパラメーターは, **かたさ**, もろさ, **付着性**, **凝集性**があげられる. かたさは1回目の圧縮をしていくときに示される最大の力(H) のことで, さまざまな大きさの試料について比較できるように試料の断面積あたりの力に直して, 破壊応力で表す.

もろさはA_1のピークの位置, 破壊ひずみと対応している値を指す. 食品によってはA_1のピークの前に小さなピークが現れ, これをもろさとよんでいる場合があるので注意を要する.

付着性A_3は, プランジャーをもち上げるときに試料から引き戻される力に起因すると考えられている. せんべいやクッキーなどは破壊後に砕片となってプランジャーにくっつかなければ付着性の値はゼロに近くなり, 米飯や納豆などはプランジャーを引き戻そうとする力がはたらくのでこの値は大きくなる.

凝集性は, $\dfrac{A_2}{A_1}$ で定義されていて, $A_2 = A_1$, すなわち凝集性が1となるゴムのような試料は, 食品構成要素のつながりが強いとか, まとまりがよいなどと解釈されている. しかし, これは食品自体が形状を保っているものにかぎりいえることで, 容器に入れた液状食

Column

えん下困難者用食品の試験方法

消費者庁が定める特別用途食品のなかで, えん下困難者用食品の表示の許可基準における, かたさ, 付着性および凝集性の試験方法は以下のとおりである[6].

試料を直径40 mm, 高さ20 mm (試料がこぼれる可能性がない場合は, 高さ15 mmでも可) の容器に高さ15 mmに充填し, まっすぐ押すことにより物質の圧縮応力を測定することが可能な装置を用いて, 直径20 mm, 高さ8 mmの樹脂性のプランジャーを用い, 圧縮速度10 mm/sec, クリアランス5 mmで2回圧縮測定する. 測定は, 冷たくして食するまたは常温で食する食品は10±2℃および20±2℃, 温かくして食する食品は20±2℃および45±2℃で行う.

表3 えん下困難者用食品における，かたさ，付着性，凝集性の規格基準

規格[1]	許可基準I[2]	許可基準II[3]	許可基準III[4]
かたさ（一定速度で圧縮したときの抵抗）（N/m²）	$2.5 \times 10^3 \sim 1 \times 10^4$	$1 \times 10^3 \sim 1.5 \times 10^4$	$3 \times 10^2 \sim 2 \times 10^4$
付着性（J/m³）	4×10^2 以下	1×10^3 以下	1.5×10^3 以下
凝集性	$0.2 \sim 0.6$	$0.2 \sim 0.9$	—

[1] 常温および喫食の目安となる温度のいずれの条件であっても規格基準の範囲内であること.
[2] 均質なもの（例えば，ゼリー状の食品）.
[3] 均質なもの（例えば，ゼリー状またはムース状などの食品）. ただし，許可基準Iを満たすものを除く.
[4] 不均質なものも含む（例えば，まとまりのよいおかゆ，やわらかいペースト状またはゼリー寄せなどの食品）.
　　ただし，許可基準Iまたは許可基準IIを満たすものを除く.
（文献6より引用）

品について凝集性の値を求めて議論すべきではない.

　2回繰り返し圧縮試験を行う機器は，テクスチュロメーター（前ページ図9）とよばれ，テクスチャーを評価する機器測定の模擬的測定方法の一つである. 特別用途食品の**えん下困難者用食品**には，テクスチュロメーターで測定したかたさ，付着性，凝集性についての基準値が設けられている（表3）.

3) その他の測定方法

　テクスチャーの機器測定はこれまで述べてきたような模擬的測定方法の他に，基礎的測定方法と経験的測定方法がある.

　基礎的測定方法はレオロジー特性などを得る方法であり，客観的に定義できる物理量を測定する方法のことである. 経験的測定方法は，評価したい食品の物性値との関連が経験的に知られている測定値を用いる方法である. 経験的測定方法では定義できる物理量は得られず，測定値は装置の構造や測定条件に依存したものになってしまうため，違う対象に拡張することが難しいが，簡便であることから食品製造現場での品質管理などに役立てられている[2]（B型粘度計[※5]など）.

C. テクスチャーの評価用語（プロファイル法）

　機器測定はテクスチャーのある側面だけをとらえているだけにすぎず，テクスチャーの評価には，官能評価（第3章5）によって評価する方法が必要になる. 官能評価でテクスチャーを表現するのに，通常は言葉を媒体とするので，テクスチャーを評価するための用語は重要であり，全世界共通の表現であることが望まし

※5　B型粘度計：液体中に円筒または円盤を入れて回転させて，粘度を測定する.

表5 テクスチャー用語の定義

用語	定義
かたい	加えられた力による変形に強い抵抗を示す性質
やわらかい	加えられた力による変形に弱い抵抗を示す性質
こわい	咀嚼による破壊に強く，永続する抵抗を示す性質で，2回繰り返し圧縮試験で得られる凝集性に近い
しなやかな	柔軟の意味. 咀嚼による抵抗に弱い抵抗を示す性質
よくかめない	チューインガムの性質. 咀嚼による破壊に，永続する抵抗を示す性質
もろい	咀嚼により急速に破壊する性質
ばね状の	力の除去による変形を回復する性質
可塑性	力を除去されても，変形が残っている性質
付着性の	咀嚼中に口蓋，歯・舌の接触面に付着する性質

（文献4より引用）

い. しかし，言語は国によって異なり，さらに同じ言語圏であっても文化的，社会的背景によって表現が異なるため，テクスチャー用語を統一することは容易ではない[2].

　国際標準化機構のISOは，官能評価分析に用いる用語の標準規格を定めており（ISO 5492），そのなかで表現されたテクスチャー用語を日本語に訳したものを表4（次ページ）に示した. この表を利用すると国際標準となっているテクスチャー用語を使うことになる.

　しかし日本人は400種以上の用語でテクスチャーを表現しているといわれており，実際の官能評価の際には，対象の食品のテクスチャーを表現するのに適切であると思われる用語を用意し，その用語の定義を示す必要がある. 表5にテクスチャー用語の定義の例を示した.

viscosity	fluid	さらっとした	み
	thin	とろっとした	ウスターソース
	unctuous	どろっとした	生クリーム
	viscous	ねっとりした	コンデンスミルク
springiness	plastic	変形しやすい	マーガリン
	malleable	ぶよぶよした	マシュマロ
	elastic, springy	弾力性の	こんにゃく
adhesiveness	sticky	ぺたぺたした	ピーナッツバター
	tacky	べたべたした	カラメルソース
	gooey, gluey	ねばねばした	みずあめ，はちみつ
granularity	smooth	粉状の	粉糖
	gritty	砂状の	ホットケーキミックス
	grainy	粒状の	ごま粒
	coarse	粗粒状の	米粒
conformation	fibrous	繊維状の	セロリ
	cellular	細胞状の	メレンゲ
	crystalline	結晶状の	グラニュー糖
moisture	dry	ぱさぱさした	ソーダクラッカー
	moist	しめった	りんご
	wet	ぬれた	マンゴー
	juicy	多汁状の	オレンジ
	succulent	汁気の多い	ぶどう
	watery	水気の多い	スイカ，グレープフルーツ
fatness	oily	油状の	フレンチドレッシング，マヨネーズ
	greasy	油っぽい	古いベーコン
	fatty	硬脂状の	ラード

日本語訳：太田泰弘による.
（文献7をもとに作成）

とろみ剤（増粘剤）とゲル化剤のいろいろ

とろみ剤（増粘剤）やゲル化剤は，テクスチャーモディファイヤー（食感改良剤）として調理・加工に広く用いられる．とろみ剤には植物から得られる多糖類のでんぷん，グアガム，ローカストビーンガム，微生物が産生するキサンタンガムなどがある．ゲル化剤には動物性たんぱく質のゼラチン，海藻に含まれる多糖類の寒天やカラギーナン，植物に含まれるペクチンなどがある．他にもさまざまなゲル化剤が使用されており，さまざまな食感の創造に寄与している．

1）ゲル化剤

ゼラチンはゼリーなどに使用されており，ゼリーを作製する濃度では，寒天よりも弾性率が小さく（やわらかく），破壊ひずみが大きいしなやかなゲルを形成する．

カラギーナンはカッパ（κ）型，イオタ（ι）型，ラムダ（λ）型と3種類あり，そのうちのカッパ型カラギーナンはローカストビーンガムと混合した形でゲル化剤として市販されている（カラギーナン製剤）．カラギーナン製剤でゼリーを作製すると，寒天よりも破壊ひずみが大きいゲルとなる．

ペクチンは2種類使用されており，一方は高メトキシルペクチン（HMペクチン）とよばれ，酸性条件で高濃度の砂糖濃度（50〜70％）でゲル化し，ジャムのゲル化に寄与している．もう一方は低メトキシルペクチン（LMペクチン）とよばれ，カルシウムイオ

ンやマグネシウムイオンの存在でゲル化し，低糖度ジャムや牛乳を混ぜて固めるゼリーに使用されている．

カルシウムイオンの存在でゲル化するものには，ペクチンの他にアルギン酸があり，カルシウムイオンを含む溶液に，アルギン酸を含む水溶液の液滴をたらすと表面がただちにゲル化し，膜を形成する．これを利用して人工いくらがつくられている．でんぷんを使用してゲル化させる食品もあり，ごま豆腐はくずでんぷんによって固めている．

2）とろみ剤（増粘剤）

低濃度のでんぷん（水に対して8％以下）は，かき卵汁やくずあんなどのとろみづけに使用される．でんぷんは増粘のためには水とともに加熱して糊化させる過程が必要であるが，最近ではすでに糊化したでんぷんを粉末状にした糊化済みでんぷんが製造されている．糊化済みでんぷんは冷水で糊液となるため，加熱処理なしでとろみをつける場合に用いられる．

グアガムは冷水に分散・水和して粘性の高い溶液となるため，とろみ剤として広く使用されている．キサンタンガムは冷水に分散・水和して降伏応力のある液体となり，でんぷんやグアガムとは異なったテクスチャーをもたらす．糊化済みでんぷん，グアガム，キサンタンガムはえん下困難者用食品のとろみ剤としても使用されている．

文献

1）「コロイド科学」（Cosgrove T／編　大島広行／訳），東京化学同人，2014
2）「食感創造ハンドブック」（西成勝好，他／編集委員），サイエンスフォーラム，2005
3）「とろみ調整用食品ってなに？」（消費者庁）（https://www.caa.go.jp/policies/policy/food_labeling/health_promotion/assets/food_labeling_cms206_201225_01.pdf），2020
4）「食品のレオロジー 改訂版（水産・海洋ライブラリ）」（磯　直道，他／共著），成山堂書店，1998
5）西成勝好，他：食品の物理的性質と測定における諸問題．日本家政学会誌，64：811-822，2013
6）「特別用途食品の表示許可基準」（消費者庁）（https://www.caa.go.jp/policies/policy/food_labeling/foods_for_special_dietary_uses/assets/food_labeling_cms206_20210329_01.pdf），2021
7）太田泰弘：テクスチャー感覚の表現．日本官能評価学会誌，4：21-27，2000

解答&解説

A1　流動性を示すものをゾル，示さないものをゲルという

A2　棒寒天など

A3　かたさ，付着性，凝集性

A4　チキソトロピー

第7章 食品の表示と規格基準

Point

1. 食品にかかわる主な法律4つ（食品表示法，JAS法，健康増進法，食品衛生法）を整理しながら理解する
2. 食品表示の種類と制度を理解する
3. 特別用途食品は，許可基準型と個別評価型があることを理解する
4. 保健機能食品は，3つに分類されることを理解する
5. 特定保健用食品には4つの区分があることと，主な保健の用途と関与成分を理解する
6. 栄養機能食品（n-3系脂肪酸・ミネラル6種類・ビタミン13種類）は，規格基準型であることを理解する

概略図 法律による食品の分類

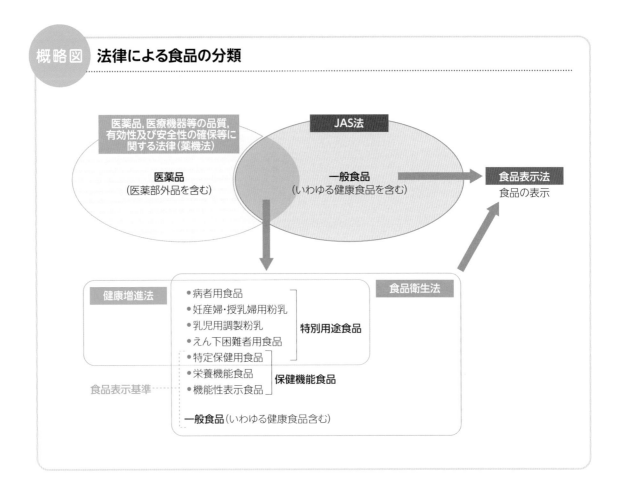

B. その他の法律

前述の4つの法律の他に，**景品表示法**，不正競争防止法，計量法などにより細かく規制されており，これ

（1996）年に制度化された．なお，平成13（2001）年4月1日に創設された保健機能食品についても，食品表示基準が適用される他，平成27（2015）年4月からは生鮮食品にも食品表示基準が適用されている（生鮮食

※1　健康増進法は，栄養改善法を引き継いで平成15（2003）年5月1日から施行された．

※2　特別用途食品を除く．

表1　食品表示に関する法律

法律名	〈統合前〉	表示対象食品	表示の目的	表示しなければならない事項
食品表示法[消費者庁]	〈JAS法（農林物資の規格化等に関する法律）〉[農林水産省]*	一般消費者向けに販売されるすべての生鮮食品，加工食品および玄米・精米	・消費者の商品選択に資するための表示・品質に関する適正な表示	・名称，原産地（輸入品の場合は原産国）名，原材料名，食品添加物，内容量，消費期限または賞味期限，保存方法，製造者または販売者（輸入品にあっては輸入業者）の氏名または名称および住所，その他必要な表示事項・遺伝子組換え食品，有機食品に関する事項・その他，食品分類ごとに品質表示基準が定められている場合は，その事項
	〈食品衛生法〉[厚生労働省]*	容器包装に入れられた加工食品（一部生鮮食品を含む），鶏卵	・飲食による衛生上の危害発生の防止	・名称，食品添加物，保存方法，消費期限または賞味期限，製造者氏名，製造所所在地など・アレルギー食品，遺伝子組換え食品，保健機能食品（栄養機能食品，特定保健用食品，機能性表示食品）に関する事項
	〈健康増進法〉[厚生労働省]*	販売されている食品に栄養改善や健康増進に関する事項を表示する場合	・国民の健康の増進・誇大表示の禁止	・栄養成分，熱量，強調表示など・特別用途食品に関する事項
景品表示法（不当景品類及び不当表示防止法）[消費者庁]			・虚偽，誇大な表示の禁止	
計量法[経済産業省]			・内容量などの表示	・内容量など

＊平成27（2015）年4月1日より，食品表示については食品表示法[消費者庁]に統合された．

第7章　食品の表示と規格基準

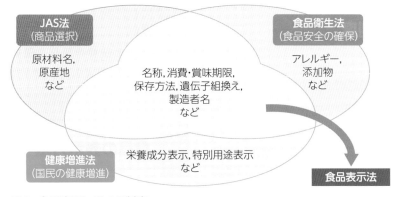

図1 食品表示に関する制度
この他，景品表示法（虚偽，誇大な広告などの表示の禁止），不正競争防止法（不正な競争の防止），計量法（適正な計量の実施を確保）なども関係する．JAS法，食品衛生法，健康増進法の食品表示については，食品表示法に統合された．

品は任意表示である）．

2）栄養成分表示の事項

一般用加工食品と一般用添加物は，当該食品の単位あたり（100 g，一食分，一包装など）について，基本事項の「**熱量（エネルギー）（kcal）**」，「**たんぱく質（g）**」，「**脂質（g）**」，「**炭水化物**[※3]**（g）**」，「**食塩相当量（g）**」の5項目の表示が義務付けられている．「その他の栄養成分」を加える場合もある．表示は必ずこの順番で，含有量を記載する[※4, 5]．

3）表示方法

栄養成分表示は，容器包装の見やすい場所に記載するか，食品（鶏卵など）に添付文書として表示する．表示例を図2右に示した．

4）栄養強調表示

強調表示とは，食品が特別な栄養上の特性をもっていることを表示することである．強調表示には，相対表示と絶対表示がある．相対表示とは，他の食品と比べ栄養成分の量や熱量が多い（少ない）ことを強調する表示である．絶対表示とは，栄養成分の量（絶対値）が多い（少ない）ことを強調する表示である．強調表

※3　炭水化物に代えて糖質として表示する場合は，「糖質および食物繊維」と表示する．
※4　義務化された5項目の他に，任意（推奨）として飽和脂肪酸，食物繊維，および任意（その他）として糖類，糖質，コレステロール，ビタミン・ミネラル類がある．
※5　「その他の栄養成分」のみを記載することはできず，5項目の含有量もあわせて表示しなくてはいけない．

示を行う各栄養成分を対象として，固体食品および液体食品それぞれに一定の基準が設けられている（表2）．

B. 食品安全確保の表示

1）保存方法

一般加工食品においては，食品表示法により，保存の方法の基準が定められたもの（非加熱食肉製品，冷凍食品，ゆでだこなど）にあっては，その基準に従って保存の方法を表示する．

表示例として，『直射日光を避け，常温で保存してください』，『要冷蔵（10℃以下）』，『10℃以下で保存すること』などがある．

一括表示における保存方法は，「**開封前**」について表示する．

2）遺伝子組換え食品

近年，**遺伝子組換え**技術や**ゲノム編集**技術を用いた食品がつくられている（図3）．このうち遺伝子組換え技術によって栽培された生鮮物とその加工品については，その旨を表示することが義務付けられている（図4）．現実に流通し，利用されている遺伝子組換え農産物は，政府により安全性の確認が行われたものである．表示の目的はこのことを前提として，消費者の商品選択のため，遺伝子組換え技術の使用，不使用に関する情報を提供するものである．

表2 強調表示の表示例

	含まない旨の表示の基準値	低い旨の表示の基準値	低減された旨の表示の基準値
	「無，ゼロ，ノン，レス」等	「低，ひかえめ，少，ライト，ダイエット」等	「30%カット，10gオフ，ハーフ」等
栄養成分および熱量	栄養成分の量および熱量が次の基準値未満であること	栄養成分の量および熱量が次の基準値以下であること	栄養成分の量および熱量の比較対象品との絶対差（低減量）が次の基準値以上であり，かつ比較対象品との相対差（低減割合）が25%以上であること
	食品100gあたり（ ）内は，一般に飲用に供する液状の食品100mLあたりの場合	食品100gあたり（ ）内は，一般に飲用に供する液状の食品100mLあたりの場合	食品100gあたり（ ）内は，一般に飲用に供する液状の食品100mLあたりの場合
熱量	5 kcal（5 kcal）	40 kcal（20 kcal）	40 kcal（20 kcal）＊25%以上の相対差が必要
脂質	0.5 g（0.5 g）※例外あり（備考1参照）	3 g（1.5 g）	3 g（1.5 g）＊25%以上の相対差が必要
飽和脂肪酸	0.1 g（0.1 g）	1.5 g（0.75 g）ただし，当該食品の熱量のうち飽和脂肪酸に由来するものが当該食品の熱量の10%以下であるものに限る	1.5 g（0.75 g）＊25%以上の相対差が必要
コレステロール	5 mg（5 mg）ただし，飽和脂肪酸の量が1.5 g（0.75 g）未満であって当該食品の熱量のうち飽和脂肪酸に由来するものが当該食品の熱量の10%未満のものに限る※例外あり（備考2参照）	20 mg（10 mg）ただし，飽和脂肪酸の量が1.5 g（0.75 g）以下であって当該食品の熱量のうち飽和脂肪酸に由来するものが当該食品の熱量の10%以下のものに限る※例外あり（備考2参照）	20 mg（10 mg）＊25%以上の相対差が必要 ただし，飽和脂肪酸の量が当該他の食品に比べて低減された量が1.5 g（0.75 g）以上のものに限る
糖類	0.5 g（0.5 g）	5 g（2.5 g）	5 g（2.5 g）＊25%以上の相対差が必要
ナトリウム	5 mg（5 mg）	120 mg（120 mg）	120 mg（120 mg）＊25%以上の相対差が必要

備考
1 ドレッシングタイプ調味料（いわゆるノンオイルドレッシング）について，脂質の「含まない旨の表示」については「0.5 g」を，「3 g」とする.
2 1食分の量を15 g以下である旨を表示し，かつ，当該食品中の脂肪酸の量のうち飽和脂肪酸の量の占める割合が15%以下である場合，コレステロールに係る含まない旨の表示および低い旨の表示のただし書きの規定は，適用しない.
〈参考〉なお，ノンオイルドレッシングのうち，食品100gあたりの脂質の量が，0.5 g以上3.0 g未満のものについては，原材料として食用油脂を使用していない旨および当該食品の脂質量の由来を明らかにする旨の表示を行うよう努めるようにします.
（文献2より一部抜粋して引用）

遺伝子組換え食品の例

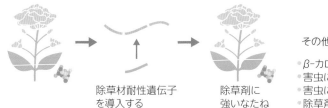

除草材耐性遺伝子　　除草剤に
を導入する　　　　　強いなたね

その他の例

- β-カロテンを多く含む米
- 害虫に強いとうもろこし
- 害虫に強い綿実
- 除草剤に強いとうもろこし

ゲノム編集食品の例

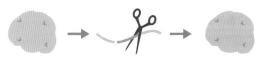

毒素をつくる遺伝子　　毒素をつくらない
を変異させる　　　　　じゃがいも

その他の例

- GABAを多く含むトマト
- 筋肉量を増加したたい
- 変色しにくいマッシュルーム
- オレイン酸を多く含む大豆

図3　遺伝子組換え技術とゲノム編集技術
（文献3をもとに作成）

対象となる食品

農作物　9種	
大豆（枝豆，大豆もやしを含む），とうもろこし，じゃがいも，なたね，綿実，アルファルファ，てんさい，パパイヤ，からしな	
加工食品　33食品群	
大豆	豆腐・油揚げ類，凍り豆腐，おからおよび湯葉，納豆，豆乳類，みそ，大豆煮豆，きな粉，他
とうもろこし	コーンスナック菓子，コーンスターチ，ポップコーン，他
じゃがいも	ポテトスナック菓子，他

表示方法

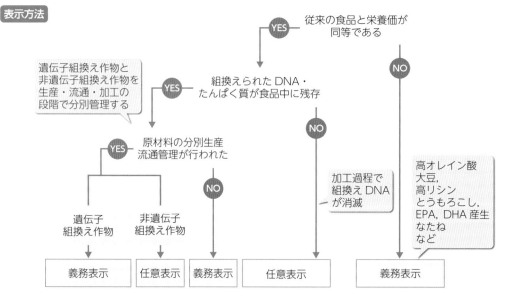

図4　遺伝子組換え食品の表示
表示義務の対象となっている作物を原材料とする食品であっても，その原材料の食品に占める重量が5％未満のものは，表示が省略できる．
（文献3をもとに作成）

果物	オレンジ, キウイフルーツ, もも, りんご, バナナ
その他	大豆, マカダミアナッツ[*2], やまいも, ゼラチン, カシューナッツ, ごま, アーモンド

＊1　令和7（2025）年4月1日から.
＊2　2023年度改正により「特定原材料に準ずるもの」について, マカダミアナッツの追加, まつたけの削除が行われる予定.

Column

食品表示基準の適用対象とはならないもの

①原材料名としての栄養成分名のみの表示
②「ミネラルウォーター」のように, 品名のなかに一般名称として栄養成分名のみが表示される表示
③他の法律により義務付けられた栄養成分名の表示
④JAS法（農林物資の規格化等に関する法律）に基づく表示
⑤「うす塩味」,「甘さひかえめ」など味覚に関する表示

⑥店頭などで表示されるポップやポスター等, 製品の容器包装および添付文書以外のものに栄養表示する場合
⑦営業者が使用するいわゆる業務用（加工用）のもの（ただし, 消費者が直接その表示を見る機会のある場合は対象となる）

食物アレルギーの実態

　食物を摂取などした際, 身体が食物（に含まれるたんぱく質など）を異物として認識し, 自分の身体を防御するために過敏な反応を起こすことがある. これを食物アレルギーという[4]. 鶏卵, 乳, 小麦, 落花生の順にアレルギーが多い（図A）.

【主な食物アレルギーの症状】
軽い症状：かゆみ, じんましん, 唇やまぶたの腫れ, 嘔吐（おうと）, 喘鳴（ぜんめい）
重篤な症状：意識障害, 血圧低下などのアナフィラキシーショック

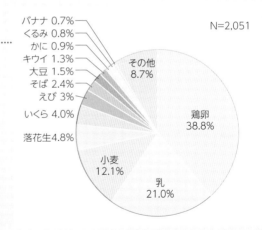

図A　アレルギーの原因食物（文献5より引用）

表4　代替表記と拡大表記の表記例

特定原材料 7品目	代替表記 表記方法や言葉が違うが，特定原材料と同一であるということが理解できる表記	拡大表記（表記例） 特定原材料名または代替表記を含んでいるため，これらを用いた食品であると理解できる表記例
えび	海老，エビ	えび天ぷら，サクラエビ
かに	蟹，カニ	上海がに，マツバガニ，カニシューマイ
くるみ	クルミ	くるみパン，くるみケーキ
小麦	こむぎ，コムギ	小麦粉，こむぎ胚芽
卵	玉子，たまご，タマゴ，エッグ，鶏卵，あひる卵，うずら卵	厚焼玉子，ハムエッグ ※「卵白」「卵黄」については，特定原材料名の「卵」を含んでいますが，事故防止の観点から，拡大表記として（含む）旨の表示を省略することはできません． 例）卵白（卵を含む）など
そば	ソバ	そばがき，そば粉
落花生	ピーナッツ	ピーナッツバター，ピーナッツクリーム
乳	ミルク，バター，バターオイル，チーズ，アイスクリーム	アイスミルク，ガーリックバター，プロセスチーズ，乳糖，乳たんぱく，生乳，牛乳，濃縮乳，加糖れん乳，調整粉乳

（文献6をもとに作成）

表5　食品の期限表示

	消費期限	賞味期限
期限の意味	期限を過ぎたら食べないほうがよい期限 （use-by date）	おいしく食べることができる期限 （best-before） →この期限を過ぎても，すぐ食べられないということではない
年月日の表示	年月日で表示	3カ月を超えるものは年月で表示し，3カ月以内のものは年月日で表示
対象食品	賞味期限以外の食品で，早く劣化するもの （例：弁当，サンドイッチ，生めんなど）	消費期限以外の食品で，劣化が比較的遅いもの （例：スナック菓子，カップめん，缶詰など）
開封した場合	開封する前の期限を表しており，一度開封したら期限にかかわらず早めに食べることを明記	

注：砂糖，塩，はちみつ，ガム，昆布，梅干し，米，アイスクリーム，ウイスキー，泡盛，日本酒などには，賞味期限がない．
（文献7をもとに作成）

C. 品質表示

1）生鮮食品の表示

　基本表示事項は，名称，原産地（包装されている場合は内容量，販売業者の氏名・住所）である．

2）加工食品の表示

　加工食品で，かつ容器に入っている，または包装されたものにかぎり適用する．名称，原材料名，内容量，期限[※8]，保存方法，製造者（氏名または名称・住所）[※9]の6項目を一括表示する（図2左）．輸入品の場合は，原産国名も表示する．

3）期限表示

　食品の期限表示は，食品表示法に規定されている．食品には必ず「**消費期限**」か「**賞味期限**」を記載する．その期限は製造業者などが決める（表5，図5）[7]．

①消費期限

　定められた方法により保存した場合において，腐敗，変敗，その他，品質の劣化に伴い安全性を欠くおそれがないと認められる期限，すなわち食べることができる期限（おおむね製造・加工後5日以内）．

②賞味期限

　定められた方法で保存した場合，すべての品質特性が十分に保持される期間（おおむね製造・加工後6日

※8　期限表示：賞味期限か消費期限のどちらかを表示する．
※9　製造者：同一製品を2カ所以上の工場で製造する場合は，製造所固有記号を利用できる．製造者に代わって，輸入業者あるいは販売業者が表示されることもある．

表示の免除	免除される理由	食品添加物剤
加工助剤	加工工程で使用されるが，除去されたり，中和されたり，ほとんど残らないもの	活性炭，ヘキサン，水酸化ナトリウム
キャリーオーバー	原料中には含まれるが，使用した食品には微量で効果が出ないもの	せんべいに使用されるしょうゆに含まれる保存料
栄養強化剤	食品の常在成分であり，諸外国では食品添加物とみなしていない国も多くFAO/WHOでも食品添加物として扱っていない	ビタミンD_3，L-メチオニン

（文献8をもとに作成）

以上）．この期限を過ぎたからといって，すぐ食べることができないということではない．

4) 添加物表示

食品の製造・加工に用いられた添加物は，食品表示法に従い，食品の原材料とともに使用量の多い順にすべて表示することとされている．原則として，使用したすべての食品添加物を物質名（名称別名，簡略名，類別名も可）で食品に表示する[8]．

添加物の表示には，次のような原則がある．

①表示の省略

栄養強化の目的で使用されるビタミン類，ミネラル（無機質），アミノ酸類や加工助剤，キャリーオーバーに該当するものは，食品添加物の表示を免除できる（表6）．

②一括名

次の14種類については，物質名の代わりに種類を示す一括名での表示でよい．

① イーストフード　② ガムベース　③ かん水
④ 苦味料　⑤ 酵素　⑥ 光沢剤　⑦ 香料
⑧ 酸味料　⑨ チューインガム軟化剤　⑩ 調味料
⑪ 豆腐用凝固剤　⑫ 乳化剤　⑬ pH調整剤
⑭ 膨張剤

③簡略名や類別名

添加物の名称は，原則として物質名であるが，一般に広く知られた名称をもつ場合は簡略名や類別名も用いる〔リストは，平成22（2010）年10月20日消食表第377号消費者庁次長通知に記載されている〕．

例：L-アスコルビン酸ナトリウム → ビタミンC，V.C
　　炭酸水素ナトリウム → 重曹

④用途名

消費者にとって関心が高い次の8種類については，

物質名に加えて用途名の記載が必要である.

①甘味料　②着色料　③保存料
④糊料（増粘剤，安定剤，ゲル化剤）
⑤酸化防止剤　⑥発色剤　⑦漂白剤　⑧防カビ剤

3 食品の規格基準

A. 成分規格

1）国内規格

　日本の食品の規格に関しては，主に農林水産省の「JAS法（農林物資の規格化等に関する法律）」，厚生労働省の「食品衛生法」，「健康増進法」，消費者庁の「景品表示法（不当景品類及び不当表示防止法）」がある（表1）．また，飲用乳および乳製品に関する規格については，厚生労働省の「乳及び乳製品の成分規格等に関する省令（乳等省令）」で製造基準，衛生基準が定められている他，政府の管轄のもと，各食品業界の自主規制による規格が定められている．

　JAS法の目的は，「農林物資の改善・生産の合理化・取引の単純公正化・使用または消費の合理化を図るとともに，適正表示によって一般消費者の選択に資すること」（第1条）である．JAS法の対象は，酒類，医薬品などを除く飲食料品および油脂，農産物，林産物，畜産物および水産物ならびにこれらを原料または材料として製造，または加工した物資としている．

2）国際規格

　冷蔵・冷凍技術の発達により，食品の貿易量は増大している．そこで，国による規制の差異を少なくするために，国際機関で規制の統一が図られている．実際には，国によって食生活も生産方式も異なることから，かなりの困難を伴っている．

B. 製造・加工・調理基準

　国内規格として，①JAS規格と②品質表示基準制度の2つがある[9]．また，国際規格として，③CODEX，④ISO，⑤JECFAなどがある．

①日本農林規格（JAS規格）制度

　農林水産大臣が制定したJAS規格による格付検査に合格した製品に，JASマーク（表7）をつけることを認める．

②品質表示基準制度

　品質表示基準に従った表示を，製造業者または販売業者に義務付ける．

　食品衛生法では，公衆衛生の見地から，販売する食品，添加物の製造，加工，使用，調理，保存の方法について基準を決めて成分の規格を定めており，基準に合わない方法による食品もしくは添加物の販売は禁止されている．

Column

賞味期限・消費期限の設定

　賞味期限または消費期限の設定については，『当該食品に責任を負う製造業者等が科学的・合理的根拠をもって適正に設定すべきものである』となっている．食品期限表示の設定のためのガイドライン〔平成17（2005）年2月，厚生労働省・農林水産省〕では，次の3つの評価項目（指標）を定めている．

①微生物検査

　一般的な指標としては，「一般生菌数」，「大腸菌群数」，「大腸菌数」，「低温細菌残存の有無」，「芽胞菌の残存の有無」などがある．

②理化学検査

　一般的な指標としては，「粘度」，「濁度」，「比重」，「過酸化物価」，「酸価」，「pH」，「酸度」，「栄養成分」，「糖度」などがある．

③官能検査

　食品の性質を人間の視覚・味覚・嗅覚などの感覚を通して，それぞれの手法にのっとった一定の条件下で評価する．賞味期限と消費期限では，①〜③それぞれの重要視する比率が異なっている．

マーク名	説明	マーク名	説明
特別用途食品マーク	・健康増進法により，目的に応じた栄養摂取ができると消費者庁長官が許可する食品に表示され，病者用食品，乳児用調製乳，妊産婦・授乳婦用粉乳，えん下困難者用食品などがある	特定JASマーク 認定機関名	・JAS法により，特別な生産方法や特色ある原材料でつくられたものに表示される ・熟成ハム類，地鶏肉などの規格があり，「つくり方JAS」ともいわれる
特殊容器マーク	・計量法（経済産業省所管）で定められた型式に適合した特殊容器であることを示すマーク（丸正マーク） ・ビールやしょうゆなどのびんに付される	生産情報公表JASマーク 認定機関名	・生産情報公表JAS規格に定められた方法により，給餌情報や動物用医薬品の投与情報が公表されている牛肉・豚肉・農産物（米）などに付される
		定温管理流通JASマーク 定温管理流通 認定機関名	・製造から販売までの流通工程を一貫して一定の温度を保って流通させるという，流通の方法に特色がある加工食品に付されるマーク ・米飯を用いた弁当類（すし，チャーハンなどを含む）について認定を受けることができる

③国際食品規格（CODEX）

FAO（国際連合食糧農業機関）とWHO（世界保健機関）が合同で設置した国際食品規格委員会〔CODEX（コーデックス）委員会〕による規格である．消費者の健康を保護し，食品取り引きの公正を確保することなどを目的とし，国際貿易上重要な食品について国際的な食品規格を策定するため，昭和37（1962）年に設立された．

④国際標準化機構（ISO）

工業製品の規格について，品質管理を中心としてさまざまな規格・基準を作成している，昭和22（1947）年に設立された非政府系の国際機関である．品質管理および品質保証のための基準であるISO 9001〔昭和62（1987）年制定〕は，多くの食品企業で採用されてい

る．日本では平成13（2001）年にJIS規格（日本工業規格）として制定された．

ISOでは，5年ごとに規格の見直しを行っている．EU（欧州連合）に輸出する食品では，ISO 9001を採用した工場で製造することが義務付けられている．

⑤FAO/WHO合同食品添加物専門家会議（JECFA）

食品添加物の安全性を科学的および技術的な観点から評価し，1日摂取許容量や成分規格を作成する機関で，各国が食品添加物の規格基準を設定するときには，この評価結果を参考にする．

⑥食品の殺菌，洗浄

食品の殺菌方法は，殺菌灯，オゾン（オゾンガスやオゾン水），アルコール，薬品類（消毒剤），電解水（強酸性および強アルカリ性），蒸気，煮沸，超音波などがある．

洗浄剤については，食品衛生法では，野菜，果物および飲食器に用いられる洗浄剤の成分として，ヒ素・重金属，メタノール，液性（pH），酵素または漂白剤，香料，着色料についての規格が定められている．

C. 保存基準

1）保存基準が定められた食品

食品の保存基準は，厚生労働省令「乳等省令（乳及び乳製品の成分規格に関する省令）」および同省告示「食品，添加物等の規格基準」に掲載されている．すべての食品に保存基準が定められているわけではないが，これらの省令，告示で示されている食品は，衛生的に保存基準を必要とする食品であり，その基準が守られるべきである．

保存基準が示されている食品は，
①乳および乳製品　　②清涼飲料水
③コップ販売粉末清涼飲料水　　④氷菓

⑤食肉および鯨肉　　⑥食鳥卵（鶏の液卵だけ）
⑦血液・血球および血漿　　⑧食肉製品
⑨鯨肉製品　　⑩魚肉練り製品　　⑪ゆでだこ
⑫ゆでがに　　⑬生食用鮮魚介類　　⑭生食用かき
⑮豆腐　　⑯即席めん類　　⑰冷凍食品
である．保存温度，保存容器その他が定められている．

保存基準が示されていない氷雪，いくら・すじこおよびたらこ，寒天，穀類・豆類・果物・野菜・種実類・茶およびホップ，小麦粉，生あん，容器包装詰加圧加熱殺菌食品などについても，当然，一定の保存基準が必要であることはいうまでもない．

2）大腸菌群

食品衛生法により，食品の種類によって大腸菌群をはじめとする微生物の菌数を規格基準以下にすることが定められている．

4 特別用途食品・保健機能食品の規格基準と表示

A. 特定保健用食品

特定保健用食品（通称：**トクホ**）は，身体の生理学的機能や生物学的活動に影響を与える機能性成分を含み，食生活において特定の保健の目的で摂取することで，その効果が期待できる旨の表示（健康表示）をすることを許可された食品である．平成3（1991）年に創設され，食品に健康表示を許可した世界で最初の制度である[10]．

特定保健用食品は，従来，健康増進法で規定される**特別用途食品**（p.190を参照）の一つとして取り扱われてきたが，平成13（2001）年4月に保健機能食品制度ができたことに伴い，食品衛生法に規定する保健機能食品[※10]の一つとしても取り扱われることになった．

Column

食品添加物の使用基準の求め方

食品添加物の使用基準は，1日摂取許容量（ADI）を超えないように求められている．

ADIとは，無毒性量に安全係数1/100を乗じたもので，

これがヒトの最大無作用量となる．

無毒性量とは，動物が一生毎日摂取しても有害な作用を示さない最大量のことで，実験により求められている．

| 条件 | ・カルシウムと骨粗鬆症
・葉酸と神経管閉鎖障害 | 食品ごとに国の審査を受ける | ・整腸関係→オリゴ糖や食物繊維（9成分）
・血糖関係→難消化性デキストリン（1成分） | 「○○を含んでおり，根拠は必ずしも確立されていませんが，△△に適している可能性がある食品です」と明記しなければならない | | ・総合栄養食品（いわゆる濃厚流動食） |

図6 保健機能食品と特別用途食品の種類と法律上の位置付け

これらの食品の法令上の位置付けを図6に示す．

なお，平成21（2009）年9月1日より，特定保健用食品の許可を担当する省庁が厚生労働省から消費者庁へと移管した．特定保健用食品の有効性の評価は消費者委員会が行い，安全性評価は食品安全委員会の新開発食品専門委員会が行う．

1）個別許可型

特定保健用食品は，食品のもつ三次機能（第4章参照）に注目して，科学的試験結果に基づいた個別の生理学的機能，特定の保健機能や安全性について，国の審査を受けて許可（承認）を得たものである（「個別許可型」という）．消費者に正確な情報が提供され，正しい選択がなされるように「特定保健用食品」のマーク（表7，図6）がつけられ，そのラベルや箱に保健の用途（表8）が表示される．

※10　保健機能食品には特定保健用食品，栄養機能食品，機能性表示食品の3つがある．食品衛生法（施行規則第21条）と健康増進法の2つの法律で規定されている．

認められている保健用途の表示は，「健康の維持・増進に役立つ，または適する旨の表現」であり，医薬品と誤解されることがないようにするため，疾病の診断や治療，予防などに関係する表現は認められない．

特定保健用食品の主な保健の用途と関与成分は第4章表1を参照のこと．令和3（2021）年6月18日現在，1,077品目が許可されている．特定保健用食品は，当初は明らかな食品形態をしていることが許可要件となっていたが，保健機能食品制度の実施により，錠剤やカプセル剤などの形態も認められるようになった．

2）規格基準型

特定保健用食品としての許可実績が十分であるなど，科学的根拠が蓄積されている関与成分を含む食品について規格基準を定め，個別審査なく，事務審査を経て許可する特定保健用食品をいう．平成26（2014）年2月現在，整腸関係でオリゴ糖や食物繊維（9成分），血糖関係で難消化性デキストリン（1成分）が制定され

表8 特定保健用食品の表示すべき事項

★	①特定保健用食品
★	②マーク（表6，図6を参照）
	③商品名：□□□
	④名称：例）○○加工食品
★	⑤原材料名：○○，○○，……，○○
	⑥賞味期限：例）欄外に記載
★	⑦内容量：例）○○g（○○g×○○袋）
★	⑧許可表示：例）□□□は△△△を含んでいるため，○○○を良好に保つことに役立ちます．
★	⑨栄養成分表示：例）栄養成分および熱量：1袋（○g）あたり 　　　　熱量　○kcal　　たんぱく質　○g　　　脂質　○g 　　　　炭水化物　　○g　　食塩相当量　○g　　関与成分△△△　　○g
★	⑩1日あたりの摂取目安量：例）1日あたり2粒を目安にお召し上がりください．
★	⑪摂取方法：例）水に溶かしてお召し上がりください．
★	⑫摂取上の注意：例）一度に多量に摂りすぎると，おなかがゆるくなることがあります． 　　　　　　　　　1日の摂取量を守ってください．
★	⑬調理または保存方法の注意事項：例）直射日光を避け，涼しいところに保存してください．
	⑭製造者または販売者：例）○○○○株式会社　東京都○○区○○1-2-3
★	⑮食生活は主食，主菜，副菜を基本に食事のバランスを．
★	⑯1日あたりの摂取目安量に対する充足率：○○% 　（関与成分が栄養所要量の定められた成分である場合）

★は特定保健用食品としての必須表示項目．

ている．

3) 疾病リスク低減表示

許可される表示の内容は，関与成分の摂取による疾病リスクの低減が医学的・栄養学的に認められ，確立されているもののみとされており，個別許可型である．平成26（2014）年10月現在，疾病リスク低減表示を認められているのは，「カルシウムと骨粗鬆症」，「葉酸と神経管閉鎖障害」の2つである．

4) 条件付き特定保健用食品

現行の特定保健用食品の許可時に必要とされる科学的根拠のレベルには到達していないが，一定の有効性が確認される食品については，限定的な科学的根拠である旨の表示をすることを条件として，許可の対象となった．表示の際には，「○○を含んでおり，根拠は必ずしも確立されていませんが，△△に適している可能性がある食品です」と明記しなくてはならない．

B. 特別用途食品

特別用途食品とは，乳児，妊産婦，病者などの発育，健康の保持・回復などに適するという特別の用途につ

いて表示するものである．特別用途食品として食品を販売するには，その表示について国の許可を受ける必要がある（健康増進法第26条）．

特別用途食品（特定保健用食品を除く）には，病者用食品，妊産婦・授乳婦用粉乳，乳児用調製乳およびえん下困難者用食品がある（図6）．表示の許可にあたっては，許可基準型があるものについてはその適合性を審査し，許可基準のないもの（個別評価型）については個別に評価を行う．当該食品には「特別用途食品」のマークがつけられている（表7）[10]．

1) 病者用食品

病者用食品の許可表示にあたっては，許可基準があるものについてはその適合性を審査し（許可基準型），許可基準がないものについては個別に評価を行っている（個別評価型）．

①許可基準型病者用食品

病者の食事療法のために，特定の栄養素などを増減した食品（低たんぱく質食品，アレルゲン除去食品，無乳糖食品）である．制度の見直しにより，総合栄養食品（いわゆる濃厚流動食）が新たに許可された．

〈トクホ〉の商品企画

申請者（メーカーなど）は，関与成分，
食品の形態などを決定し，商品をデザインする

↓

〈トクホ〉の商品開発

申請者は，デザインした食品を用いて，
有効性，安全性，安定性などを検証する

↓

〈トクホ〉申請

申請者は，審査申請書などを
取りまとめ「表示許可申請」を行う

↓

〈トクホ〉審査

消費者委員会および食品安全委員会において
有効性，安全性などが総合的に評価される

↓

〈トクホ〉許可取得

消費者庁より表示が許可され，
「特定保健用食品表示許可書」が都道府県を通じて，
申請者に交付される

↓

〈トクホ〉市場へ

図B 個別許可型トクホの開発の流れ

る成分，すなわち関与成分（＝有効成分）を同定し，そ
れを用いた多くの試験管内試験・動物実験が行われた後，
関与成分を含んだ実際の商品のヒト試験が行われる．その
試験データを審査して個別に許可を受ける（個別許可型）（図
B）．この許可をもらうためには，数年以上の期間および数
億円以上の費用が必要といわれている．

　現在，1,000種類以上ある特定保健用食品の用途として
は，「整腸（おなかの調子を整える）」が最も多い（図C）．
2019年，新しい用途として「肌（肌の水分を逃しにくくす
る）」が加わった．

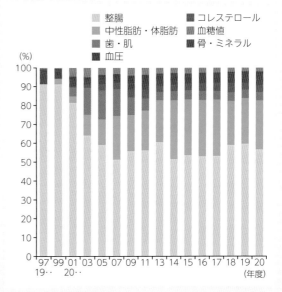

図C 特定保健用食品（トクホ）の許可品目数の推移
（文献11より引用）

表9 栄養機能食品の表示すべき事項

	表示例
① 栄養機能食品である旨	栄養機能食品（ビタミンE）
② 栄養成分の名称および機能	ビタミンEは，抗酸化作用により，体内の脂質を酸化から守り，細胞の健康維持を助ける栄養素です． 商品名：ビタミンEサプリ
③ 栄養成分量・熱量	栄養成分表示　1日2粒（○mg）あたり エネルギー　○kcal，たんぱく質　○g，脂質　○g 炭水化物　○g，食塩相当量　○g，ビタミンE　○mg
④ 1日あたりの摂取目安量 ⑤ 摂取の方法	1日あたり2粒を目安に，水またはお湯とともにお召し上がりください．
⑥ 摂取するうえでの注意事項（注意喚起表示）	本品は，多量摂取により疾病が治癒したり，より健康が増進するものではありません． 1日の摂取目安量を守ってください．
⑦ バランスのとれた食生活の普及を図るための文言	＜容器包装の前面に＞ 「食生活は主食，主菜，副菜を基本に食事のバランスを」
⑧ 消費者庁長官による個別審査を受けたものでない旨	本品は，特定保健用食品と異なり，消費者庁長官による個別審査を受けたものではありません．
⑨ 1日あたりの摂取目安量に含まれる当該栄養成分の量が栄養素等表示基準値に占める割合	ビタミンE：○%
⑩ 調理または保存の方法に関し，注意を必要とするものはその注意事項	品質保持のために，開封後キャップをしっかり閉めてお早めにお召し上がりください．

（文献10をもとに作成）

タミン・ミネラル）を対象とする．

機能の表示について個別の審査は必要なく，その栄養素が厚生労働省の規定した基準量（上限値，下限値）を満たして含まれていれば栄養機能を表示できる，すなわち規格基準型の食品である．現在は，n–3系脂肪酸，ビタミン13種類（β–カロテンを除く），ミネラル6種類（これらは医療用・一般用医薬品としても承認されている）に限られている[10]．

食品衛生法による食品としての表示の他に，表示すべき事項が定められている（表9）．特徴として，過剰摂取に関するものを含めて注意喚起表示が義務付けられている．いずれの栄養成分に対しても「本品は，多量摂取により疾病が治癒したり，より健康が増進するものではありません．1日の摂取目安量を守ってください」の表示が義務付けられている．栄養機能食品の規格基準を表10に示す．

D. 機能性表示食品

食品の機能性をわかりやすく表示した商品の選択肢を増やし，消費者がそうした商品の正しい情報を得て選択できるよう，平成27（2015）年4月に，新しく「機能性表示食品」制度が始まった．国の定めるルールに基づき，事業者が食品の安全性と機能性に関する科学的根拠などの必要な事項を，消費者庁長官に届け出て受理されれば，その60日後に機能性を表示して販売できる，すなわち届出型の食品である．機能性表示食品の特徴は，次のとおりである[12]．

- 疾病に罹患していない方〔未成年者，妊産婦（妊娠を計画している方を含む）および授乳婦を除く〕を対象にした食品である
- 生鮮食品を含め，すべての食品（一部除く）が対象となっている
- 安全性および機能性の根拠に関する情報，健康被害の情報収集体制など必要な事項が，商品の販売前に，事業者より消費者庁長官に届け出られる
- 特定保健用食品とは異なり，国が安全性と機能性の審査を行っていない
- 届け出られた情報は消費者庁のウェブサイトで公開される

機能性表示食品は，事業者の責任において，科学的根拠に基づいた機能性を表示した食品であり，消費者庁長官の個別の許可を受けたものではないことに気をつけなくてはいけない．機能性表示食品として表示すべき事項が定められている（表11）．

カリウム*	840 mg	2,800 mg	カリウムは，正常な血圧を保つのに必要な栄養素です．	本品は，多量摂取により疾病が治癒したり，より健康が増進するものではありません． 1日の摂取目安量を守ってください． 腎機能が低下している方は本品の摂取を避けてください．
カルシウム	204 mg	600 mg	カルシウムは，骨や歯の形成に必要な栄養素です．	本品は，多量摂取により疾病が治癒したり，より健康が増進するものではありません． 1日の摂取目安量を守ってください．
鉄	2.04 mg	10 mg	鉄は，赤血球をつくるのに必要な栄養素です．	
銅	0.27 mg	6.0 mg	銅は，赤血球の形成を助ける栄養素です． 銅は，多くの体内酵素の正常なはたらきと骨の形成を助ける栄養素です．	本品は，多量摂取により疾病が治癒したり，より健康が増進するものではありません． 1日の摂取目安量を守ってください． 乳幼児・小児は本品の摂取を避けてください．
マグネシウム	96 mg	300 mg	マグネシウムは，骨や歯の形成に必要な栄養素です． マグネシウムは，多くの体内酵素の正常なはたらきとエネルギー産生を助けるとともに，血液循環を正常に保つのに必要な栄養素です．	本品は，多量摂取により疾病が治癒したり，より健康が増進するものではありません． 多量に摂取すると軟便（下痢）になることがあります． 1日の摂取目安量を守ってください． 乳幼児・小児は本品の摂取を避けてください．

＊ カリウムについては，過剰摂取のリスク（腎機能低下者において最悪の場合，心停止）を回避するため，錠剤，カプセル剤などの食品は対象外とする．

（次ページに続く）

機能性表示食品の主な保健の用途と関与成分について，表12に示した．令和2（2020）年12月末現在，3,613品目の届出が受理されている．

E. いわゆる健康食品

「いわゆる健康食品」は一般の食品に分類される．健康食品にかかわる国の制度としては，国が定めた安全性や有効性に関する基準などを満たした特定保健用食品，栄養機能食品および機能性表示食品の3つを**保健機能食品**という（図6）．保健機能食品のうち，生理調節機能を強化し，消費者庁がその効能を認定した食品は，特定保健用食品（本章4-Aを参照）として扱われている．

健康食品とは，健康の保持増進に資することを称する食品として製造・販売されるもの全般を指し，保健機能食品も含まれている．「いわゆる健康食品」とは，健康食品から保健機能食品を除いたものであり，科学的根拠に基づいて健康に対する効果や機能を認定したものではない．また，医薬品のように病気の予防や治

表10 栄養機能食品の規格基準 (続き)

ビタミン類 (13種類)

栄養成分	1日あたりの摂取目安量に含まれる栄養成分量		栄養成分の機能	摂取をするうえでの注意事項
	下限値	上限値		
ナイアシン	3.9 mg	60 mg	ナイアシンは，皮膚や粘膜の健康維持を助ける栄養素です．	本品は，多量摂取により疾病が治癒したり，より健康が増進するものではありません．1日の摂取目安量を守ってください．
パントテン酸	1.44 mg	30 mg	パントテン酸は，皮膚や粘膜の健康維持を助ける栄養素です．	
ビオチン	15 μg	500 μg	ビオチンは，皮膚や粘膜の健康維持を助ける栄養素です．	
ビタミンA	231 μg	600 μg	ビタミンAは，夜間の視力の維持を助ける栄養素です．ビタミンAは，皮膚や粘膜の健康維持を助ける栄養素です．	本品は，多量摂取により疾病が治癒したり，より健康が増進するものではありません．1日の摂取目安量を守ってください．妊娠3カ月以内または妊娠を希望する女性は過剰摂取にならないよう注意してください．
ビタミンB$_1$	0.36 mg	25 mg	ビタミンB$_1$は，炭水化物からのエネルギー産生と皮膚や粘膜の健康維持を助ける栄養素です．	本品は，多量摂取により疾病が治癒したり，より健康が増進するものではありません．1日の摂取目安量を守ってください．
ビタミンB$_2$	0.42 mg	12 mg	ビタミンB$_2$は，皮膚や粘膜の健康維持を助ける栄養素です．	
ビタミンB$_6$	0.39 mg	10 mg	ビタミンB$_6$は，たんぱく質からのエネルギー産生と皮膚や粘膜の健康維持を助ける栄養素です．	
ビタミンB$_{12}$	0.72 μg	60 μg	ビタミンB$_{12}$は，赤血球の形成を助ける栄養素です．	
ビタミンC	30 mg	1,000 mg	ビタミンCは，皮膚や粘膜の健康維持を助けるとともに，抗酸化作用をもつ栄養素です．	
ビタミンD	1.65 μg	5.0 μg	ビタミンDは，腸管でのカルシウムの吸収を促進し，骨の形成を助ける栄養素です．	
ビタミンE	1.89 mg	150 mg	ビタミンEは，抗酸化作用により，体内の脂質を酸化から守り，細胞の健康維持を助ける栄養素です．	
ビタミンK	45 μg	150 μg	ビタミンKは，正常な血液凝固能を維持する栄養素です．	本品は，多量摂取により疾病が治癒したり，より健康が増進するものではありません．1日の摂取目安量を守ってください．血液凝固阻止薬を服用している方は本品の摂取を避けてください．
葉酸	72 μg	200 μg	葉酸は，赤血球の形成を助ける栄養素です．葉酸は，胎児の正常な発育に寄与する栄養素です．	本品は，多量摂取により疾病が治癒したり，より健康が増進するものではありません．1日の摂取目安量を守ってください．本品は，胎児の正常な発育に寄与する栄養素ですが，多量摂取により胎児の発育が良くなるものではありません．

(文献10より引用，＊は著者補足)

Column

栄養機能食品の禁止規定

・・・

　平成17 (2005) 年2月の「健康食品に係る見直し」のなかで，栄養機能食品については表示禁止規定が加えられた．ダイエット食品を標榜する食品や，栄養機能の表示が認められていない成分を商品名などで強調した食品などで，規定以外の栄養機能成分の機能を表示すること，例えば「やせる」，「体力増強」，「強壮」などの表示は禁止された．この禁止規定に違反すると，健康増進法違反および食品衛生法違反として処罰される．

称である．この法律では「商品」の不当な景品類および不当な表示によって消費者をだましたり，不公正を防止して，消費者の利益を保護する．

④医薬品，医療機器等の品質，有効性及び安全性の確保等に関する法律（薬機法）

　薬機法には医薬品の定義，医薬部外品の定義が明記されており，健康食品がこの定義に該当するような成分の使用表示や広告を行った場合には，この法律に違反したことになる．

2）「いわゆる健康食品」の具体例

①健康補助食品

　健康補助食品[※11]は，ビタミン，ミネラル，アミノ酸，脂肪酸，ハーブを含む食品である．これらは，科学的根拠をもとに健康に対する効果や機能を設定したものではない．しかし，厚生労働省の指導のもとに規格基準（製造規格，製造・加工および栄養成分表示，パッケージ表示など）を設けて審査を行い，適合する食品（製品）に健康補助食品の認定を許可している．当該食品には，JHFA（ジャファ）マークが表示されている（表7）[10]．

②医薬品に該当しないハーブ類

　草木植物のうち，香味や芳香性，その他の特別な生理作用をもつもので，従来の薬用植物やスパイスに含

※11　栄養補助食品という言い方もあるが，日本健康・栄養食品協会では，ダイエタリーサプリメント（dietary supplement）の日本語名称として，「健康補助食品」を提案している．

⑩本品は，疾病の診断，治療，ません．

⑪本品は，疾病に罹患している者，未成年者，妊産婦（妊娠を計画している者を含む）および授乳婦を対象に開発された食品ではありません．
※生鮮食品にはこの表示はない

⑫疾病に罹患している場合は医師に，医薬品を服用している場合は医師，薬剤師に相談してください．
※生鮮食品にはこの表示はない

⑬体調に異変を感じた際は，速やかに摂取を中止し，医師に相談してください．
※生鮮食品にはこの表示はない

⑭食生活は，主食，主菜，副菜を基本に，食事のバランスを．

⑮本品は，事業者の責任において特定の保健の目的が期待できる旨を表示するものとして，消費者庁長官に届出されたものです．ただし，特定保健用食品と異なり，消費者庁長官による個別審査を受けたものではありません．

（文献12より引用）

まれないものを指す．香味付けや臭み取り，病虫害駆除や色素としての利用が期待されている．

③機能性食品

　食品の三次機能（生体調節機能）に注目して，特に生活習慣病のリスクを低減することを期待して開発された食品である．

F．虚偽・誇大広告などの禁止

　健康増進法では，食品として販売に供するものに関して広告その他の表示を行う場合，健康の保持増進の

表12 機能性表示食品の主な保健の用途と関与成分

機能カテゴリー	表示内容	関与成分
ダイエット	コレステロール値を改善	DHA, GABA, EPA, α-リノレン酸, エピガロカテキンガレート, キトサン, リコピン, プロシアニジン, β-グルカン, セサミン, エラグ酸, ヒドロキシチロソール, オリーブオイルポリフェノール, ポリコサノール, アントロキノノール, オレイン酸, アリイン, 米紅麹ポリケチド
	体脂肪を減らす	難消化性デキストリン, 葛の花由来イソフラボン, GABA, 酢酸, りんごポリフェノール, グラブリジン, N-アセチルグルコサミン, α-リノレン酸, ラクトトリペプチド, エピガロカテキンガレート, ガセリ菌, キトグルカン, キトサン, サラシア由来サラシノール, ビフィズス菌, モノグルコシルヘスペリジン, ラクトフェリン, ティリロサイド, プロシアニジン, グルコシルセラミド, クエン酸, ギムネマ酸, イミノシュガー, ファセオラミン, 乳酸菌, HMB（ビス-3-ヒドロキシ-3-メチルブチレートモノハイドレート）, ペンタメトキシフラボン, りんご由来プロシアニジンB2, オレアノール酸, エラグ酸, 没食子酸, 熟成ホップ由来苦味酸, 茶カテキン, クロロゲン酸類, ポリメトキシフラボン, アンセリン, フォルスコリン, 10-ヒドロキシオクタデカン酸（10-HOA）, アラニン・アルギニン・フェニルアラニン混合物, マンノオリゴ糖, リノール酸, β-コングリシニン, 桑の葉イミノシュガー, 茶花サポニン, キサントフィル, エノキタケ由来脂肪酸, 大豆β-コングリシニン
	中性脂肪を抑える	難消化性デキストリン, 葛の花由来イソフラボン, DHA, GABA, EPA, 酢酸, エピガロカテキンガレート, キトサン, サラシア由来サラシノール, ポリデキストロース, モノグルコシルヘスペリジン, リコピン, プロシアニジン, グルコシルセラミド, ポリフェノール, ギムネマ酸, イミノシュガー, ファセオラミン, 分岐鎖アミノ酸（BCAA）, ペンタメトキシフラボン, サイリウム種皮由来の食物繊維, イヌリン, グロビン由来バリン-バリン-チロシン-プロリン, エラグ酸, 没食子酸, イソマルトデキストリン, ポリメトキシフラボン, トリペプチドMKP（メチオニン-リジン-プロリン）, 5-ヒドロキシ-7-メトキシフラボン, ベータコングリシニン, 桑の葉イミノシュガー, 茶花サポニン, 大豆ベータコングリシニン, ノビレチン, タンゲレチン, ヘスペリジン, ナリルチン
	血糖値の上昇を抑える	難消化性デキストリン, 葛の花由来イソフラボン, DHA, GABA, EPA, 0.19小麦アルブミン, エピガロカテキンガレート, キトサン, サラシア由来サラシノール, ポリデキストロース, モノグルコシルヘスペリジン, β-グルカン, 5-アミノレブリン酸リン酸塩, ギムネマ酸, イミノシュガー, ファセオラミン, コロソリン酸, ペンタメトキシフラボン, グアーガム分解物, サイリウム種皮由来の食物繊維, イヌリン, ネオコタラノール, グロビン由来バリン-バリン-チロシン-プロリン, プロアントシアニジン, 没食子酸, クロロゲン酸類, ルテオリン, イソマルトデキストリン, ポリメトキシフラボン, トリペプチドMKP（メチオニン-リジン-プロリン）, 5-ヒドロキシ-7-メトキシフラボン, ナリンジン, アルギン酸Ca, α-シクロデキストリン, パラチノース, イソプテリキシン, イソエポキシプテリキシン（YN-1）, 希少糖, 桑の葉イミノシュガー, 茶花サポニン, トレハロース, トマト由来食物繊維, L-アルギニン, レジスタントスターチ
	尿酸値を下げる	モノグルコシルヘスペリジン, 乳酸菌, アンペロプシン・キトサン, ルテオリン, ポリメトキシフラボン, アンセリン, フィチン酸
精神・記憶	ストレス・緊張の緩和	GABA, L-テアニン, イチョウ葉フラボノイド配糖体, イチョウ葉テルペンラクトン, ガセリ菌, リコピン, 還元型コエンザイムQ10, グルコシルセラミド, クエン酸, クロセチン, 乳酸菌, オルニチン, ラフマ由来ヒペロシド, ラフマ由来イソクエルシトリン, ヒドロキシチロソール, サフラナール, SOD（スーパーオキシドジスムターゼ）, 酢酸菌GK-1
	血圧のサポート	難消化性デキストリン, 葛の花由来イソフラボン, ルテイン, DHA, GABA, EPA, 酢酸, サーデンペプチド, ピペリン, GSAC, α-リノレン酸, β-クリプトキサンチン, ラクトトリペプチド, イワシペプチド, カカオフラバノール, サラシア由来サラシノール, モノグルコシルヘスペリジン, リコピン, わかめペプチド, プロシアニジン, クエン酸, 乳酸菌, コロソリン酸, サイリウム種皮由来の食物繊維, グロビン由来バリン-バリン-チロシン-プロリン, 大豆ペプチド, プロアントシアニジン, エラグ酸, 大豆イソフラボン, クロロゲン酸類, 硝酸イオン, イソマルトデキストリン, ゲニポシド酸, トリペプチドMKP（メチオニン-リジン-プロリン）, バリルチロシン, カカオリグニン, 5-ヒドロキシ-7-メトキシフラボン, イソプテリキシン, イソエポキシプテリキシン（YN-1）, 海苔オリゴペプチド, ナットウキナーゼ, セサモリン, ナス由来コリンエステル（アセチルコリン）
	疲労感を軽減	葛の花由来イソフラボン, ルテイン, GABA, アントシアニン, L-テアニン, アスタキサンチン, イミダゾールペプチド, モノグルコシルヘスペリジン, ゼアキサンチン, 還元型コエンザイムQ10, 低分子化ライチポリフェノール, クエン酸, ポリフェノール, クロセチン, ヒスチジン, BCAA, オルニチン, ラフマ由来ヒペロシド, ラフマ由来イソクエルシトリン, 茶カテキン, ヒドロキシチロソール, サフラナール, 牡蠣肉抽出上清由来3,5-dihydroxy-4-methoxybenzyl alcohol, フラバノール単量体ならびに二量体, 熟成にんにくエキス, SOD（スーパーオキシドジスムターゼ）, パラミロン, セサモリン, グルコモリンギン
	睡眠の質の向上	ルテイン, GABA, L-テアニン, L-セリン, N-アセチルグルコサミン, アスタキサンチン, ガセリ菌, グリシン, ヒアルロン酸Na, モノグルコシルヘスペリジン, ラクトフェリン, ゼアキサンチン, 清酒酵母, β-グルカン, グルコシルセラミド, 5-アミノレブリン酸リン酸塩, セサミン, クロセチン, 乳酸菌, プロリン-3-アルキルジケトピペラジン, オルニチン, ラフマ由来ヒペロシド, ラフマ由来イソクエルシトリン, ヒドロキシチロソール, クロシン, サフラナール, 熟成にんにくエキス

（次ページに続く）

	リポ…	菌，コンドロイチン硫酸，ケルセチン配糖体，HMB（ビス-3-ヒドロキシ… レート），大豆イソフラボン，ポリメトキシフラボン，アンセリン，エラスチンペプチド，グルコモリンギン
	骨代謝の促進	GABA，β-クリプトキサンチン，グルコサミン，コラーゲンペプチド，非変性II型コラーゲン，大豆イソフラボン，ポリメトキシフラボン，枯草菌，マルトビオン酸Ca，乳塩基性たんぱく質（MBP）
	筋肉をつくる力をサポート	ロイシン40％配合必須アミノ酸，5-アミノレブリン酸リン酸塩，5,7-ジメトキシフラボン，HMB（ビス-3-ヒドロキシ-3-メチルブチレートモノハイドレート），クレアチンモノハイドレート，マスリン酸
	免疫機能の維持	乳酸菌
おなか・内臓・目	おなかの調子を整える	難消化性デキストリン，GABA，エピガロカテキンガレート，カカオフラバノール，ガセリ菌，サラシア由来サラシノール，ビフィズス菌，ポリデキストロース，モノグルコシルヘスペリジン，ラクトフェリン，β-グルカン，グルコシルセラミド，ポリフェノール，沈香葉エキス，乳酸菌，グアーガム分解物，サイリウム種皮由来の食物繊維，イヌリン，寒天由来ガラクタン，クロロゲン酸類，イソマルトデキストリン，ラブレ菌，β-カロテン，カカオリグニン，植物性乳酸菌，フラクトオリゴ糖，ゲンクワニン5-O-β-プリメベロシド，マンギフェリン，ラフィノース，ラクチュロース，イソマルトオリゴ糖，α-シクロデキストリン，ガラクトオリゴ糖，マルトビオン酸Ca，アラビノキシラン，難消化性多糖類，乳糖果糖オリゴ糖，レジスタントスターチ
	健康な肝臓の機能を維持	クルクミン，ビサクロン，スルフォラファングルコシノレート
	目や鼻の不快感を緩和	エピガロカテキンガレート，メチル化カテキン，乳酸菌，宮古ビデンス・ピローサ由来カフェー酸，大豆発酵多糖類，ロスマリン酸，酢酸菌GK-1
	眼の機能をサポート	ルテイン，DHA，GABA，アントシアニン，L-テアニン，アスタキサンチン，イチョウ葉フラボノイド配糖体，イチョウ葉テルペンラクトン，リコピン，ゼアキサンチン，シアニジン-3-グルコシド，クロセチン，乳酸菌，オルニチン，ベータカロテン，カシスアントシアニン，デルフィニジン-3,5-ジグルコシド

（文献13をもとに作成）

効果やその他の事項（①病気の治療・予防を目的とする表現，特定の保健の用途に適する旨や栄養成分の効果などに関する表現，②「最高」「日本一」など最高級の表現，③行政機関などに認められている，といった表現，④伝聞，他者を通じての効果の表現など）について，著しく事実に相違するまたは著しく人を誤認させる表示を行うことを禁止した規定がある．これを虚偽誇大広告等禁止規定という（健康増進法第32条の2）．

また，「景品表示法（不当景品類及び不当表示防止法）」では，商品および役務の取り引きに関連する不当な景品類[*12]および表示[*13]による顧客の誘引を防止するため，一般消費者による自主的かつ合理的な選択を阻害するおそれのある行為の制限および禁止事項につ

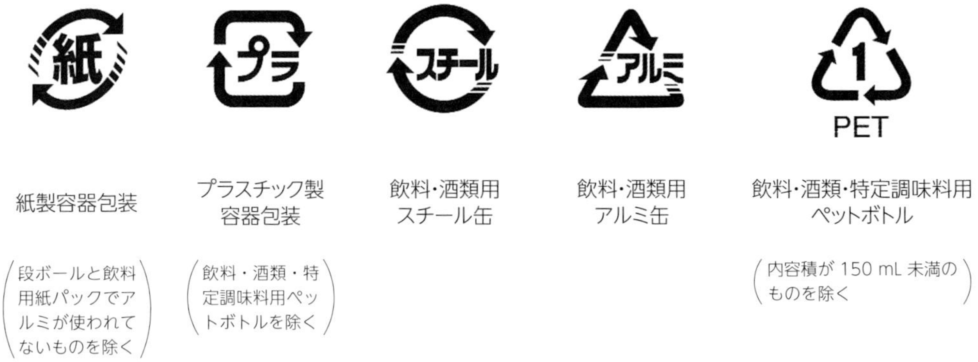

紙製容器包装	プラスチック製 容器包装	飲料・酒類用 スチール缶	飲料・酒類用 アルミ缶	飲料・酒類・特定調味料用 ペットボトル

紙製容器包装 — (段ボールと飲料用紙パックでアルミが使われてないものを除く)

プラスチック製容器包装 — (飲料・酒類・特定調味料用ペットボトルを除く)

飲料・酒類・特定調味料用ペットボトル — (内容積が 150 mL 未満のものを除く)

図7　識別表示の対象となる容器包装と識別マーク
(文献 14 より引用)

いて定め，一般消費者の利益を保護している（景品表示法第1条）.

　虚偽・誇大広告などが禁止されるのは，①健康の保持増進効果，②含有する食品または成分量，③特定の食品または成分の含有，④熱量，などについてである.

5 器具・容器包装の規格基準と表示

A. 器具・容器包装の安全性の規格基準

　直接食品と触れ合う食器，調理器具，容器包装などは，衛生的で安全であることが不可欠である. また，食品が汚染されないように化学物質の溶出などにも注意をしなければならない. これらは，材質別に食品衛

※12　具体例として，一定額以上の買い物をした人に抽選で提供される賞品，来場者にもれなく提供される粗品など.
※13　具体例として，チラシ，パンフレットや説明書，ポスターや看板，新聞や雑誌に掲載された広告，テレビCM，ウェブサイトなど.

生法に基づき規格基準が定められている（食品衛生法；第3 器具及び容器包装）.

1）ガラス・陶磁器・ホウロウ・プラスチック製品・ゴム製の器具または容器包装の規格

　ガラス・陶磁器・ホウロウ製の器具または容器包装には材質別規格がある. プラスチック製品については，国内ではJIS（日本工業規格），国際的にはISO（国際標準化機構）の規格がある. また，ゴム製の器具または容器包装の規格は，哺乳器具と哺乳器具以外に分けて示されている.

2）合成樹脂製の器具または容器包装の規格

　合成樹脂一般の規格については，材質試験においてカドミウム，鉛が100 μg/g 以下と定められている. 溶出試験は別途，浸出溶液・浸出条件・規格を定めている.

3）食品用金属缶の規格

　乾燥した食品（油脂および脂肪性食品を除く）を内容物とするものを除き，次の物質について溶出試験の規格が定められている.

Column

「カロリーゼロ」は，本当に0 kcalなのか？

　巷（ちまた）では，カロリーゼロ，糖質ゼロ，コレステロールゼロなどのいわゆる「ゼロ食品」がブームである. しかし，本当に「ゼロ」なのか？

　ペットボトル（500 mL）の炭酸飲料で考えてみる. 表2の表示の基準値によれば，100 mLあたり5 kcal未満であ

ればカロリーゼロと表示してよいので，500 mLの炭酸飲料には最大24.99 kcal（限りなく25 kcal未満）が含まれているかもしれない. すなわち，カロリーゼロ≠0 kcalとなるので，表示をうのみにしてはいけない.

日本人の体格と寿命の歴史

日本人の食環境の変遷は，各時代の遺骨から推定することができる．縄文人の骨は比較的がっしりしているが，江戸時代の人々の骨は総じてもろく，なかには成長期に幾度も飢餓を体験したあとが骨に刻み込まれている．これは農耕時代が必ずしも狩猟採集時代よりも有利であるとはいえないことを示している．縄文人の骨は，多種類の食物をとることにより栄養的にも充足した食生活が行われたことを裏づけている．

農耕が本格化すると，食物は少品種限定となり，周期的に発生する天候不順による凶作や，権力者が台頭した封建体制の形成による年貢（食料の徴収），さらに675年から明治時代はじめまで続いた肉食禁止令によって日本民族の体格は低下した（図）．日本人の体格が最も低下した時代は江戸時代であるが，この時代は世界的にも小氷河期とよばれ，寒冷化によって飢饉が発生した．

日本人の体格が弥生時代の水準にまで回復するのは，昭和の時代になってからである．1960年（昭和35年）代には高度経済成長が起こり，これを起点に

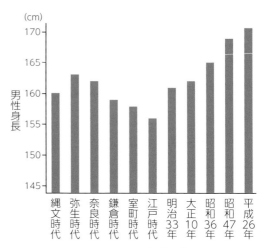

図 日本人の体格（男性身長）の変遷

して急速に食生活が豊かになり，日本民族の体格が飛躍的に向上し，中高年の余命も確実に伸びた．この変化がいかに記録的なものであるか．縄文時代から続く1万年以上の日本の歴史のなかで，平均寿命が50歳を越えたのはわずか半世紀ほど前のことであり，この間に日本人は寿命を50％以上も伸ばし，世界最長寿国になった[15]．

文　献

1) 「食品表示法等（法令及び一元化情報）」（消費者庁）（http://www.caa.go.jp/foods/index18.html）

2) 「栄養成分表示ハンドブック」（東京都福祉保健局）（https://www.fukushihoken.metro.tokyo.lg.jp/shokuhin/hyouji/kyouzai/files/eiyouseibun_handbook.pdf），2020

3) 「遺伝子組換え表示制度に関する情報」（消費者庁）（https://www.caa.go.jp/policies/policy/food_labeling/quality/genetically_modified）

4) 平成24年度食品表示に関する試験検査等の実施（消費者政策調査費）「即時型アレルギーによる健康被害の全国実態調査」

5) 平成18～20年度厚生労働科学研究報告書

6) 「食品表示基準について（平成27年3月30日消食表第139号別添資料），別添 アレルゲンを含む食品に関する表示」（消費者庁）（https://www.caa.go.jp/policies/policy/food_labeling/food_labeling_act/assets/food_labeling_cms201_230309_07.pdf）

7) 「期限表示（消費期限・賞味期限）」（消費者庁）（https://www.caa.go.jp/policies/policy/food_labeling/food_sanitation/expiration_date/）

8) 「食品添加物の表示」（日本食品添加物協会）（https://www.jafaa.or.jp/tenkabutsu01/hyouji.html）

9) 「食品の品質表示とJAS規格について」（農林水産省）（https://www.maff.go.jp/chushi/anzen/syokuhin/pdf/jas-110106.pdf）

10) 日本健康・栄養食品協会（https://www.jhnfa.org/index.html）

11) 「プレスリリース 特定保健用食品の市場および表示許可の状況」（日本健康・栄養食品協会）（https://www.jhnfa.org/topic386.pdf），2021

12) 「「機能性表示食品」って何？」（消費者庁）（https://www.caa.go.jp/policies/policy/food_labeling/foods_with_function_claims/pdf/150810_1.pdf），2015

13) 「機能性表示食品の届出情報検索」（消費者庁）（https://www.caa.go.jp/policies/policy/food_labeling/foods_with_function_claims/search）

14) 「容器包装の識別表示について，識別表示が必要な容器等 識別マークの「様式」，「デザイン」」（農林水産省）（https://www.maff.go.jp/j/shokusan/recycle/youki/y_sikibetu/attach/pdf/index-1.pdf）

15) 「三訂 フードスペシャリスト論」（日本フードスペシャリスト協会/編），建帛社，2008

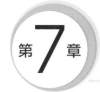

問題

□ □ **Q1** 食品にかかわる主な法律4つを列挙せよ．また，平成21（2009）年9月1日より，食品表示行政はどの省庁に移管されたか答えよ

□ □ **Q2** 義務表示となっているアレルギーの特定原材料7品目，および遺伝子組換え食品8作物を答えよ

□ □ **Q3** 保健機能食品を構成する3つの食品を答えよ

□ □ **Q4** 特定保健用食品の4つの区分（種類）と特別用途食品の5つの種類を答えよ

□ □ **Q5** 食品の栄養成分表示において，必ず記載しなければならない5つの基本項目を答えよ

解答＆解説

A1 ● 食品にかかわる主な法律（4つ）：食品表示法，農林物資の規格化等に関する法律（JAS法），食品衛生法，健康増進法
● 移管された省庁：消費者庁

A2 ● アレルギーの特定原材料（7品目）：えび，かに，小麦，卵，そば，落花生（ピーナッツ），乳
● 遺伝子組換え食品（8作物）：アルファルファ，大豆，てんさい，とうもろこし，なたね，パパイヤ，じゃがいも，綿実

A3 特定保健用食品，栄養機能食品，機能性表示食品

A4 ● 特定保健用食品の区分（4つ）：個別許可型，規格基準型，疾病リスク低減表示，条件付き
● 特別用途食品の種類（5つ）：病者用食品，妊産婦・授乳婦用粉乳，乳児用調製乳，えん下困難者用食品，特定保健用食品

A5 「熱量（エネルギー）（kcal）」，「たんぱく質（g）」，「脂質（g）」，「炭水化物（g）」，「食塩相当量（g）」
→当該食品の単位あたり（100 g，一食分，一包装など）について，この順番で上記5つの基本事項の含有量を記載する

執筆者一覧

※所属は執筆時のもの

▓ 編 者

水品善之　みずしな　よしゆき　　神戸大学大学院医学研究科

菊﨑泰枝　きくざき　ひろえ　　　奈良女子大学生活環境学部食物栄養学科

小西洋太郎　こにし　ようたろう　　大阪市立大学名誉教授

▓ 執 筆 （五十音順）

内は執筆担当の章・節

石坂朱里　いしさか　あかり　　　兵庫県立大学環境人間学部環境人間学科
　…第5章4～6

加藤陽二　かとう　ようじ　　　　兵庫県立大学環境人間学部環境人間学科
　…第5章冒頭頁，第5章1～3，7～9，第5章章末コラム

栢野新市　かやの　しんいち　　　畿央大学健康科学部健康栄養学科
　…第2章1, 2

菊﨑泰枝　きくざき　ひろえ　　　奈良女子大学生活環境学部食物栄養学科
　…第3章

岸田邦博　きしだ　くにひろ　　　近畿大学生物理工学部食品安全工学科
　…第4章

木村雅浩　きむら　まさひろ　　　大阪樟蔭女子大学健康栄養学部健康栄養学科
　…第2章5, 6

小西洋太郎　こにし　ようたろう　　大阪市立大学名誉教授
　…第2章7

新田陽子　にった　ようこ　　　　お茶の水女子大学基幹研究院自然科学系
　…第6章

松村羊子　まつむら　ようこ　　　畿央大学健康科学部健康栄養学科
　…第2章3, 4

水品善之　みずしな　よしゆき　　神戸大学大学院医学研究科
　…第1章，第2章冒頭頁，第2章8，第2章章末コラム，第7章

主な著書（共著）に「食品学
学」(建帛社),「食品学実験」(光生館),「調理学」(光生館)

小西洋太郎（こにし ようたろう）　大阪市立大学 名誉教授

大阪府出身. 1973年 大阪市立大学家政学部卒業, '75年 同大学院修士課程修了, '78年 徳島大学
大学院栄養学研究科博士課程単位取得退学, '79年 博士（保健学）取得. '78年 徳島大学歯学部助
手, '81年 大阪市立大学生活科学部助手（食品化学講座), 以降講師, 助教授を経て, 2004年 生
活科学研究科教授, '08～'10年 研究科長兼学部長, '15年 大阪市立大学名誉教授. '15～'20年 畿
央大学特任教授（現在, 客員教授). この間, ベルギールーヴァン大学に留学（1985～'86,'89年).
2010～'14年 日本栄養・食糧学会理事, '14年 厚生労働大臣表彰（栄養士養成功労者). 研究テー
マはアマランサスやキヌア等の低利用食料資源の食品栄養学的研究, アンヒドロ糖の機能性の解明と
開発.

主な著書（共著）に「新版 食品学」(建帛社),「食品学」「食品学総論」「食品学各論」(以上, 講
談社サイエンティフィク) などがある.

栄養科学イラストレイテッド_{シリーズ}

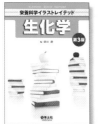

生化学 第3版

薗田　勝／編

- 定価3,080円（本体2,800円＋税10％）
- 256頁　ISBN978-4-7581-1354-0

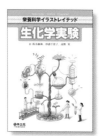

生化学実験

鈴木敏和，杉浦千佳子，高野　栞／著

- 定価2,970円（本体2,700円＋税10％）
- 192頁　ISBN978-4-7581-1368-7

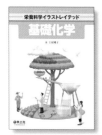

基礎化学

土居純子／著

- 定価2,640円（本体 2,400円＋税10％）
- 176頁　ISBN978-4-7581-1353-3

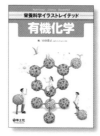

有機化学

山田恭正／編

- 定価3,080円（本体2,800円＋税10％）
- 240頁　ISBN978-4-7581-1357-1

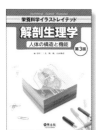

解剖生理学
人体の構造と機能 第3版

志村二三夫，岡　純，山田和彦／編

- 定価3,190円（本体2,900円＋税10％）
- 256頁　ISBN978-4-7581-1362-5

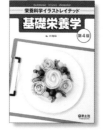

基礎栄養学 第4版

田地陽一／編

- 定価3,080円（本体2,800円＋税10％）
- 208頁　ISBN978-4-7581-1360-1

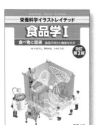

食品学Ⅰ 改訂第2版
食べ物と健康 食品の成分と機能を学ぶ

水品善之，菊﨑泰枝，小西洋太郎／編

- 定価2,860円（本体2,600円＋税10％）
- 216頁　ISBN978-4-7581-1365-6

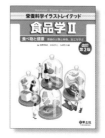

食品学Ⅱ 改訂第2版
食べ物と健康 食品の分類と特性、加工を学ぶ

栢野新市，水品善之，小西洋太郎／編

- 定価2,970円（本体2,700円＋税10％）
- 232頁　ISBN978-4-7581-1366-3

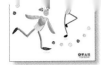

本田佳子，曽根博仁／編

- 定価2,970円（本体2,700円＋税10％）
- 192頁　ISBN978-4-7581-1369-4

- 定価3,080円（本体2,800円＋税...）
- 328頁　ISBN978-4-7581-1370-0

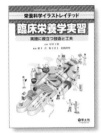

臨床栄養学実習
実践に役立つ技術と工夫

中村丁次／監，
栢下　淳，栢下淳子，北岡陸男／編

- 定価3,190円（本体2,900円＋税10％）
- 231頁　ISBN978-4-7581-1371-7

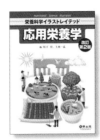

応用栄養学
改訂第2版

栢下　淳，上西一弘／編

- 定価3,080円（本体2,800円＋税10％）
- 255頁　ISBN978-4-7581-1364-9

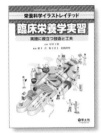

微生物学
改訂第2版

大橋典男／編

- 定価3,190円（本体2,900円＋税10％）
- 256頁　ISBN978-4-7581-1373-1

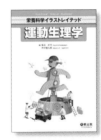

運動生理学

麻見直美，川中健太郎／編

- 定価3,080円（本体2,800円＋税10％）
- 224頁　ISBN978-4-7581-1356-4

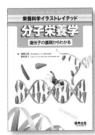

分子栄養学
遺伝子の基礎からわかる

加藤久典，藤原葉子／編

- 定価2,970円（本体2,700円＋税10％）
- 231頁　2色刷り
- ISBN978-4-7581-0875-1

栄養科学イラストレイテッド［演習版］　2色刷り

生化学ノート 第3版
- 定価2,860円（本体2,600円＋税10％）
- 232頁　ISBN978-4-7581-1355-7

解剖生理学ノート
人体の構造と機能　第3版
- 定価2,860円（本体2,600円＋税10％）
- 231頁　ISBN978-4-7581-1363-2

基礎栄養学ノート
第4版
- 定価2,860円（本体2,600円＋税10％）
- 200頁　ISBN978-4-7581-1361-8

栄養科学イラストレイテッド

食品学Ⅰ　改訂第2版
食べ物と健康　食品の成分と機能を学ぶ

2015年11月15日　　第1版第1刷発行	編　集　　水品善之，菊﨑泰枝，小西洋太郎
2021年 2月20日　　　　　第6刷発行	発行人　　一戸敦子
2021年11月 1日　　第2版第1刷発行	発行所　　株式会社 羊 土 社
2024年 2月15日　　　　　第3刷発行	〒101-0052

　　　　　　　　　　　　　　　　　　　　　　東京都千代田区神田小川町2-5-1
　　　　　　　　　　　　　　　　　　　　　　TEL　　03（5282）1211
　　　　　　　　　　　　　　　　　　　　　　FAX　　03（5282）1212
　　　　　　　　　　　　　　　　　　　　　　E-mail　eigyo@yodosha.co.jp
　　　　　　　　　　　　　　　　　　　　　　URL　　www.yodosha.co.jp/

ⓒ YODOSHA CO., LTD. 2021　　　　表紙イラスト　　エンド譲
　　Printed in Japan　　　　　　　装　幀　　　　羊土社編集部デザイン室
　　ISBN978-4-7581-1365-6　　　　印刷所　　　　株式会社 加藤文明社印刷所